Tu lactancia va a ser la leche

Tu lactancia va a ser la leche

Embarazo, parto y primeras veces

Alba Padró

LactApp

Grijalbo

Papel certificado por el Forest Stewardship Council®

MIXTO
Papel
FSC® C117695

Penguin
Random House
Grupo Editorial

Primera edición: mayo de 2026

Printed in Spain – Impreso en España

ISBN: 978-84-253-7351-0
Depósito legal: B-4.355-2026

Compuesto en M. I. Maquetación, S. L.
Impreso en Gómez Aparicio, S. L.
Casarrubuelos (Madrid)

GR 7 3 5 1 0

ÍNDICE

PRÓLOGO

Si hace años me hubieran preguntado si iba a dar el pecho a mis hijos, seguramente habría dicho que no. Ni siquiera sabía si quería tener hijos...

Siempre he sido una persona muy anclada en el presente y, por qué no decirlo, he dicho muchas tonterías al dejarme influir por el momento vital en que me encontraba. No pensaba demasiado en la Pedroche que podría ser en un futuro, ni en cómo maduraría o evolucionaría.

Hace años, como era muy joven, no me imaginaba con hijos ni mucho menos dejando mi carrera profesional de lado y pasando los días con un bebé pegado al pecho.

Hoy hago lactancia en tándem, a demanda, y no pienso destetarlos hasta que ellos quieran.

Y lo hago feliz.

Más que feliz.

Siento que, de verdad, es lo mejor que he hecho en mi vida.

La lactancia es entrega.

Sí, es dura.

Sí.

Pero también es amor. Muchísimo amor.

Es vínculo.

Es un regalo increíble.

Mi historia con la lactancia no empezó como me la había imaginado... Había leído muchísimo, había estudiado, incluso había hecho una videollamada con Alba para repasar conceptos y aclarar dudas. Siempre he sido de estudiar mucho, pero la lactancia necesita más cosas, además de datos y técnica.

Necesita confianza, tranquilidad, apoyo y amor.

Y menos mal que tuve a Alba cerca, que me escuchó y apoyó, porque, si no, mi posparto habría sido aún peor. Necesitaba que mi lactancia fuera bien, pero solo me encontraba con gente que me cuestionaba. Aunque mi hija cogía peso, cada revisión era una prueba que vivía con pánico por si no había cogido el que ellos estimaban conveniente. Me hacían ir cada semana. Me decían que quizá mi leche no era suficiente.

Yo solo escuchaba una cosa: que yo no era suficiente.

¿Qué fallaba?

¿Por qué algo tan natural como dar el pecho me estaba resultando tan difícil?

¿Por qué no tenía más leche?

¿Por qué no era suficiente para mi hija?

Me bombardeaba con estas preguntas. Me daba vergüenza plantearlas en voz alta. Pero con Alba sentía que ni siquiera hacía falta decirlas: ella ya sabía exactamente qué había en mi cabeza.

Porque Alba no es solo una buena amiga. Es familia.

En los peores momentos, siempre ha estado ahí, sin importar la hora. Incluso mientras estaba en el cine —perdón— lo ha dejado todo para contestarme y ayudarme.

Porque ella se desvive por mí y por todas.

Porque, sinceramente, creo que es la mujer de la lactancia.

En España, nadie ha hecho más por la lactancia que Alba Padró. Es, sin duda, la persona que más sabe sobre el tema. Ojalá algún día le pongan una estatua, y no lo digo en broma.

Alba nos hace conectar con nosotras mismas.

No me gusta usar la palabra «empoderar» en estos casos, porque significa hacer poderoso a alguien, y las mujeres ya somos poderosas. Lo que ocurre es que muchas veces nos han querido quitar ese poder. Y como las palabras importan —y mucho—, prefiero decir que Alba nos ayuda a reconectar con nuestro poder.

Nos da fuerza, nos brinda herramientas y nos ofrece toda la información necesaria para que seamos nosotras las que tomemos la mejor decisión. Ella lo dice siempre, y yo hago mía su frase: «Una mujer con toda la información siempre tomará buenas decisiones».

Alba nos conecta con nuestro instinto.

No juzga.

No presiona.

Y quizá eso sea lo que más me gusta de Alba; incluso cuando ella, en esa situación, tomaría decisiones distintas, nunca te juzga.

Ahora me dirijo a ti, que sujetas este libro. Considéralo un tesoro, porque tiene las claves y muchas de las respuestas a las preguntas que nos hacemos todas. Sí, todas.

Todas hemos pasado por ahí, y aun así Alba te lo cuenta todo como si fueras la primera mujer a la que se lo dice.

Confía.

En nadie podrás confiar tanto como en ella.

Bueno, sí: en ti.

Dentro de ti ya lo tienes todo para ser la mejor madre para tu hijo.

Cree en ti.

Y que nadie te haga dudar.

Cristina Pedroche

P. D. importante:

Esta es mi historia, y la cuento tal y como la viví y como la siento.

Mi historia es igual de válida que la de cualquier otra madre.

Todas somos la mejor madre para nuestro hijo y tomamos las mejores decisiones en función de nuestras circunstancias.

PREFACIO

Siempre he pensado que las presentaciones no son lo mío. Te informo, nada más empezar a leer este libro, de que me vendo poco y mal. Tiendo a creer que no sé nada o que necesito saber más. Tampoco soy de las que comparten sus éxitos ni me gusta que me regalen los oídos. Y sé que no tengo todas las respuestas, pero sí mucha curiosidad y ganas de saber más.

Quizá me conoces y estás pensando que todo esto no es necesario (intentaré ser breve, confía en el proceso), o puede que no me conozcas de nada y te preguntes por qué narices te estoy haciendo perder el tiempo y no voy al grano (aunque para mí es importante). Así que, seas del primer grupo o del segundo, ¡vamos allá!

Fui madre por primera vez con 23 años —una locura, lo sé—, y a los 27 repetí. Pensaba que los bebés dormían y comían, y que no tendría ningún problema para seguir con mi vida. A ver, algún cambio esperaba, pero no el tsunami que supuso tener a mi hija... Lo he contado en otros libros, pero fue una bofetada de realidad. No me reconocía, no tenía claro lo que quería (bueno, sabía que quería dar el pecho), no tenía referentes ni sabía a quién consultar.

A los diecisiete días de vida de mi hija ya estaba en un grupo de apoyo a la lactancia. No tenía problemas al uso; mi bebé crecía estupendamente y yo no notaba dolor, pero me sentía sola, y las dudas me esperaban en cada esquina. Comencé a ir a grupos de apoyo como madre, hasta que finalmente me formé como asesora de lactancia, después como Consultora Internacional Certificada en Lactancia Materna (*International Board Certified Lactation Consultant*, IBCLC) y, más tarde, como logopeda.[1] Y durante todos estos años no he dejado de atender a madres con sus bebés. Empecé haciendo divulgación de lactancia en internet a través de un blog y luego en las redes sociales, he escrito varios libros de lactancia, soy cofundadora de la primera aplicación de lactancia que ofrece respuestas personalizadas, con mis compañeras y amigas abrimos LactApp Barcelona para atender a las mujeres que

[1] Sí, las logopedas trabajan a lo largo de la vida de las personas, del nacimiento a la vejez, y es cierto que nos queda mucho por hacer para que nos conozcan, pero no solo enseñamos a decir la erre a los niños.

necesitaran ayuda, y soy profesora en diferentes formaciones para profesionales sanitarios. Te he avisado tres párrafos más atrás de que me vendo mal y, por si no me conoces, he hecho un repaso rapidito de quién soy, pero todo lo anterior, para mí, no es lo más importante.

«¿Qué es lo más importante?», te preguntarás. Necesito dejar por escrito algo que podríamos entender como una declaración de intenciones en ocho puntos, para que sepas qué esperar de este libro y qué es lo que no pasará bajo ningún concepto. ¡Empiezo!

1. No te voy a decir qué hacer o qué no hacer

Estoy segura de que no te gusta que alguien te diga qué debes hacer, y yo tampoco seré esa persona, y menos en temas de lactancia. Primero, este libro no es para que lo hagas todo al pie de la letra; es para que tengas información y decidas qué quieres hacer en cada momento. Segundo, eres adulta y puedes hacer lo que te dé la gana con tu bebé, con tus tetas y, por ende, con tu lactancia. Como verás, tomar decisiones como madre es duro; tendrás miedo y muchas dudas, pero debes saber que siempre, decidas lo que decidas, lo harás bien, y será una decisión adecuada, pues será la tuya.

2. No soy prolactancia

Efectivamente, no me considero prolactancia si eso implica que hay que salvar a toda costa las lactancias de otras mujeres. No, las lactancias no necesitan ser salvadas. Las que realmente necesitamos apoyo y ayuda somos las mujeres. Por eso, desde hace años, el centro de mi mirada está en la madre y en sus deseos, y, como no puede ser de otra manera, esto también se aplica cuando hablamos de la lactancia. Siempre mandarás tú: si algo está bien para ti, también lo estará para mí. Por eso en este libro no encontrarás una lista interminable de beneficios de la lactancia materna para ti, para tu bebé, para la sociedad o para el planeta. Me niego a hablar de los beneficios[2] de todo esto mientras no se garantice a cada mujer el acompañamiento que merece: respetuoso, empático, individualizado, seguro y efectivo. Quizá te cueste entenderlo si es tu primera maternidad, pero tiempo al tiempo.

3. No soy imprudente (ni lo seré)

La lactancia materna es maravillosa, pero tengo los pies muy en el suelo. Tanto tú como tu bebé sois material sensible, y un mal consejo o una información errónea pueden poneros en riesgo. Esto lo tengo clarísimo. Por eso tiendo a ser prudente y miedosa, y prefiero mostrarme precavida ante cualquier señal de que algo no va del todo bien. Puede que alguna de las afirmaciones que leas en este libro te asuste, pero no se trata de asustar; se trata de que sepas cuándo debes actuar y que lo hagas por tu bien

[2] Si quieres conocer los beneficios de la lactancia, no te costará encontrar información por internet. Busca en organismos oficiales —como OMS-UNICEF, la Asociación Española de Pediatría o la Academia Americana de Pediatría— para ver la lista de beneficios que la lactancia materna os ofrece tanto a ti como al bebé, a la sociedad e incluso al planeta.

o por el de tu bebé, sin culpa y con la máxima seguridad.

4. No voy a salvar tu lactancia

No, no tengo ese poder ni tampoco lo quiero. Las lactancias no las salvamos quienes, desde lejos o desde cerca, acompañamos a las mujeres. La lactancia la salvas o no (la sacas adelante) tú. El poder es tuyo, y es necesario recordarlo para que nosotras, las que te acompañamos, no tomemos el protagonismo. La protagonista de esta aventura eres tú, y no se trata de salvar nada, sino de ir transitando las dificultades y los retos que se presenten, si los hay, de tener la capacidad de pivotar, adaptarse y seguir adelante... y de llegar donde quieras o puedas. ¡Intentaré que tu lactancia sea la leche, eso sí!

5. Escribir es fácil

Sin duda, mi parte es la fácil, pues el papel lo soporta todo. Eso significa que aquí, en este y en cualquier otro libro, las cosas parecen muy asequibles y posibles de realizar. Las escritoras nos venimos arriba rapidito..., pero luego llega la realidad, la tuya, y la vida real es diferente. Entonces aparecen la culpa, la frustración o la ira por no poder seguir a pies juntillas lo que te hemos dicho. Intentaré que mis propuestas sean factibles y sostenibles en el día a día de una madre lactante, pero recuerda siempre y ante todo que este libro que tienes entre las manos son solo letras y papel.

6. La evidencia no lo sabe todo

Me encantaría ser capaz de justificar cada palabra de este libro con evidencia científica, pero no voy a poder. ¡Aquí la portadora de buenas noticias! Estamos un poco desamparadas, pues existen pocos estudios sobre la fisiología y la normalidad de la lactancia materna. Por este motivo, muchas de las cosas que leerás se basan en mi experiencia clínica. La opinión de experto (o sea, mi experiencia clínica) se considera la evidencia científica menos robusta, pero por ahora es la única que tenemos en muchos aspectos. Nos falta investigación útil que se pueda llevar a la atención clínica, pues hay infinidad de estudios que nos hablan de la composición de la leche, pero nada relacionado con cómo es mejor colocar a un bebé al pecho, cuáles son los baches y las crisis de la lactancia a los que nos enfrentamos, qué significa el dolor fuera de la mastitis... Y no sigo, que es muy triste.

7. Yo no empodero a nadie

Aquí yo no empodero a nadie. Este término se ha utilizado mucho en los últimos años... y se usa fatal. Empoderarse es algo que hace cada una de manera activa, mediante el acceso y el conocimiento de la información, que, sin duda, es lo que da poder. La transformación y los cambios de mentalidad y prioridades serán los que te empoderen para ser quién quieras ser y hacer lo que prefieras (y puedas) con tu lactancia. El poder es tuyo.

8. Tiendo a ser pesimista

Sí, no soy la alegría de la huerta, suelo ser pesimista. Quizá algún pasaje o capítulo del libro te parezca duro. La mayoría de las lactancias son fáciles, de verdad, pero no todo es de color de rosa en el posparto y la lactancia. Por eso prefiero avisarte y que sepas que amamantar y cuidar a un bebé 24/7 es algo que, por más que te digan que es agotador, hasta que no estás en ello no te haces una idea de lo largo y negro que puede ser el túnel que tienes delante.

Y hasta aquí mi declaración de intenciones, pero quiero añadir algo que considero importantísimo. Si te has fijado en el título del libro, no lo he decidido por casualidad. Se podría haber llamado de cualquier otra forma, que también tendría todo el sentido del mundo. Pero no, se titula *Tu lactancia va a ser la leche*, y es por una razón muy sencilla: no existe una lactancia igual a otra. No hay un modelo estándar ni un camino universal. Hay tantas lactancias posibles como madres y bebés en el mundo. Y la tuya, la que vivirás con tu criatura, será única, irrepetible y profundamente personal, sea como sea.

Hablo de TU lactancia para recordarte desde el principio que tú eres el centro.

No se trata de alcanzar una meta impuesta ni de seguir al pie de la letra lo que dicen los libros (sí, este también), o de lo que hizo tu vecina, tu madre o tu cuñada. Se trata de que construyas tu propio camino, con tus decisiones, tus circunstancias, tus deseos y tus límites. Porque TU lactancia puede ser intensa y larga, breve y dulce, complicada, fluida, interrumpida, retomada, mixta, exclusiva, dolorosa, gozosa, finita o infinita... Puede tener todas las formas y colores, ya ves. Y todas, absolutamente todas, merecen el mismo respeto y la misma atención. Porque sí, en cualquier caso, ¡tu lactancia va a ser la leche!

Así que, como ya te he planteado en el manifiesto anterior, este libro no es un manual que contiene normas que debes seguir, sino que es más bien una brújula. No quiero decirte por dónde tienes que ir; pretendo orientarte cuando lo necesites. Para que, con información clara y honesta, puedas decidir con total libertad cómo quieres vivir TU lactancia.

Vale, he de añadir una duda común de muchas mujeres cuando empiezan a informarse acerca de la lactancia. Tengo otros libros sobre el tema, y quizá te preguntes cuál escoger después de este en el caso de que no hayas leído ninguno antes, claro. Este sería el orden: *Somos la leche*, para comprender la lactancia desde una visión más transversal; *Mucha teta*, si quieres saber mucho más sobre lactancia y resolver dudas sin tener que leerte un libro de cabo a rabo; *Lactancia y trabajo,* en el caso de que debas afrontar esta etapa; y, finalmente, *Destete*, que, como su propio nombre indica, te acompañará durante el proceso de destete de tu peque.

Y para terminar, repite conmigo: nada sale a la primera.

Pues eso, nada sale a la primera, y este será un viaje de aprendizajes a base de pruebas y errores, siempre y todo el rato. Y hasta aquí. Espero que ahora tengas muy clara cuál es mi posición en todo esto: yo te informo, tú decides qué quieres hacer. Y debes saber que, decidas lo que decidas, estará bien. ¡Ah! Y aquí no hay madres de primera ni de segunda por decidir dar la teta o un biberón. Solo hay madres que hacen lo que pueden lo mejor que pueden.

LA GRAN DECISIÓN: AMAMANTO O NO AMAMANTO, ESA ES LA CUESTIÓN

No sé por qué has comprado este libro, bueno sí, puedo intuir que es para preparar la lactancia (como reza el título), pero también sé que esta decisión no siempre es fácil y que, en ocasiones, te harás preguntas o tendrás dudas sobre qué quieres hacer respecto a la alimentación de tu bebé o quizá, directamente, no tienes ni idea de qué quieres hacer.

Podríamos decir que amamantar no es nada extraordinario. Y es que, de la misma manera que el resto de los órganos del cuerpo trabajan a diario para que nos mantengamos con vida, el pecho está aquí para fabricar leche para un bebé (o varios), hacerlo crecer y, además, asegurarse de que su crecimiento sea saludable. Fabricar leche nos recuerda que somos mamíferas. Seguro que estabas en esa clase de primaria en que te lo explicaron. Producir leche es algo totalmente físico, inherente a nuestra biología, pero no es tan fácil, va mucho más allá.

Una pequeña hembra de musaraña no se pregunta si tendrá leche, si será lo bastante nutritiva para sus musarañitas o si ha llegado el momento de destetarlas. Para ella, como para cualquier otra mamífera, amamantar es intrínsecamente un proceso biológico y fisiológico. También lo es para nosotras, solo que en nuestro caso se suma la cognición y el conocimiento, y eso lo complica o lo enriquece todo, según cómo lo quieras ver.

También es muy habitual escuchar que eso de la lactancia es una moda. La verdad, es una afirmación un poco injusta, y además considero que es incluso alarmante, pues demuestra que no tenemos conocimiento de la historia de la lactancia ni de cómo esta ventaja adaptativa crucial nos ha permitido llegar hasta aquí como especie. Te cuento: es injusta porque la lactancia materna es una práctica tan antigua como la humanidad, una forma de alimentar a nuestras crías que ha permitido la supervivencia de la especie durante milenios. Reducirla a una tendencia pasajera o a un *trend* es ignorar su profundo arraigo en la biología y en la historia de la humanidad.

A la vez, es algo alarmante, porque esta percepción minimiza la importancia de la lactancia y demuestra la poca memoria que tenemos como humanos acerca de la historia de la lactancia, que ya te adelanto que es compleja y multifacética. Si bien es cierto que las prácticas y actitudes hacia ella han variado a lo largo del tiempo y entre las diferentes culturas, su papel fundamental en la nutrición infantil ha sido constante. Desde las sociedades prehistóricas —en las que la leche materna era el único alimento disponible para los lactantes— hasta las civilizaciones antiguas —en las que era una práctica común muy valorada—, la leche materna ha sido esencial para el desarrollo y la supervivencia de los bebés.

A pesar de su larga historia, la lactancia se ha enfrentado a desafíos y cambios a lo largo del tiempo. La aparición de alternativas a la leche materna, como las fórmulas infantiles, y los cambios en el estilo de vida, especialmente con la industrialización y la incorporación de la mujer al mundo laboral, han influido en las prácticas de alimentación infantil de manera drástica, y en algunas épocas, no tan lejanas, la lactancia pasó a ser algo anecdótico en el mundo occidental.

¿Qué es la lactancia? ¿De dónde venimos?

Como te decía, la lactancia es un acto ancestral presente desde los orígenes de la humanidad, y ha sido fundamental para la supervivencia y el desarrollo de nuestra especie, otorgándonos una ventaja evolutiva, pues la leche materna ha sido el medio ideal para proporcionar a las crías nutrientes esenciales y protección contra enfermedades gracias a los anticuerpos presentes en ella. Por eso se considera un tejido vivo: contiene células vivas, como células inmunológicas y células madre, además de componentes biológicos que se adaptan activamente a las necesidades del bebé. Su composición varía según factores como la edad del lactante o la presencia de infecciones maternas y del bebé. También contiene bacterias beneficiosas que ayudan a formar el microbioma intestinal del recién nacido, lo que la convierte en una sustancia dinámica.

Esta práctica no solo es esencial para el crecimiento y desarrollo de las crías, sino que también desempeña un papel clave en la secreción hormonal de la madre, lo que facilita el vínculo madre-hijo y asegura que se generan comportamientos de protección y cuidado del bebé.

Aunque resulta difícil precisar el momento exacto en que comenzó la lactancia, las evidencias arqueológicas y antropológicas nos permiten trazar un retrato de su evolución. Ya desde los primeros *Homo sapiens*, la lactancia fue la forma primordial de nutrición infantil, y garantizaba el desarrollo y la protección en un entorno donde la disponibilidad de alimentos era limitada.

Los estudios en Atapuerca, uno de los principales yacimientos arqueológicos para comprender la evolución humana, han aportado datos valiosos sobre las prácticas de lactancia en poblaciones prehistóricas. En la Sima del Elefante, el análisis de dientes de homínidos reveló que la lactancia se prolongaba durante los primeros tres o cuatro años de vida. Además de la leche, consumían carne, grasas, setas, frutos silvestres, peces e invertebrados, que iban variando en las diferentes estaciones del año, siempre según los recursos disponibles.

El desgaste dental y las marcas halladas en los dientes de los niños de Atapuerca demuestran que, durante los primeros meses, dependían exclusivamente de la lactancia antes de incorporar otros alimentos. El análisis de los restos dentales de estos homínidos revela, además, que se prolongaba durante años, lo que subraya su importancia clave en la nutrición infantil. Esto sugiere que la lactancia no solo tenía una función nutritiva, sino también protectora frente a las enfermedades y la desnutrición.

En el antiguo Egipto y Mesopotamia, la lactancia también era una práctica habitual, respetada y regulada. En Mesopotamia, el Código de Hammurabi[1] incluso estipulaba tarifas para las nodrizas, los castigos si el bebé al que cuidaban moría por su avaricia —lo que venía a ser amamantar a muchos bebés y que por ello no pudieran tener la leche necesaria para todos— y exigía que cuidaran bien a los niños que alimentaban. En el Egipto de los faraones, la lactancia materna era una práctica valorada y representada de manera extensa en el arte. Los jeroglíficos y textos del antiguo Egipto mostraban a madres amamantando, y una imagen frecuente es la de la diosa Isis representada lactando a su hijo Horus.

En la antigua Grecia, la lactancia era vista como una función natural e indispensable. No obstante, entre las clases altas, las mujeres nobles no recibían el permiso de sus maridos para amamantar. En esos casos, las nodrizas, por lo general de clases bajas o esclavas, asumían el papel de alimentar a los bebés; una muestra de cómo la figura materna seguía siendo valorada, aunque delegada. De igual manera, encontramos que Platón, en *La República*,[2] hace hincapié en que los recién nacidos sean separados de sus madres, y las nodrizas y ayas[3] los críen para que no tengan vínculo afectivo alguno con sus progenitoras.

En la antigua Roma, heredera de muchas de las costumbres griegas, las nodrizas también eran comunes entre las clases altas. Sorano de Éfeso defendía la lactancia materna exclusiva durante los primeros tres años, con una introducción gradual de alimentos sólidos como pan o caldo. No obstante, las disparidades sociales hacían que las mujeres de clases bajas y esclavas amamantaran directamente a sus bebés, mientras que las nobles entregaban a sus hijos al cuidado de nodrizas, facilitando así el regreso del ciclo menstrual[4] para, de esta manera, poder tener más descendientes.

---

[1] El Código de Hammurabi es una de las colecciones de leyes más antiguas y famosas de la historia. Creado alrededor de 1750 a. C. en la antigua Babilonia por el rey Hammurabi, este conjunto de doscientas ochenta y dos leyes fue grabado en una estela de piedra para que todos lo vieran.

[2] *La República* es una obra filosófica en la que el autor describe su visión del gobierno y estado ideal para una polis (ciudad-estado). Platón plantea una organización política basada en la justicia en la que cada ciudadano cumple la función que le corresponde según su naturaleza, y propone una estructura jerárquica.

[3] Las ayas eran mujeres encargadas del cuidado de la casa y de la educación de los niños.

[4] La lactancia materna produce ausencia de menstruación en la mujer, lo que de manera fisiológica evita el embarazo. Un nuevo embarazo demasiado pronto podría poner en peligro al recién nacido, pues, durante la gestación, la glándula mamar involuciona, prácticamente desaparece la leche y esta se prepara para la lactancia del nuevo bebé.

En la China imperial, aunque el deber de la madre era amamantar, también solían usarse nodrizas y, en algunos casos, incluso leche de burra como sustituto cuando la madre moría o surgían dificultades. Y sí, la leche de otras mamíferas para sustituir la materna también ha sido un recurso presente en nuestra historia como especie. Pero cabe recordar que cada mamífero tiene un crecimiento diferente; por tanto, la leche de cada especie animal posee cantidades variables de sus componentes, lo que se conoce con el término «leche específica para cada especie».[5] Por este motivo, la práctica de alimentar a los bebés con leche de otras mamíferas causaba una alta mortalidad infantil.

Las civilizaciones prehispánicas de América también daban un lugar privilegiado a la lactancia: para los aztecas, por ejemplo, la leche materna era un alimento sagrado que transmitía fuerza y vitalidad. Las parteras permanecían cuatro días en casa de las madres que acababan de dar a luz a la espera de la subida de la leche y, al no disponer de mamíferos domésticos —vacas, cabras...—, las mujeres daban el pecho hasta los dos años, ya que no tenían sustitutos para la leche materna.

En la Europa medieval, la lactancia era una práctica condicionada por la clase social, la moral y las ideas médicas imperantes en la época. Mientras que las mujeres del pueblo amamantaban por necesidad, en los entornos aristocráticos y urbanos más acomodados era común delegar la lactancia en una nodriza. Las nodrizas no se elegían al azar: se buscaban mujeres jóvenes, sanas, con buenos pechos y buena leche,[6] y sobre todo con una reputación moral intachable y buen carácter. Se creía que la leche no solo nutría, sino que transmitía carácter. Una leche limpia requería un alma limpia, una dieta adecuada y un temperamento equilibrado. Por eso, muchas veces se prefería que la nodriza no tuviera relaciones sexuales durante el periodo de lactancia por temor a que la impureza afectara a la calidad de la leche. Estoy segura de que ahora entiendes de dónde proviene la frase que solemos decir cuando una persona tiene mal carácter: «¡Tiene una mala leche!».

Quienes podían permitírselo contrataban a estas mujeres para que vivieran en su hogar y cuidasen del bebé, o enviaban a su hijo a casa de una nodriza, lo que resultó una práctica frecuente en Francia o Italia. En ese caso, las madres se separaban de sus hijos durante meses, incluso años. Entre los sectores populares, en cambio, la única opción era amamantar. Las madres daban el pecho mientras trabajaban, con escasa o nula ayuda, y destetaban cuando las circunstancias lo exigían. En muchas familias, la lactan-

---

[5] En el capítulo «Después del alta: ¿qué hay que tener en cuenta en casa?» encontrarás más información sobre este tema.

[6] Evidentemente, la manera de evaluar la calidad de la leche materna no era científica. Los métodos eran bastante curiosos. Uno consistía en poner una gota de leche en la uña y ver si resbalaba rápido o despacio; lo mejor era que se moviese lenta, pues se suponía más densa. Otro era dejar caer unas gotas de leche en agua para ver su dilución; cuanto más lenta, se creía que era de mayor calidad.

cia se alargaba más allá de los dos o tres años, pero no por seguir una recomendación explícita sobre ello, sino porque era la única opción.

La medicina, por su parte, entendía la leche materna como una transformación de la sangre menstrual que, al no ser expulsada por el útero, se dirigía al pecho. Por eso se creía que una mujer con la regla no debía amamantar, ya que su leche estaría contaminada.

Y no podemos olvidar que la lactancia materna también está relacionada con la esclavitud. Del siglo XVII al XIX, la práctica de la lactancia en Estados Unidos estuvo profundamente marcada por la desigualdad racial y de género. Muchas mujeres blancas de clase alta no amamantaban a sus hijos, ya que esa tarea se delegaba en las llamadas «amas de leche» (*wet nurse*). En gran medida, eran esclavas a las que obligaban a amamantar a los bebés de las familias esclavistas, incluso en detrimento de la alimentación y supervivencia de sus propios hijos, que muchas veces sufrían desnutrición, eran destetados de manera prematura o fallecían por la separación a la que se las obligaba.

Este acto, más allá de lo físico, tenía un fuerte componente de despojo. Las mujeres esclavizadas eran privadas de la autonomía sobre su cuerpo y la crianza de sus hijos. La lactancia, que debería ser un acto de relación y cuidado madre-hijo, se convirtió en un mecanismo de explotación que beneficiaba a las familias blancas mientras generaba sufrimiento y desarraigo en las afrodescendientes. Las consecuencias de esta historia aún se reflejan hoy. En la actualidad, las tasas de lactancia materna entre mujeres afroamericanas en Estados Unidos son significativamente más bajas que entre otros grupos étnicos. Este fenómeno no solo se explica por factores sociales, sino por un legado histórico de trauma y devaluación del acto de amamantar, unido a condiciones sociales contemporáneas como la falta de apoyo institucional, la presión laboral, la medicalización del parto[7] y la persistente desigualdad en el acceso a recursos de salud. En este sentido, la desconfianza hacia la lactancia y su baja prevalencia en comunidades afrodescendientes no son solo elecciones individuales, sino huellas de un sistema que convirtió la leche materna en un recurso explotable y que interrumpió generaciones de transmisión cultural en torno a la crianza y el amamantamiento.

Hasta finales del siglo XIX, la lactancia directa predominaba como una necesidad esencial en la nutrición infantil. Sin embargo, tras la Primera Guerra Mundial (1914-1918), la mujer comenzó a integrarse por exigencia y necesidad en la vida laboral, y los biberones con fórmulas lácteas ganaron popularidad como una alternativa moderna. La publicidad de la época promovía estas fórmulas como opciones científicas y seguras, lo que llevó a un notable des-

[7] Las mujeres negras en Estados Unidos se enfrentan hoy a un riesgo significativamente mayor de morir por causas relacionadas con el embarazo o el parto en comparación con las de otros grupos étnicos, siendo este riesgo entre tres y cuatro veces mayor.

censo de la lactancia natural en los años veinte y treinta.

Durante la Segunda Guerra Mundial (1939-1945) se profundizó en este retroceso de la lactancia. La escasez, los desplazamientos y, una vez más, las nuevas demandas laborales llevaron a muchas mujeres a recurrir a fórmulas artificiales y a dejar a sus hijos al cuidado de otras personas. Hasta las décadas de 1950 y 1960, la medicina y la nutrición no comenzaron a redescubrir los beneficios inmunológicos y emocionales de la leche materna.

En paralelo, la leche de fórmula comercial nació en el siglo XIX como un sustituto para aquellos casos en que la lactancia materna no era posible. En sus inicios, esta leche comenzó a comercializarse como una forma de dar salida al excedente de leche de vaca que existía en el mercado. También desde su origen, su desarrollo ha estado marcado por un mismo objetivo: imitar lo más posible a la leche materna. En sus primeras versiones, la fórmula se basaba en adaptaciones simples de la leche animal. Sin embargo, aún estaba lejos de reproducir ni un ápice de las características únicas de la leche humana. A medida que la ciencia fue avanzando, la investigación se centró en descubrir qué hacía que la leche materna fuera un alimento tan especial. En cada década se lograban nuevos hallazgos, y la industria los incorporaba a las fórmulas con el fin de acercarse cada vez más a ese modelo natural. Así, el desarrollo de la leche de fórmula se convirtió en un proceso continuo de ensayo y error.[8]

La venta de leche artificial se disparó, los índices de lactancia materna disminuyeron y las empresas fabricantes vieron la oportunidad de ganar mucho dinero. Eso hizo que se implementasen estrategias de venta nada éticas que, poco a poco, comenzaron a ser señaladas y legisladas, pero también por iniciativa de las mujeres que, casi sin saberlo, iniciaron un proceso de recuperación de la cultura de la lactancia materna. En el año 1956, un grupo de siete madres de Chicago empezó a montar reuniones en casa para informar a otras mujeres que les preguntaban en los parques infantiles acerca de la lactancia materna y otros temas de crianza. Ese fue el inicio de la Liga de la Leche, unos encuentros que marcaron un hito en la recuperación de la cultura del amamantamiento en Estados Unidos. Estos grupos fueron extendiéndose por el país, pero no solo eso: en 1960, llegaron a Canadá y, en 1964, ya estaban asentados en México y Nueva Zelanda. Actualmente, la Liga de la Leche está presente en ochenta países y sigue ofreciendo grupos de lactancia mensuales en centros cívicos o espacios cedidos. Más adelante te hablaré sobre los grupos de apoyo y el trabajo de las asesoras de lactancia.

[8] Hoy en día, la leche de fórmula o artificial debe cumplir normativas estrictas relacionadas con su composición tanto a nivel europeo como español. Por eso las variaciones entre las marcas son mínimas y no se consideran lo suficientemente significativas como para recomendar una marca concreta de leche artificial. En el capítulo «Otras lactancias: diferida, mixta y artificial» encontrarás más información al respecto.

Y poco a poco comenzó otro movimiento: la lucha contra las agresivas y peligrosas prácticas de venta de la industria de alimentos infantiles. Este cambio de mentalidad tuvo sus raíces en las primeras denuncias de diversos profesionales de la salud. En 1939, la doctora Cicely Williams pronunció en Singapur su famoso discurso «*Milk and Murder*» ('Leche y asesinato'), en el que señalaba por primera vez las fatales consecuencias de la promoción de la leche de fórmula como un sustituto superior a la leche materna durante una conferencia dirigida a profesionales de la salud. Años más tarde, en 1968, el doctor Derrick Jelliffe acuñó el término «malnutrición comerciogénica»[9] para describir el impacto negativo en la salud infantil que provocaban estas estrategias de marketing. El movimiento global en pro de la recuperación del amamantamiento cobró fuerza en 1979 con la Reunión Internacional sobre la Alimentación del Lactante y el Niño Pequeño, en la que participaron la ONU y diversas ONG. De esta reunión surgió la Red Internacional de Grupos Pro Alimentación Infantil (IBFAN, por sus siglas en inglés), cuyo objetivo era informar a las familias, desincentivar la publicidad de sucedáneos y eliminar los mensajes engañosos. Al final, estos esfuerzos culminaron en 1981, cuando la 34.ª Asamblea Mundial de la Salud adoptó el Código Internacional para la Comercialización de Sucedáneos de la Leche Materna, creado para proteger y promover la lactancia materna, y establecer límites estrictos a la promoción de la leche artificial, regulando la relación entre los fabricantes y los profesionales de la salud para evitar conflictos de interés.

A partir de los años setenta y hasta los noventa, con el apoyo de la Organización Mundial de la Salud (OMS) y nuevas investigaciones, se impulsaron campañas y políticas públicas —como licencias de restricciones a la publicidad de los fabricantes de leche artificial y la capacitación de profesionales— que dieron un renovado impulso a la lactancia. No obstante, la industrialización, la presencia de familias más nucleares en el siglo XX —en las que las mujeres no tienen referentes de la lactancia— y las recomendaciones médicas aún poco fundamentadas en la evidencia científica contribuyeron a que muchas madres abandonaran la lactancia o directamente no amamantaran. Todo ello generó mitos y desinformación, que se han ido transmitiendo de generación en generación hasta nuestros días.

Muchas mujeres de la generación X, nacidas entre finales de los sesenta y principios de los ochenta, llegan a la maternidad más tarde que las generaciones anteriores. En ocasiones, pasan por procesos largos de búsqueda (a veces vividos con el desgaste físico y psicológico que representa la reproducción asistida), trayectorias profesionales exigentes o relaciones que no

[9] La expresión «malnutrición comerciogénica» se refería al impacto negativo que tienen las prácticas comerciales de la industria alimentaria sobre la nutrición, especialmente en poblaciones infantiles vulnerables. Estas incluyen la promoción agresiva de fórmulas infantiles que tienden a desplazar la lactancia materna y pueden contribuir a desarrollar problemas como la desnutrición y la muerte.

encajaban con un proyecto de crianza. La maternidad, para determinadas personas, llega como una experiencia única, muchas veces irrepetible, con la certeza de que probablemente su bebé será su único hijo. Y eso cambia las cosas. Para estas mujeres, la lactancia no es solo alimentar, sino parte de una vivencia que es probable que quieran exprimir. Lo hacen con una mezcla de ilusión, responsabilidad y conciencia del tiempo que pasa rápido, del «Esto no volverá». No es tanto un «Tengo que dar el pecho porque es lo mejor» como un «Quiero vivir esta experiencia, quiero saber lo que se siente, quiero ofrecer esto a mi hijo». En muchos casos, la decisión de amamantar no viene solo de la teoría, sino de las ganas de conectar, de vivir intensamente esta primera etapa. En ellas hay una mezcla de madurez, deseo y cierta sensación de «ahora o nunca» que las impulsa.

Por otro lado encontramos a las madres *millennials* y de la primera mitad de la generación Z: mujeres que, gracias a internet, han aprendido a contrastar información, a cuestionar el «Siempre se ha hecho así» y a tomar el control de sus decisiones, incluyendo las relacionadas con la lactancia. Llegan al posparto informadas sobre conceptos clave como la subida o producción de leche o el agarre profundo. Siguen artículos científicos y cuentas especializadas, y se apoyan en comunidades virtuales, sintiendo que son capaces de hacer lo que quieran.

Este acceso a la información ha provocado un cambio de paradigma interesante: en ocasiones, las madres saben más sobre lactancia que algunos profesionales de la salud. Lo que antes parecía impensable —que una madre le explique a un profesional qué es una anquiloglosia o por qué su bebé necesita tomas frecuentes a demanda—, hoy es cada vez más habitual. Y esto, lejos de ser un problema, representa una oportunidad. Las mujeres exigimos respeto por nuestras decisiones, información veraz y una atención actualizada. Ya no bastan consejos obsoletos como «Tu leche no le alimenta» o «Si llora es que se queda con hambre» y, de esta manera, poco a poco los profesionales de la salud han tenido que ponerse las pilas y aprender de lactancia para acompañar a las díadas de manera óptima.

Nuestro entorno familiar/ social y la lactancia

Pensamos que todo depende de nosotras o de nuestro bebé, pero a veces se pasa por alto el impacto que puede tener el entorno familiar y social en la lactancia. La evidencia científica nos demuestra que así es: el apoyo de la pareja y la abuela materna son esenciales para el mantenimiento de la lactancia.

Lo que hayan vivido nuestras madres, abuelas, hermanas o amigas con la lactancia puede influir, y mucho, en cómo nos sentimos cuando comenzamos a amamantar o incluso antes, cuando empezamos a plantearnos que queremos ser madres. Sus experiencias, ya sean positivas o negativas, pueden convertirse en consejos, advertencias, frases bienintencionadas o incluso presión. Afirmaciones como

«A mí no me subió la leche», «Mejor dale biberón para que duerma más», «El pezón tiene que hacer callo» o «Tú tomaste fórmula y creciste bien» no siempre ayudan, aunque se digan con cariño. Y, a veces, en lugar de darnos confianza, nos llenan de dudas sobre nosotras mismas y sobre el bienestar del bebé. También puede ocurrir lo contrario: que tengamos cerca a personas que nos apoyan, que nos animan a seguir, que nos escuchan sin juzgar. Son ellas las que pueden marcar una gran diferencia en cómo vivimos los primeros días de lactancia, en especial cuando surgen dificultades o estamos cansadas y sensibles.

Por todas estas narrativas tan diferentes y complejas, es buena idea reflexionar durante el embarazo sobre qué tipo de apoyo queremos tener a nuestro alrededor.

Puedes preguntarte:

- «¿Qué historias sobre la lactancia he escuchado en mi familia?».
- «¿Cómo me han hecho sentir?».
- «¿Quién o quiénes me hacen sentir más segura y tranquila?».
- «¿Qué necesito si las cosas no salen como esperaba?».

La lactancia no es solo algo físico. También es emocional, y está muy influida por lo que nos rodea. No se trata de evitar a quienes opinan distinto, pero sí de proteger tu espacio y rodearte de personas que te respeten y acompañen, ¡que bastante complicado es el posparto!

Cada mujer vive una historia única. De hecho, en cada maternidad vives una historia diferente; por tanto, lo que otras vivieron no tiene por qué ser lo que tú vivas. Y aunque las opiniones de las demás puedan influir, al final, la lactancia es una experiencia entre tú y tu bebé. Por otra parte, es importante recordar que las experiencias que te cuentan otras personas —familiares, amigas o profesionales (que sí, a veces sus opiniones de crianza se reflejan en sus recomendaciones, de manera que pierden toda objetividad y evidencia científica)— pertenecen a otro momento, a otras circunstancias, a otro bebé y a otro cuerpo.

Si sientes que no tienes ese apoyo cercano, debes saber que no estás sola. Hay grupos de lactancia, asesoras, expertas en lactancia,[10] comadronas y otros profesionales que pueden ayudarte a vivir tu lactancia de una forma más informada, tranquila y acompañada. Y te estarás preguntando qué puedes hacer si tu entorno te influye o te hace dudar, ¿no?

Lo primero es saber que es totalmente normal sentirse removida por

[10] Siento que debo explicarte esto. Las expertas universitarias son mujeres (la mayoría de ellas sanitarias) que han realizado un posgrado que les otorga la potestad de ser reconocidas con este nombre.

lo que nos dicen. Por eso es tan importante protegernos y marcar ciertos límites, incluso con personas muy queridas. No hace falta entrar en conflicto ni discutir con todo el mundo. A veces basta con expresar con claridad cómo nos sentimos ante ciertos comentarios.

Respuestas que puedes preparar y usar si las necesitas:

- «Sé que lo haces con buena intención, solo que, cuando me dices que no tengo leche, me haces sentir insegura. Te agradecería que no me lo repitieras más».
- «Gracias por contarme cómo fue tu experiencia. La mía puede ser diferente, y me gustaría vivirla sin comparaciones».
- «Estoy aprendiendo mucho sobre lactancia y cuento con apoyo experto si lo necesito. Te agradezco que me acompañes sin juzgar mis decisiones».
- «Ahora se sabe más sobre lactancia que hace unos años. Estoy tratando de hacer lo mejor para mi bebé con la información que tengo hoy».

Este tipo de respuestas te ayudarán a protegerte sin herir a quienes te rodean. También le dan la oportunidad a tu entorno de acompañarte desde otro lugar: más respetuoso, más empático y más útil.

Es verdad que no será fácil y que le puede costar, pero siempre deseo que alguien vea la diferencia y haga un clic en su interior.

Por ejemplo, si tu madre te dice que a ella no le subió la leche, puede ser cierto, o quizá en ese momento no contara con la información y el apoyo que tenemos ahora. Si una amiga te dice que su bebé no se le agarraba bien y que acabó dejando el pecho, quizá no recibió suficiente ayuda o no se detectó lo que hoy sí sabemos observar (como la posición, el frenillo, el ritmo de las tomas, etc.). Por eso, aunque escuchar puede ser útil, no hace falta asumirlo todo como una verdad absoluta. Lo que les pasó a ellas no determina lo que te va a pasar a ti, y esta será tu lactancia.

¿Cómo y por qué preparar la lactancia?

En la vida lo preparamos casi todo: un viaje, una nueva casa, una presentación para el trabajo, comidas deliciosas para la familia, la ropa para un evento o una celebración... Si observamos más de cerca esta etapa, preparamos la ropa para el bebé, el cochecito, la silla del coche, la habitación, la bolsa para el hospital... ¿y la lactancia? Pues sí, *a priori* deberíamos prepararla.

Quiero que conste en acta que muchas mujeres no preparan su lactancia y les va sobre ruedas. Sí, la suerte también existe, aunque estarás conmigo en que dejarlo todo a la suerte puede ser un riesgo innecesario. Informarse, conocer cómo funciona la lactancia, anticipar las posibles dificultades y saber dónde encontrar ayuda puede marcar una gran diferencia.

No se trata de planificar cada detalle al milímetro, sino de contar con herramientas para afrontar el camino con más confianza y menos incertidumbre. Porque, cuando la información y el apoyo están presentes, la suerte deja de ser el único factor en juego.

Aunque ya he dicho que la lactancia materna es un proceso biológico, eso no significa que todo funcione de manera automática ni que siempre sea fácil. Al inicio es normal enfrentarse a dudas, inseguridades o dificultades inesperadas, y una de las formas más efectivas de prepararse es hacerlo durante el embarazo.

La preparación para amamantar no requiere grandes esfuerzos ni inversiones, pero sí un poco de tiempo y acceso a buena información. Los tres aspectos que presento a continuación pueden marcar una gran diferencia.

1. Infórmate: conoce para confiar y liberarte de los mitos

El embarazo es un momento ideal para aprender sobre la lactancia. Leer libros actualizados, escuchar charlas de especialistas, consultar fuentes fiables —como la OMS, el Fondo de las Naciones Unidas para la Infancia (UNICEF) o asociaciones de lactancia— y hablar con profesionales bien formados puede ayudarte a entender cómo funciona tu cuerpo y cómo responde tu bebé ante el pecho.

Uno de los grandes beneficios de informarse es reconocer y dejar atrás los mitos que aún circulan como, por ejemplo, «Hay leche materna a la que le faltan nutrientes», «Tienes que comer supersano para que tu leche sea perfecta»... La mayoría de estos mensajes son erróneos y pueden socavar tu confianza si no cuentas con información sólida que los contradiga. Quizá ahora te parezca exagerado, pero descubrirás que hay mitos relacionados con tu lactancia por todas partes, y contextualizarlos y obviarlos es complejo en un momento de tanta vulnerabilidad.

Dudamos de nuestro cuerpo (y nos enseñan a dudar de él) desde muy pequeñas, y ahora tienes que hacer un acto de fe, creer que sabrá qué tiene que hacer, que tendrás leche, con la calidad y el volumen óptimos, y que todo irá bien... Poco a poco y con buenos referentes, será todo mucho más fácil.

La información también te da autonomía: saber cómo se produce la leche, cómo se establece la lactancia en los primeros días, qué señales indican una buena transferencia de leche y cómo identificar si hay algo que necesita apoyo te permite tomar decisiones informadas, no desde el miedo o la presión externa.

2. Observa a otras mujeres que amamantan: aprende de la experiencia real

La lactancia no solo se aprende leyendo, también se aprende viendo. En una cultura en la que muchas veces la lactancia y la crianza se esconden[11] o se observa muy poco en contextos cotidianos, asistir a grupos de apoyo durante el embarazo o buscar amigas o familiares que estén en tu mismo momento vital puede ser una forma de aprendizaje y normalización de ciertos aspectos.

En estos grupos de apoyo, que suelen ser gratuitos, organizados por profesionales o madres con formación específica, verás cómo otras mujeres se colocan a su bebé al pecho, cómo lo sostienen, cómo resuelven dificultades reales y cómo comparten sus experiencias sin juicios. Observar cómo es la lactancia genera un aprendizaje práctico y emocional muy valioso: naturaliza lo que muchas veces se ha vuelto invisible y permite ver que cada lactancia es diferente, con sus ritmos y particularidades, pues te darás cuenta de que todas las mujeres hacen lo mismo, pero no lo hacen exactamente igual. Si te sientes cómoda en el grupo, una vez nazca tu bebé encontrarás en ellas un apoyo continuo, contención y la tranquilidad de saber que no estás sola, que formas parte de una comunidad.

3. A quién acudir cuando nazca el bebé: construye una red de apoyo profesional y cercana

Uno de los factores más importantes para el éxito de la lactancia es el acompañamiento adecuado en los primeros días y semanas posparto. Tener a mano el contacto de una profesional experta en lactancia puede marcar la diferencia entre sentirse perdida o acompañada.

Muchos de los problemas que llevan al abandono precoz de la lactancia podrían resolverse fácilmente si se detectan a tiempo: dolor al amamantar, grietas, dudas acerca de si el bebé está tomando suficiente leche... Todo eso tiene solución, pero es clave saber a quién consultar. Es importante que esa persona trabaje desde el respeto, sin presionar ni juzgar, y que comprenda que cada situación familiar es única. Además del apoyo profesional, contar con una red afectiva —tu pareja, familiares, amigas, tu grupo de apoyo...— que entienda la importancia de la lactancia y te acompañe sin interferencias negativas también es fundamental.

Un título que no has pedido y que te regalarán al ser madre: culpable

Ser madre es una experiencia llena de matices, y eso es porque no hay dos experiencias iguales, incluso en cada maternidad: podemos ser una madre diferente con unas circunstancias distintas con cada hijo. Desde el momento en que nace nuestro bebé, nos vemos envueltas en un torbellino de emociones y expectativas, y muchas veces aparecerá la culpa. Nos sentimos responsables de cada detalle: la alimentación, el sue-

[11] Quizá has visto dar el pecho a bebés muy pequeños por la calle. Hay territorios más proclives que otros, pero lo que siempre pasa es que, a cierta edad, la lactancia desaparece del espacio público y se traslada a los espacios privados, pues las mujeres reciben comentarios o tienen vergüenza de amamantar en público.

ño, el desarrollo, el bienestar emocional, hasta de un simple estornudo... Y cuando algo no sale como esperábamos, aparece ella, implacable y abrumadora.

La maternidad en general, y la lactancia materna en particular, puede ser el terreno perfecto para que nazca la maldita culpa y crezca sin límite. Nos preguntamos constantemente si producimos suficiente leche, si el bebé está creciendo bien, si hacemos lo correcto al despertarlo o sería mejor que lo dejásemos dormir, si podríamos haberlo intentado más, si habría pasado lo mismo si hubiéramos buscado más ayuda... En muchas ocasiones, la presión de dar el pecho a toda costa puede hacer que te sientas responsable de todo, y este «todo» no siempre estará bajo tu control.

Pero ¿qué pasaría si, en lugar de culpa, habláramos de responsabilidad? La culpa nos paraliza, nos hace sentir insuficientes, nos llena de reproches internos y nos impide actuar con claridad. En cambio, si transformamos la culpa en responsabilidad, tenemos la oportunidad de aprender, adaptarnos y crecer. ¿Cuál es la diferencia? Vamos a verlo con ejemplos, que siempre es más fácil:

- La culpa nos dice «Esto no lo hice bien», y pensamos que somos las peores madres del mundo.
- La responsabilidad nos dice «Esto no me salió como esperaba. ¿Qué puedo hacer de otro modo?».

Cuando logramos sustituir la culpa por la responsabilidad, lo que significa ignorar los errores o minimizar las dificultades, lo que hacemos es reconocer que la maternidad y la lactancia son procesos de aprendizaje constante en los que no existe la perfección. Borremos del mapa el concepto «madre perfecta», ya que cada día podemos tomar nuevas decisiones desde el amor y el conocimiento. Así que, para ahora o para cuando seas madre, empieza a practicar:

Cambia tu diálogo interno. Cuando sientas que la culpa te invade, reformula tus pensamientos. En lugar de «No debería haber hecho esto», intenta un «Ahora sé que puedo hacerlo de otra manera».

Infórmate. La información es poderosa. Busca fuentes que te den confianza y, si te resuena, escucha tu instinto.

Permítete ser humana. No hay madres perfectas, solo madres que lo hacen lo mejor que pueden con las herramientas que tienen en cada momento.

Rodéate de apoyo. Compartir tus preocupaciones con otras madres o profesionales puede ayudarte a ver las cosas desde otra perspectiva y aliviar la carga emocional. La lactancia, como la maternidad, no tiene por qué ser un camino solitario; de hecho, la aventura compartida es siempre mejor.

Celebra tus logros. En lugar de enfocarte en lo que crees que no has hecho bien, reconoce todo lo que has conseguido, por pequeño que parezca: cada toma, cada vez que el dolor disminuya, cada día superado...

Acepta que la lactancia no siempre es como te la imaginaste. A veces, las expectativas que tenías no coinciden con la realidad. Es importante recordar que cada historia de lactancia es única y válida, independientemente de su duración o de los obstáculos con los que te encuentres por el camino.

Redefine el éxito en la lactancia. No se trata solo de alimentar al bebé con leche materna, sino de encontrar un camino que respete el bienestar de los dos. Si has buscado ayuda, si has tomado decisiones informadas, si has intentado lo que estaba a tu alcance, lo has hecho lo mejor posible.

¿Recuerdas los exámenes en la escuela y lo mal que lo pasabas con alguna asignatura? Pues la maternidad y la lactancia no son exámenes con notas finales. Cuando sustituimos la culpa por responsabilidad, nos damos la oportunidad de ser madres más conscientes y compasivas no solo con nuestros hijos, sino también con nosotras mismas, que al final es lo más importante.

No hay nada escrito: aquí mandas tú

Esta afirmación, aunque suene liberadora, a veces da un poco de vértigo. Porque sería más fácil que alguien viniera con un manual claro, con pasos concretos y garantías de éxito. Pero no. No hay una única forma de vivir la lactancia ni una única forma de maternar. Lo que hay es un camino que solo tú puedes recorrer, a tu manera, a tu ritmo, con tus decisiones.

Lo que funcione para ti, eso es lo correcto. Y lo que no encaje contigo, lo que te pese, lo que no te permita estar en paz, no tiene por qué quedarse.

Tu bebé te necesita bien. Y, para eso, tienes que estar bien contigo misma. En calma, segura, sabiendo que lo que estás haciendo no es lo que hay que hacer, sino lo que tú misma has elegido.

Y para elegir con libertad necesitas información, sí. Pero también permiso para escucharte, para respetar lo que sientes, para cambiar de opinión si hace falta. Porque, si tú estás bien, eso se nota.

Así que, aunque a veces sentirás presión, miedo a fallar o el peso de las expectativas ajenas, ten siempre presente esto:

Aquí mandas tú. Y no tienes que hacerlo perfecto. Solo tienes que hacerlo y ver qué tal va todo.

Esto no va de llegar más lejos que nadie. Va de sentirte acompañada en tu camino, incluso aunque cambie sobre la marcha. Va de poder decir «Lo intento», «Esto no es para mí» o «Necesito ayuda» sin sentirte juzgada por ello.

Y, si un día dudas, te cansas, te cuestionas o te emocionas sin saber bien por qué..., también estará bien. Eres humana. Estás viviendo algo enorme.

¿Y si no puedo, no me gusta o me rindo?

Seguramente has empezado este libro con mucha ilusión y mucho miedo a partes iguales. Tal vez ya lo tengas todo clarísimo y te digas a ti misma y a los demás: «Voy a dar el pecho a mi bebé». O tal vez te sientas insegura y pienses: «Probaré, pero, si no puedo, tampoco pasa nada».

En el fondo de esa decisión puede ocultarse la sombra de las preguntas que muchas mujeres no se atreven a formular en voz alta: «¿Y si no puedo? ¿Y si no me gusta? ¿Y si me rindo? ¿Y si...?».

Pues vamos a decirlo claro: por más ganas que tengas, por más que te formes, todo puede pasar, pues el futuro está por ver. Y si llegado el momento pasa algo, ¡no pasa nada!

Sí, a veces no es lo que esperabas. No todas las mujeres sienten una conexión inmediata con la lactancia. No todas pueden dar el pecho como quisieran. No todas disfrutan del proceso. Y algunas deciden parar.

¿Es un fracaso? No. No lo es. No debería serlo nunca, pues no vas a decepcionar a nadie. Ni a tu bebé, ni a tu pareja, ni a tu familia ni, por favor, a las profesionales que estamos aquí para ayudarte (que somos las menos importantes en todo esto).

Y si alguien se siente decepcionado, el problema no es tuyo, pues es tu cuerpo, tu experiencia y tu bienestar, y nada de esto está en deuda con nadie.

Si al leer el libro llegas a ese momento en que te preguntas «¿Y si lo dejo?», quiero que sepas que aquí no hay juicio. Solamente respeto por tu vivencia. Aquí estamos para acompañarte, no para evaluarte.

Y también es importante que sepas que tú sigues siendo tú. Hagas lo que hagas, serás igual de válida, igual de madre.

Lo realmente importante es que tú estés bien contigo misma. Que en un futuro puedas mirar atrás y sentir que hiciste todo lo que pudiste, todo lo que necesitaste, todo lo que fue posible para ti. Vale, eso no siempre se siente el primer día. A veces lleva tiempo, pero no pasa nada.

El posparto está lleno de decisiones difíciles y de emociones encontradas. Por eso, lo más importante es que, a medida que el ruido cese, puedas ponerte a ti en primer lugar y practicar algo que me parece fundamental y muy necesario recordar: no te digas cosas feas. No te hables mal, con exigencia.

No te hagas reproches. No te flageles con el látigo invisible que todas llevamos dentro. Porque todo eso no ayuda, solo crea más y más dolor, malestar, culpa y dudas.

Tener dudas también forma parte del camino. Y es legítimo cambiar de opinión.

Prepararse para la lactancia en el embarazo no significa firmar un contrato de exclusividad y penalización si algo no va como lo planeaste. Y si, por el contrario, todo fluye y te encanta, aquí seguimos para lo mismo: estar a tu lado, escucharte y darte todo lo que necesites en ese maravilloso e inolvidable momento.

ESTOS PEQUEÑOS DESCONOCIDOS: ¿QUÉ NECESITA UN BEBÉ?

¿Alguna vez has tenido a un recién nacido en brazos? Habitualmente, antes de ser madres, no hemos cogido a muchos bebés, bueno, a veces solo un ratito, pero es un rato corto y, a la que llora un poco o se muestra incómodo, directo a los brazos de su madre.

El primer recién nacido que sostenemos largo y tendido es el nuestro. Después de tantos años me sigue sorprendiendo el desconocimiento que tenemos los adultos sobre la infancia y las necesidades básicas de los bebés. Es cierto que nos hemos criado en una sociedad con pocos niños, formamos familias muy nucleares en las que hay pocos hijos, pocos nietos, pocos primos..., y al final llegamos a la maternidad y a la paternidad bastante vendidos. Y lo que es peor, con unos referentes acerca de la crianza basados en modelos que nos hicieron creer que la demanda de atención de un bebé era manipulación y que la autonomía de los niños se trabajaba desde la cuna, ¡no fuera el caso!

En España, las décadas de los setenta, ochenta e inicios de los noventa estuvieron marcadas, en muchos hogares, por una sombra de crianza autoritaria que, paradójicamente, se disfrazaba de preparación para la vida. Bajo la premisa de criar individuos fuertes e independientes, se inculcó una filosofía que, en retrospectiva, revela una profunda incomprensión de las necesidades físicas, emocionales y de desarrollo de los bebés y niños pequeños. La consigna, a menudo reforzada por consejos de profesionales y la sabiduría popular de la época, era clara: los bebés debían aprender a valerse por sí mismos cuanto antes mejor y cualquier muestra de dependencia del adulto era interpretada como debilidad o sobreprotección perjudicial otorgada por los progenitores.

Este tipo de crianza se manifestaba en prácticas cotidianas que hoy nos resultan, cuando menos, cuestionables. Se promovía el llanto como una herramienta de entrenamiento, dejando a los bebés solos en la cuna durante periodos más o menos prolongados, con la creencia de que así aprenderían a calmarse y a no manipular a sus progenitores con sus demandas. O absurdas afirmaciones como que llorar es sano, pues ensancha los pulmones de los recién nacidos. La alimentación también se contemplaba en horarios y cantidades estrictas, sin atender a las señales de hambre y saciedad del bebé, bajo el argumento de establecer rutinas de alimentación y evitar niños caprichosos, que debían comer de todo, y todo ello coronado con la mítica frase «¡Con la comida no se juega!».

El exceso de contacto físico o la demanda de brazos de los niños eran vistos con recelo, tildados de prácticas que generarían niños consentidos e incapaces de afrontar la dureza de la vida. Aún ahora, cuando un bebé quiere estar en brazos o tener contacto con su madre, se dice de manera despectiva que «tiene mamitis».

La raíz de esta mentalidad se encontraba en una amalgama de factores. Por un lado, una herencia cultural que valoraba la disciplina y la fortaleza por encima de la expresión emocional, ya sabes, lo de «Los niños no lloran». Por otro, una interpretación simplista, y a menudo errónea, de teorías de crianza centradas en el conductismo.[1] Se creía firmemente que atender demasiado a las demandas del bebé lo convertiría en un adulto manipulador, inseguro y dependiente.

Esta filosofía de crianza caló hondo en la sociedad. Muchos padres actuaban convencidos de estar haciendo lo mejor para sus hijos, siguiendo los consejos de libros, revistas y, a menudo, de sus propios padres. La presión social para tener hijos bien educados y poco demandantes era palpable. Los bebés que dormían toda la noche desde la primera vez en su cuna, que no lloraban sin motivo, que tomaban biberón cada tres horas en la cantidad dictada por el profesional y que se entretenían solos eran vistos como un signo de éxito en la crianza, eran bebés buenos.

Hoy en día aún preguntamos a las madres si su recién nacido es bueno y, por tanto, la deja dormir, no llora y no le demanda atención.

Por fortuna, la investigación en neurociencia y psicología del desarrollo infantil ha avanzado significativamente desde entonces. Hoy comprendemos lo crucial que resulta el establecimiento del apego seguro con el cuidador primario, la respuesta rápida y sensible por parte de los progenitores a las diversas necesidades del bebé y el contacto físico para un desarrollo emocional y social saludable.

Nos ha costado aprender que la dependencia en la infancia hacia los progenitores no es signo de debilidad, sino una necesidad fundamental para construir la autonomía del futuro adulto.

Y ahora que debes estar revisando tu propia infancia y crianza, aprovecha para romper moldes, si es necesario, y decide cómo quieres criar a tu bebé.

[1] Los enfoques de crianza basados en el conductismo afirmaban que el comportamiento infantil era moldeable mediante refuerzos (recompensas) y castigos.

Amor, calor y alimento: cómo es un bebé y qué necesita

Si estás embarazada mientras lees esto, es probable que te estés preparando para recibir a tu bebé con ilusión, pero también tendrás muchas preguntas. Tal vez te cueste imaginar cómo será, cómo se comportará, qué le tendrás que comprar... Y lo más importante: qué necesitará de ti.

Vamos a empezar por algo fundamental: un recién nacido no se parece en nada a lo que muchas veces imaginamos o nos han dicho que es un bebé. No es una criatura que duerme, come, hace caca y llora, como tantas veces se simplifica. Es un ser humano profundamente inmaduro que llega al mundo sin ninguna herramienta para sobrevivir por sí mismo. No puede hacer nada solo, es totalmente dependiente. Por eso siempre necesita al adulto cerca para mantenerse vivo y desarrollarse de manera adecuada. Y no, un bebé no necesita una cuna, ni un cochecito, ni juguetes de colores chillones (o en blanco y negro, de contraste, que ahora están de moda). Un bebé necesita a su madre y a otros adultos para que le puedan proporcionar lo que sí necesita: amor-interacción, calor y alimento. Pero igual piensas que estas necesidades son independientes, y no, las tres vienen juntas, entrelazadas. Y estas tres cosas que precisa están desde el primer día en tu cuerpo.

Vale, ya te he dicho qué no necesita un bebé y te he resumido qué es lo que sí necesita, pero ¿por qué te necesita tanto?

Un bebé nace con un sistema nervioso en desarrollo, su cerebro es inmaduro. Al llegar al mundo, el niño tiene alrededor de doscientos veintitrés millones de neuronas activas, pero aún poco conectadas entre ellas. El cerebro de un bebé es como una red de carreteras en constante construcción. Gracias a la plasticidad neuronal,[2] las neuronas no solo existen, sino que se conectan, se fortalecen e incluso se reorganizan en función de las experiencias vividas. Esta capacidad es especialmente potente durante los primeros dos años de vida, cuando el cerebro está ávido de estímulos y aprendizajes.

Cada sonrisa que recibe, cada palabra que le diriges, cada caricia que siente, cada canción que le cantas, cada objeto que explorará con las manos y con la boca..., todas estas interacciones alimentan el desarrollo cerebral de tu bebé. Cada experiencia deja una huella: crea o refuerza nuevas conexiones neuronales, de manera que el cerebro se va construyendo en función de lo que vive y siente.

Por eso decimos que el bebé aprende a través de la interacción, es decir, por el contacto físico estrecho con el adulto; además, el lenguaje, el juego, el afecto y el entorno moldean su manera de entender el mundo y de responder a él. En este proceso, no solo se trata de aprender cosas, como colores, formas o palabras, sino de

---

[2] Capacidad del cerebro para modificar conexiones y estructuras neuronales como respuesta a las experiencias y los aprendizajes. Durante la infancia, esta capacidad es muy alta, lo que permite que el cerebro se adapte y desarrolle nuevas habilidades constantemente.

sentar las bases para habilidades tan esenciales como la empatía, la autorregulación emocional, la resolución de problemas o la comunicación.

La plasticidad cerebral es una ventana de oportunidad, pero también de responsabilidad. Todo lo que el bebé experimenta puede influir en cómo se conectan sus neuronas. Por eso la calidad de las interacciones es clave: un entorno amoroso, seguro y estimulante ayudará a que esas conexiones se fortalezcan y que el cerebro se desarrolle de manera saludable. Por desgracia, contamos con muchos estudios sobre bebés que crecen en orfanatos o instituciones donde apenas reciben atención personalizada, y se constatan los efectos devastadores que causa la falta de interacción humana en su desarrollo. Estos niños suelen presentar complicaciones de diversa índole en el lenguaje, problemas emocionales y de comportamiento, retrasos en el desarrollo cognitivo y mayores dificultades para establecer relaciones afectivas. Sin la estimulación, el afecto y la interacción diaria, el cerebro no recibe los *inputs* necesarios. La evidencia nos recuerda una verdad poderosa: los bebés necesitan mucho más que comida y cobijo. Necesitan miradas, palabras, contacto físico, juego, afecto y una presencia que los acompañe en su camino de descubrimiento. Sin estas interacciones, el cerebro pierde oportunidades valiosas de desarrollo, y aunque la plasticidad neuronal permite cierta recuperación en etapas posteriores, no todas las habilidades afectadas pueden recuperarse por completo.

Pero volvamos al inicio, ¡volvamos al parto! Cuando acaba de nacer, todo es nuevo para tu peque. El mundo es ruidoso, siente hambre y frío por primera vez, hay mucha luz y su cuerpo pesa. Hasta ese momento no sabía qué era el hambre, el sueño o la incomodidad. Además, tampoco dispone de un lenguaje verbal que le permita expresar lo que siente, pero tiene su cuerpo, y buscará cómo comunicarse contigo. Y tú, sin darte cuenta, también te comunicarás con él. Tu olor, tu voz, tu piel, tu ritmo cardiaco...; para tu bebé, eres su lugar seguro en el mundo. Por eso, cuando está en tus brazos o cuando mama, se calma y siente que todo está bien. Eres algo así como su diccionario: tú le traduces lo que le pasa, le ayudas a entender cómo funciona el mundo y, de paso, cómo interactuar con él. La lactancia materna es más que comer: es comunicación básica y continua con tu bebé, y sí, antes de que te lo preguntes, los bebés usan el pecho para todo.

Sí usa el pecho para todo, ¿me usará como chupete?

La palabra «usar» o la expresión «me usa» tiene unas connotaciones negativas de narices, pero sí, podemos decir que el bebé usa a su madre para mantenerse vivo. Quizá no se trate de justificar nada, sino de comprender que, en los inicios de la vida, la dependencia no es abuso, es pura y dura supervivencia. El bebé no manipula, no explota, no calcula con maldad... solo necesita. No es una relación desigual por malicia, sino por biología. Lo que a veces puede ser complicado de sostener para la madre no es el uso en sí, sino la falta de apoyo externo que permita mantener esa entrega, pero de eso hablaremos más adelante.

¡Por cierto!, algo muy importante que pocas veces tenemos en cuenta: durante los primeros tres años de vida,[3] los bebés no tienen una capacidad real para autorregularse. ¿Qué significa esto? Que no pueden calmarse por sí mismos cuando sienten miedo, hambre o frustración. Necesitan a otra persona que los ayude a volver al equilibrio. Este proceso se llama «corregulación», y, en este tiempo, tu pecho puede ser una de las principales herramientas para lograrlo. Muchas veces pensamos en la lactancia como algo puramente nutricional. ¿Es solo leche? Es leche, sí, pero eso es únicamente una parte de la historia.

Los bebés maman para dormir, para relajarse, para tranquilizarse después de un sobresalto (que suelen ser constantes por el reflejo de caída),[4] para pasar una molestia, para gestionar un gas, para recuperar la calma o cuando no saben qué les pasa. Y, cuando lo hacen, no están utilizando el pecho como chupete; al contrario, lo usan para regularse, para hacer todo lo que no pueden hacer por sí mismos. Te usan de madre.

Mientras mama, el bebé recibe calor (tu cuerpo regula su temperatura mejor que una incubadora o una manta), escucha tu corazón (como en el útero), huele tu piel (lo que lo orienta y reconforta) y percibe que estás ahí. Se siente acompañado y sostenido. Y eso, para él, es tan importante como la leche.

Además, el acto de mamar activa en su cerebro una cascada de sustancias químicas como la oxitocina y las endorfinas, que lo ayudan a sentirse tranquilo, amado y seguro. En ti ocurre lo mismo: tu cuerpo libera oxitocina, que favorece el vínculo y la eyección de leche cada vez que succiona, lo escuchas o lo hueles, y puedes sentir una sensación general de bienestar. Así, la lactancia se convierte en una forma de comunicación.

Un recién nacido[5] necesita estar acompañado casi todo el tiempo. Precisa brazos, contacto, miradas, atención. Como ya he dicho, esto no es un capricho, ni una debilidad, ni algo que haya que corregir. Tu bebé no tiene una noción del tiempo ni entiende que te has ido solo cinco minutos; si no te ve, no te oye ni te siente, para él es como si hubieras desaparecido del mundo. Por eso muchos quieren estar siempre en brazos o al pecho. Y no es porque te esté tomando el pelo o porque tengas mala suerte y te haya tocado un bebé muy dependiente. Es porque está programado para sobrevi-

---

[3] A partir de los tres años empiezan a tener la capacidad de autorregulación, pero aún tardarán años en dominarla completamente.

[4] El reflejo de sobresalto o caída —quizá hayas oído hablar de él como «reflejo de Moro»— es una respuesta involuntaria presente en los recién nacidos a partir de las treinta y cuatro semanas de gestación. Se activa ante estímulos repentinos, como un ruido fuerte o un cambio brusco de posición. El bebé reacciona extendiendo los brazos, con las manos abiertas, y luego los lleva hacia el centro del cuerpo, a menudo acompañado de llanto. Es un reflejo primitivo que suele desaparecer hacia los cuatro o seis meses.

[5] Y todo el primer año de vida al completo.

vir así y necesita estar contigo para sentirse a salvo.

El pecho, entonces, puede ser la respuesta sencilla y eficaz a muchas de sus necesidades básicas. No es una varita mágica, pero es una manera natural y disponible de ayudarle a transitar sus emociones y también una forma de ayudarle a dormirse, pues durante los primeros meses puede tener un sueño irregular, fragmentado y superficial.

Por desgracia, muchas llegamos al parto sin habernos planteado lo anterior. O incluso sin haber visto a un recién nacido. Cuando llega el momento, ¿cómo no te vas a sentir abrumada?: «¿Esto es normal?», «¿Por qué quiere estar tanto en el pecho?», «¿Lo estoy haciendo bien?». Estas dudas son completamente habituales. Pero hay algo que puede darte mucha confianza: la mayoría de los bebés saben mamar, y la mayoría de las madres pueden alimentarlos... si reciben el apoyo adecuado. La lactancia no es solo una técnica. Es una relación y un aprendizaje que se construye. Y, como toda relación, implica ensayo, error, aprendizaje, adaptación mutua. No tienes que saberlo todo antes de que nazca tu bebé. Lo importante es estar disponible para aprender con él. Estar dispuesta a escucharlo, a observarlo, a conectar con él desde el cuerpo. Y, si algo no va bien, si sientes que no sabes cómo ayudarlo o que la lactancia no fluye, pide ayuda. No estás sola. La lactancia, como la crianza, se aprende mejor con iguales, acompañada, sin juicios ni exigencias imposibles.

Para tu bebé, tú eres hogar, el lugar donde se siente protegido, amado y en calma. Tu pecho es una prolongación de ese hogar. Es donde encuentra el alimento, sí, pero también donde encuentra lo que todavía no puede buscar dentro de sí: regulación, consuelo, presencia.

Amor, calor y alimento no son tres necesidades distintas. En la lactancia, son una sola.

El porteo: las dos manos libres

Al nacer, los bebés no saben que ya no están dentro de nuestro cuerpo. Su cerebro inmaduro sigue buscando las mismas sensaciones que tenía en el útero: el movimiento, el calor constante, los latidos del corazón, la voz conocida... Por eso, cuando nacen, quieren estar pegados a ti no por horas, no por ratitos, sino todo el tiempo, todas las horas del día y de la noche.

Esto puede resultar abrumador si no te lo esperas. Tal vez pensabas que tu bebé dormiría plácidamente en su cuna o que te dejaría duchar tranquila. Y descubrirás (alerta, *spoiler* necesario) que cada vez que lo dejas en algún sitio llora, y parece que solo se calma en tus brazos. Y lo que es peor, tiene un radar incorporado que detecta el momento exacto en que lo dejas en cualquier superficie.

Y ahí es donde muchas madres sienten que están fallando. «¿Será que lo tengo mal acostumbrado?», «¿Por qué no puedo dejarlo tranquilo ni un momento?», «¿Cómo voy a vivir así?». La respuesta es simple pero poderosa: no estás fallando en nada. Tu recién nacido se está comportando tal y como un bebé humano debería comportarse.

El porteo: una herramienta que te salva la vida

Estoy segura de que has comprado o te planteas comprar un cochecito para tu bebé, lo que ya no tengo tan claro es si tienes o piensas comprar un fular o una mochila de porteo. Desde ya, te lo recomiendo totalmente. Es algo que puede ayudarte a vivir esta etapa de una forma más llevadera. Sé que, si es el primero, quizá no te hagas a la idea, pero la mayoría de las madres, cuando nace su bebé, desearían tener un par de brazos extra. El porteo nos ayuda a conseguir que estén pegados a nosotros, a la vez que recuperamos la independencia y la libertad de movimiento.

El porteo no es solo para ti. Las parejas, corresponsables de la crianza del bebé, pueden portearlo para que, si quieres, tengas tiempo para otras cosas, ¡ni que sea para descansar!

Puede parecer un invento moderno o una moda reciente, pero en realidad es una práctica ancestral. En casi todas las culturas del mundo, las mujeres siguen llevando o han llevado a sus bebés pegados al cuerpo porque es lo que los recién nacidos necesitan y porque es la única forma de poder hacer algo con las manos libres. Portear no es solo práctico, es también profundamente necesario: los brazos se cansan, pero los bebés no quieren suelo, cochecito ni cuna, ¡quieren brazos! Quieren cuerpo. Te quieren a ti. Y portear es darles eso sin que tengas que pausar tu vida o quedarte sentada en casa todo el día sin poder salir.

Puedes portear en casi todas las situaciones de la vida: mientras desayunas, caminas, haces la compra, estás con tus otros hijos, al sacar al perro, en la ducha o en la piscina en verano. Y lo más importante es que te ayudará a combatir esas situaciones que ocurrirán en las que sentirás que no puedes más. Cuando el llanto no cesa, cuando el sueño no llega, cuando la noche se hace interminable, cuando ya no puedes más y le pasas el bebé a tu pareja..., portear puede darte (daros) un gran respiro. Y es que hay dos cosas infalibles para calmar y dormir a los bebés: el pecho y el movimiento. Y porteando te moverás mucho.

Además, el porteo favorece muchísimo la lactancia. Al estar tan cerca de tu pecho, el bebé huele la leche, busca el contacto, se engancha con más facilidad. Muchas madres dan el pecho dentro del portabebés, sin necesidad de dejar lo que están haciendo. Esta cercanía constante permite que reconozcas las señales tempranas de hambre: esos pequeños movimientos de búsqueda, los gestos con la boca, antes de que llegue el llanto. Eso sí, tómatelo con calma, ya que las primeras veces no es fácil portear y dar el pecho. Si tienes dolor o grietas y porteas, no lo hagas a la vez. Hasta que no estés mejor o lo tengas resuelto, céntrate en el porteo o en la lactancia, pero no en todo al mismo tiempo.

El porteo también puede ayudarte a entender mejor a tu bebé: lo tienes tan cerca que empiezas a anticiparte. Aprendes sus ruiditos, sus expresiones, sus necesidades. Y, para ti, ¿qué puede suponer el porteo? Portear no es solo bueno para él. Es también bueno para ti. Porque no se trata de dejarlo todo para cuidar de tu bebé. Se trata de encontrar maneras de cuidarlo y también de cuidarte a ti. El porteo te ofrece movimiento, autonomía, libertad. Te permite salir de casa, caminar, respirar aire fresco, bailar con tu hijo, etc. Te devuelve algo de ti mientras te das a tu bebé.

Hay quien dirá que, si lo tienes tanto en brazos o lo porteas, nunca se despegará de ti. Y está bien que lo sepas desde ya: eso no es cierto. Al revés, los bebés que reciben mucho contacto físico se sienten seguros, no tienen que llorar para que los atiendan..., y son los que más fácilmente se independizan después. Portear es una de esas cosas sencillas que tienen un impacto enorme y te facilitan la vida. Y, sobre todo, te cuida mientras tú cuidas. ¡Ah!, y no sufras, porque llegará el momento en que ya no quiera ser porteado, pues, cuando los bebés crecen, no se dejan portear. Quieren ir al suelo, experimentar y tocar.

Te recomiendo que, si puedes evitarlo, no compres un portabebés por internet. Si tienes la posibilidad, ve a una tienda especializada, que las hay, para que te expliquen los diferentes tipos que existen, puedas tocarlos y te cuenten los pros y los contras de cada uno. Y lo más importante, que te enseñen a usarlo y te sientas segura utilizándolo.

El sueño del bebé: «dormir como un bebé» y otras mentiras

Habrás escuchado muchas veces la maldita frase «Duerme como un bebé». Suena bien, ¿verdad? Suena a paz, a descanso profundo, a silencio y a calma. Pero, si te tomas la frase al pie de la letra, te puedes llevar una gran sorpresa con la llegada de tu hijo. Cuando hablamos de «dormir como un bebé», deberíamos pensar en el recién nacido cerca del cuerpo de la madre, haciendo ruiditos variados e inesperados, y con frecuentes despertares nocturnos para comer y controlar que todo vaya bien. Esto es dormir como un bebé. ¡Ah!, y a medida que crece se mueve en la cama, sí, sí. ¡Se mueve mucho!

¡Sorpresa! Los bebés no duermen como los adultos; ni lo necesitan, ni lo pueden hacer, ni deberían hacerlo. Así que, antes de que llegue, mejor que vayamos desmontando mitos. «Dormir como un bebé» no es dormir ocho horas seguidas, ni quedarse frito después de comer, ni pasar toda la noche sin despertarse. Y, como no sigue este patrón, nos genera muchas dudas. Pensamos que hacemos algo mal, que el bebé tiene algún problema para dormir o, peor aún, que no le hemos enseñado a dormir. Y sí, tu recién nacido mama de noche, pide tu contacto constante y no te pierde de vista. Funciona como un bebé humano completamente sano y atento al medio que le rodea.

Por lo general, los adultos dormimos por la noche y estamos activos durante el día porque nuestro cuerpo funciona con un ritmo biológico llamado «ritmo circadiano». Esto lo regula la melatonina,[6] que se activa con la oscuridad y nos da señales de que es hora de dormir. Pero los bebés, al nacer, no tienen este ritmo. No saben si es de día o de noche, y lo mejor es que les da igual. Para ellos, las tres de la madrugada es tan buen momento como cualquier otro para estar despiertos, moverse, mamar o pedir brazos. Este ritmo circadiano que tenemos los adultos se empieza a generar lentamente en los primeros meses de vida y no termina de estabilizarse hasta pasado el medio año..., y a veces mucho más tarde.

Si te haces a la idea de que los primeros doce meses serán toda una aventura en lo que a noches se refiere, quizá (solo quizá) lo vivirás mejor. Porque una de las cosas que más desconcierta a muchas madres y padres es que, cuando creen que su bebé ya duerme bien, de pronto empieza a despertarse más. O duerme menos. O parece que involuciona. «Regresiones» le llaman, igual te suena. Pero eso es un mito: el sueño no involuciona, evoluciona. Cambia, se transforma, se adapta al crecimiento del cerebro, a nuevas conexiones, a nuevos aprendizajes. Hay momentos de progresión en los que el recién nacido necesita más contacto, más pecho, más presencia, y dormirá menos. Estas etapas son usuales y esperables, forman parte del sueño de los bebés.

Pero entiendo que igual necesitas un poco de información algo más técnica para comprender todo esto. Vamos allá. Los bebés tienen ciclos de sueño más cortos que los adultos, y al final de cada ciclo pasan por una fase más ligera en la que pueden despertarse del todo. Si no están cómodos, tienen calor o hambre, o bien necesitan saber que estás ahí, se despertarán, llorarán o reclamarán tu presencia. Pero esto no es un problema que debas solucionar, es una necesidad que tienes que atender. ¿Te acuerdas de los bebés de Atapuerca de los que hemos hablado en el primer capítulo? Pues el sueño de los bebés del Paleolítico inferior no difiere en nada del de los del siglo XXI. Sorprendente, ¿verdad?

Despertarse es una medida de seguridad. El sueño profundo y prolongado en bebés muy pequeños puede ser peligroso, porque aún no tienen desarrollado del todo su sistema nervioso autónomo y pueden realizar apneas. Despertarse garantiza que están vivos, que respiran, que todo funciona, que tú estás cerca y que no hay ningún animal terrible que ande por la zona con hambre. Por tanto, durante la noche, el

[6] Es una hormona que regula el sueño y que se encuentra de forma natural en la leche materna, en especial durante la noche. Su presencia ayuda al bebé a desarrollar su ritmo circadiano (el ciclo sueño-vigilia) y a dormir mejor.

pecho no es solo alimento. Es consuelo, regulación, reconexión y seguridad. A veces, el bebé mama sin demasiada hambre. Solo para volver a dormirse. Para saber que estás ahí. Para regular su temperatura. Para calmarse después de un susto. Para asegurarse de que el mundo sigue en orden. Y esto no es dependencia, es lo que te he comentado antes, pura supervivencia.

Pero quizá te estés preguntando: «Se despiertan, pero ¿por qué maman de noche con tanta frecuencia? ¿Qué les aporta?». Pues verás, la leche materna cambia su composición a lo largo del día. Por la noche contiene niveles más altos de melatonina y triptófano, unas hormonas que ayudan a regular el sueño del bebé. Eso no solo permite que vuelva a dormirse más fácilmente tras la toma, sino que contribuye al desarrollo de su ritmo circadiano. Y, aunque te parezca increíble, favorece su descanso y también, en muchos casos, el de la madre. ¿Sabes por qué? Porque al amamantar se libera oxitocina, una hormona que no solo facilita la eyección de la leche, sino que genera una sensación de bienestar, relaja y causa un efecto de niebla mental que se parece a una ligera borrachera. Curioso, ¿verdad?

«Pero ¡estaré agotada si no duermo!». Claro, disponer de horas de sueño infinitas como antes de tener al bebé es probable que pase a la historia y que no duermas igual. Solo ten en cuenta que lo que más agota no es el bebé, sino el choque con las expectativas y las dificultades en la conciliación familiar. Lo que más cansa, muchas veces, no es el hecho de que el recién nacido se despierte, sino haber creído que no lo haría; es pensar que deberías haberle enseñado a dormir, que estás haciendo algo mal o que se ha acostumbrado a ti.

Pero tu bebé no está malacostumbrado, es un bebé sano que hace cosas de bebés. Si llegas a la noche esperando que sea como antes, es fácil que te frustres. Pero si llegas sabiendo que tu bebé necesita acompañamiento nocturno, que no lo hace por fastidiar y que esto está dentro de la normalidad biológica y fisiológica, quizá lo vivas de otra manera. Intenta no verlo como un castigo, sino como un tiempo distinto, una etapa en la vida que, como todo, pasará. Un tiempo en el que lo importante no es dormir bien, sino intentar descansar, sabiendo que es algo totalmente diferente a lo que has experimentado jamás. Sí, dormirás otra vez, de verdad, solo que de otra manera. Lo que vas a vivir no será eterno. Pasará. Pero, mientras tanto, te necesita. Y está bien que sepas qué pasa y por qué un bebé duerme como lo hace.

Que quede claro que no hay que hacer nada para enseñar a dormir a un bebé. Saben hacerlo solos, y tu peque aprenderá a dormir sin ti poco a poco cuando su cerebro esté preparado, cuando se sienta seguro, cuando su madurez cerebral se lo permita.

El colecho

Después de hablar del sueño del bebé y de sus despertares nocturnos, es natural que te preguntes: «Entonces ¿tengo que levantarme diez veces cada noche para atenderle? ¿Cómo voy a sobrevivir?». Y aquí aparece una palabra que, según a quién se la digas, provoca ternura o escándalo: «colecho». Colechar es compartir cama con el bebé, dormir juntos para compartir el espacio de noche.

El colecho tampoco es otra moda ni un invento moderno. Es la forma más antigua y natural de descanso para una madre y su cría. Todas las especies de mamíferos practican alguna forma de colecho. Ningún bebé humano, históricamente, ha dormido lejos del cuerpo de su madre hasta los siglos V-XV, cuando, en algunos países de Europa[7] y por diferentes motivos, se empezó a dormir en solitario y esto se generalizó hasta la llegada del siglo XIX, cuando las casas comenzaron a tener más de un dormitorio, y los niños, su propia cuna. Además, la Iglesia jugó un papel importante a la hora de promover la separación nocturna entre madre e hijo, principalmente por motivos morales y de control social. Se desaconsejaba el colecho para evitar el riesgo de pecado o de prácticas consideradas inapropiadas, y también por temor a la asfixia accidental, lo que llevó a promulgar normativas estrictas en algunos lugares. Esta influencia, sumada a los cambios arquitectónicos y culturales, consolidó la idea de que los bebés debían dormir solos. Sin embargo, desde el punto de vista biológico y evolutivo, los humanos estamos diseñados para dormir acompañados, en especial durante los primeros años de vida, cuando la cercanía física garantiza protección y regulación térmica, emocional y fisiológica, además de favorecer el establecimiento de la lactancia.

....

¿No es peligroso dormir con el bebé?

Esta es la gran pregunta. El miedo está ahí. Y es lógico: durante años se ha dicho que era arriesgado, que podía causar asfixia, que era antihigiénico, que era irresponsable. Y así, con miedo, muchas madres han pasado noches enteras sin pegar ojo por temor a hacer algo mal o hacer daño a sus hijos sin querer. La realidad es que el colecho seguro existe, está bien estudiado y aporta beneficios. Pero, como todo en la crianza, requiere información y sentido común.

---

[7] En determinados periodos históricos, ante la elevada natalidad y la escasez de recursos, comenzaron a registrarse muertes de lactantes aparentemente accidentales, aplastados durante el sueño por sus progenitores. Por ello, la Iglesia intervino condenando esta práctica y, además, reforzó la idea de que la cama matrimonial era un espacio sagrado, exclusivo de la pareja. Así, se hizo proselitismo para que los hijos no durmieran con sus padres.

RECOMENDACIONES ESENCIALES PARA PRACTICAR EL COLECHO SEGURO CON TU BEBÉ LACTANTE

- El bebé debe dormir boca arriba, nunca boca abajo ni de lado.
- El colchón tiene que ser firme. Nada de superficies blandas como sofás, sillones, camas de agua o camas acolchadas.
- Nada de colocar almohadas, mantas o peluches cerca del bebé. Cuanto más despejado esté su espacio, mejor.
- El bebé no debe poder caerse ni quedar atrapado. Es importante que la cama esté bien ajustada a la pared o bien tenga barreras o barrotes adecuados (sin huecos).
- Ni tú ni tu pareja debéis haber consumido alcohol, drogas ni sedantes.
- Si tú o tu pareja padecéis obesidad mórbida, tampoco se recomienda el colecho.
- Si uno de los adultos es fumador, aunque no fume en la cama, no se recomienda que comparta cama con el bebé.
- El colecho debe ser con un adulto consciente. Nunca se recomienda que hermanos o personas que no estén al tanto de la seguridad del bebé duerman junto a él.

Además, el colecho está especialmente recomendado cuando la madre da el pecho. La posición natural que adoptamos al dormir en postura fetal hacia el bebé crea un espacio protector y seguro.

El pecho está ahí, listo, y la madre responde de forma automática a cada movimiento. Sí, sé que parece ciencia ficción, pero te animo a intentarlo y a experimentar cómo tu cuerpo se adapta a las demandas del bebé.

¿QUÉ APORTA EL COLECHO AL NIÑO?

El colecho aporta al bebé mucho más de lo que imaginamos. Veamos cuáles son los beneficios más importantes que recibe:

Calor. El cuerpo de la madre regula la temperatura del bebé mejor que cualquier manta.

Seguridad. El contacto físico atenúa el llanto, reduce el cortisol (la hormona del estrés) y favorece un sueño más tranquilo.

Lactancia más eficaz. Los bebés que duermen con sus madres maman más veces y mantienen la lactancia durante más tiempo.

Menor riesgo de muerte súbita. Sí, como lo lees. Los estudios actuales indican que, cuando se realiza de forma segura, el colecho con lactancia materna reduce el riesgo de muerte súbita del lactante.[8]

Sincronía. Con la práctica del colecho, la madre y el bebé ajustan sus ciclos de sueño mutuamente, lo que permite a ambos un descanso más fisiológico y, quizá más importante para la madre, menos fragmentado.

[8] El síndrome de muerte súbita del lactante (SMSL) se refiere al fallecimiento inesperado de un bebé menor de un año, por lo general durante el sueño, que permanece inexplicado tras una evaluación exhaustiva que incluye el historial clínico, la autopsia y el análisis de las circunstancias de la muerte.

¿Y a ti como madre? Quizá lo más importante sea que te permite descansar. De verdad. Levantarte varias veces por noche, encender luces, dar el pecho al bebé, esperar a que se duerma para colocarlo en la cuna, dejarlo y que se quede dormido y volver a dormirte... agota. En cambio, tener al recién nacido al lado, ofrecerle el pecho sin moverte demasiado, notar su respiración tranquila... ayuda a que el sueño se reparta entre las tomas y a que no se vuelva insostenible.

Porque criar de día ya es intenso. Pero criar también de noche, sin ningún recurso de descanso compartido, puede desbordar incluso a la más mentalizada. El colecho no es una trampa, no es un error, tampoco es un vicio y, lo más importante, no es eterno. Es una forma de cubrir una necesidad que no dura para siempre. Los bebés crecen, los ritmos se estabilizan. Muchas familias, cuando llega ese momento y todos están preparados, hacen la transición hacia otras formas de dormir. Pero, mientras tanto, si tu instinto te dice que tener a tu bebé cerca por la noche te calma, hazle caso.

Estimulación: lenguaje y tiempo boca abajo (*tummy time*)

Vaaale, imagino que estarás pensando por qué narices en un libro de lactancia te hablo de cosas que no son lactancia. Ya, lo sé, parece que no tiene sentido, pero ya has leído que amamantar no es solo poner al bebé al pecho, es comunicarte con él de la misma manera que él se intenta comunicar contigo. A lo largo de estos años, y más desde que soy logopeda, me he dado cuenta de que la lactancia e incluso el destete son momentos óptimos para favorecer el desarrollo del lenguaje y la comunicación. Así que, una vez más... confía en el proceso.

Empezamos. El desarrollo del lenguaje en los niños es un proceso complejo que comienza incluso antes del nacimiento, ¡sí, sí, dentro del útero! Los bebés no nacen hablando, obvio, pero sí con la capacidad innata de comunicarse con los adultos y con mucha curiosidad por aprender a hablar. Desde el nacimiento, los peques utilizan diversas estrategias para interactuar con el entorno, y esta comunicación temprana es esencial para la posterior adquisición del lenguaje. Y esto es clave, pues hace relativamente poco tiempo se pensaba que no era importante hablar, cantar o intentar comunicarse con los bebés.

Por suerte, esto ha cambiado, y hoy en día conocemos lo esencial que es para un bebé la interacción con sus progenitores.

Como te decía, las primeras experiencias comunicativas del bebé comienzan en el útero. Desde la semana veinticinco de gestación, puede percibir sonidos del exterior, en especial tu voz, que se convierte en una referencia clave para su desarrollo a nivel lingüístico. Los estudios han demostrado que los recién nacidos muestran preferencia por la voz de su madre y pueden reconocer los patrones rítmicos del idioma que han escuchado durante la gestación. ¿No te parece alucinante? Tu bebé llegará al mundo sin saber nada, pero conocerá tu olor y el sonido de tu voz a la perfección.

Muchas veces puedes llegar a pensar que no tienes ni idea de qué necesita el bebé, pero no es del todo cierto si sabes a qué estar atenta.

Desde el nacimiento hasta los primeros meses de vida, su comunicación se basa en el llanto, las expresiones faciales, los movimientos corporales y la mirada. A medida que crezca, irá encontrando otras formas de comunicarse, como los balbuceos, las sonrisas, los gestos y, más adelante, las primeras palabras. Estas señales cumplen una función esencial: atraer la atención del adulto para que responda a sus necesidades.

SEÑALES DEL BEBÉ

El llanto es la primera forma de comunicación del recién nacido. No es solo un reflejo, sino un medio de interacción que varía en tono e intensidad según sus necesidades: hambre, sueño o malestar. Además, el llanto está programado para tener una repercusión en el cuerpo de la madre. Cuando escuchamos al bebé llorar, nos aumentan las pulsaciones y la presión arterial. ¿Sabes por qué? Pues muy simple, para que le demos el pecho y lo hagamos callar para no llamar la atención de los depredadores. ¿Te acuerdas de los bebés de Atapuerca del capítulo anterior?

Las miradas y sonrisas aparecen muy temprano. Hacia las seis u ocho semanas, los bebés comienzan a esbozar la llamada «sonrisa social», un hito importante que indica su capacidad para interactuar de manera más intencional con los adultos. No se sabe muy bien la razón de esta primera sonrisa, pero se cree que está relacionada con una combinación de factores biológicos y sociales. Por un lado, el desarrollo neurológico permite que el bebé empiece a reconocer los rostros familiares y a responder a estímulos visuales y auditivos. Por otro, la sonrisa social puede tener un propósito adaptativo: fortalecer el vínculo con los cuidadores y fomentar la interacción afectiva, lo cual es básico para su desarrollo emocional y social. Esta sonrisa no es solo un reflejo, sino una señal temprana de comunicación que marca el inicio del camino hacia una relación más compleja con el entorno.

El balbuceo surge alrededor de los cuatro o seis meses. En esta etapa, los bebés experimentan con los sonidos y producen sílabas repetitivas como «ba-ba» o «da-da». Este periodo es crucial porque sienta las bases del desarrollo fonológico del lenguaje.

Durante esta etapa, el niño comienza a percibir, a diferenciar, es capaz de reproducir los sonidos del idioma que lo rodea y aprende a identificar los distintos sonidos del habla.

A medida que el bebé crece, su capacidad de comunicación se vuelve más sofisticada y comienza la etapa lingüística, en la que usa palabras propiamente dichas.

Primeras palabras (12-18 meses)

Llegar al primer año de vida marca un hito importante en el desarrollo del bebé, y también aparece la primera palabra con significado. Alrededor de los doce meses, los niños suelen decir términos como «mamá», «papá» o «agua».

En esta etapa, es común el uso de las llamadas «holofrases», es decir, palabras que el niño emplea con un significado amplio. Por ejemplo, puede decir «agua» para referirse a que quiere beber, que ha visto agua o que ha derramado un líquido. Y ten en cuenta algo muy importante: es capaz de decir pocas palabras, pero entiende muchas más, unas ciento diez.

Expansión del vocabulario y combinaciones de palabras (18-24 meses)

Entre los dieciocho y los veinticuatro meses, el vocabulario del niño se expande con rapidez, llegando a aprender varias palabras nuevas cada semana. Este fenómeno se conoce como «explosión léxica»: llegan a tener un vocabulario de unas cincuenta palabras. Además, los niños comienzan a combinar dos términos para formar frases simples, como «Más pan» o «Mamá, ven». Aunque todo es rudimentario, este es un avance clave en la estructuración del lenguaje.

Desarrollo gramatical y sintáctico (2-3 años)

A los dos años, los niños empiezan a construir frases más complejas, aunque aún cometen errores. Por ejemplo, pueden decir «Yo no *sabo» en lugar de «Yo no sé», aplicando reglas gramaticales de manera generalizada. Entre los dos y los tres años aparecen los pronombres personales («yo», «tú»), los tiempos verbales básicos y las oraciones negativas e interrogativas.

El lenguaje se convierte en su herramienta principal para expresar deseos y sentimientos. ¡Ah, y saben entre doscientas cincuenta y novecientas palabras!

Desarrollo de la conversación y lenguaje narrativo (3-5 años)

En esta etapa, el niño ya domina un amplio repertorio de palabras y estructuras gramaticales. Su lenguaje se vuelve más fluido y adquiere habilidades conversacionales, como esperar su turno para hablar y ajustar su discurso según el contexto.

Además, comienza a desarrollar el lenguaje narrativo, es decir, la capacidad de contar historias, relatar experiencias y describir hechos. Este aspecto es fundamental para su desarrollo cognitivo y social.

Vale, y ahora que lo has leído, te estarás preguntando qué puedes hacer tú en todo este proceso. ¡Pues mucho! Porque esto no va de querer tener al niño más listo del barrio, va de aprovechar una etapa preciosa en la que, casi sin darte cuenta, jugando, riendo y compartiendo momentos, puedes acompañarle en este maravilloso aprendizaje de forma natural. ¡Y encima os lo pasaréis genial!

La mejor maestra eres tú, pues el entorno familiar juega un papel crucial en el desarrollo del lenguaje infantil. Aquí te enumero algunas estrategias que los padres pueden aplicar para fomentar la comunicación y el lenguaje desde los primeros meses de vida de manera natural, sin tener que entrenar o prepararte.

ESTRATEGIAS PARA FOMENTAR LA COMUNICACIÓN Y EL LENGUAJE DESDE LOS PRIMEROS MESES

Háblale desde el nacimiento. Aunque aún no pueda responder con palabras, es importante que le hables con frecuencia. Explícale lo que estáis haciendo o lo que vas a hacer, describe el entorno y responde a sus balbuceos... Todo esto fomenta la interacción.

Usa el «habla dirigida al bebé». El habla dirigida al bebé, también conocida como «*motherese*» o «*parentese*», consiste en hablar con un tono más agudo, haciendo pausas y usando una entonación exagerada. Este estilo de comunicación capta su atención y facilita la segmentación de palabras y frases. No es nada que debas aprender, te saldrá de manera espontánea. No te avergüences por hablarle así, estás haciendo lo que la ciencia ha tenido que corroborar y todas las madres lo hacen.

Juega y canta. El juego es una herramienta poderosa para el desarrollo del lenguaje. Juegos como el cucú-tras o las canciones con gestos ayudan a fortalecer la comunicación y la imitación. Te aseguro que lo vais a disfrutar y se te caerá la baba.

Léele cuentos en voz alta. La lectura temprana es una de las estrategias más efectivas para estimular el lenguaje. Los libros con imágenes, rimas y repeticiones son ideales para captar su interés y fomentar el turno de palabra. Sé que parece que tener una biblioteca con un bebé es una locura, pero confía en el proceso.

Fomenta el turno de palabra. Desde pequeño, el niño debe aprender que la comunicación es un intercambio. Para ello, resulta bastante útil hacerle preguntas abiertas y esperar su respuesta, dándole tiempo para responder. Sí, aunque solo balbucee, responde como si fuera un diálogo real. ¡Es mágico ver cómo te imitan!

Muchas madres hacen todo esto sin conocer su importancia, pero, ahora que ya sabes que es básico, lo más importante es que disfrutes del proceso.

Tiempo boca abajo (*tummy time*)

Durante los primeros meses de vida, el desarrollo motor de los bebés avanza a un ritmo sorprendente. Cada movimiento, cada postura, cada pequeño esfuerzo cuenta. Entre todas las recomendaciones que hoy reciben las familias, una de las más importantes y, a menudo poco comprendida, es el denominado «*tummy time*» o tiempo boca abajo.

Pero ¿por qué es tan importante que los bebés pasen tiempo en esta posición mientras están despiertos? ¿Qué beneficios les aporta? ¿Y cómo podemos incorporar el *tummy time* de forma natural y respetuosa en nuestro día a día?

¿Qué es eso del «tiempo boca abajo»?

Es el tiempo que el bebé pasa despierto y con la supervisión de un adulto acostado boca abajo sobre una superficie firme. Puede hacerse en una manta, en una colchoneta, sobre el pecho de la madre o el padre, o incluso en los brazos o las piernas del adulto. No se trata de forzar al bebé ni de que aguante largos ratos en esta postura desde el nacimiento, sino de introducir esta experiencia de manera progresiva y adaptada a cada etapa del desarrollo.

Te estarás preguntando por qué es tan importante, ¿no? Desde finales del siglo XX, con las campañas de prevención de la muerte súbita del lactante, se popularizó la recomendación de acostar a los bebés boca arriba para dormir, lo cual ha salvado muchas vidas. Sin embargo, esta recomendación también ha reducido, sin querer, el tiempo que están boca abajo. Además, los bebés pasan largos ratos en el cochecito y, cuando crecen un poco, en la hamaquita. Como consecuencia, se ha observado un aumento de los casos de plagiocefalia postural (aplanamiento de la cabeza en la parte posterior) y retrasos leves en el desarrollo motor, especialmente en el control cefálico y en la fuerza de la musculatura del cuello y el tronco.

Por tanto, el *tummy time* es una forma sencilla y natural de compensar el tiempo que el bebé pasa acostado boca arriba. Pero va mucho más allá: es un ejercicio esencial para su desarrollo físico y neurológico.

BENEFICIOS DEL TIEMPO BOCA ABAJO

Favorece el desarrollo motor. En la posición boca abajo, el bebé tiene que trabajar contra la gravedad para levantar la cabeza, girarla, apoyarse en los brazos, mover las piernas... Todo esto fortalece los músculos del cuello, de los hombros, de la espalda y del abdomen, que más adelante necesitará para empezar a rodar, sentarse, gatear y caminar.

Previene la plagiocefalia. Pasar demasiadas horas acostado boca arriba puede producir un aplanamiento en una zona del cráneo. Al alternar la postura del bebé, se alivia la presión constante sobre la parte posterior de la cabeza.

Estimula el sistema vestibular. Esta posición favorece el desarrollo del equilibrio y la coordinación, ya que el bebé recibe distintos estímulos sensoriales y empieza a experimentar con el movimiento de su cuerpo en el espacio.

Potencia la percepción visual y el control ocular. Al estar boca abajo, el bebé tiene que levantar la cabeza y mirar hacia los lados. Este esfuerzo contribuye al control de la mirada, al enfoque visual y a la coordinación ojo-mano, habilidades que más adelante serán fundamentales para aprender a leer, escribir y moverse con seguridad.

Promueve la interacción y la comunicación. Si los cuidadores se colocan a la altura del bebé mientras está boca abajo, favorecen los intercambios de miradas, sonrisas y vocalizaciones. Este rato puede ser un momento de juego compartido, no solo un ejercicio físico.

Contribuye al desarrollo de la autoexploración. En esta posición, el bebé comienza a descubrir su cuerpo, observa sus manos e intenta moverse. Es un primer paso hacia la autonomía y la exploración activa del entorno.

La recomendación general es empezar desde el nacimiento, siempre que el bebé esté despierto y tranquilo. Al principio puede bastar con colocarlo un par de minutos, varias veces al día, sobre el pecho del adulto.

A medida que crece y se siente más cómodo en esta postura, se puede ir aumentando el tiempo, hasta alcanzar entre treinta y sesenta minutos al día hacia los tres meses, distribuidos en varias sesiones cortas. Portear también ayuda a que el bebé no esté tumbado boca abajo.

La clave está en la constancia, no en la duración. No se trata de que el bebé aguante, sino de que disfrute del rato boca abajo como una parte más de su rutina, igual que disfruta en el baño o durante el juego. No es tan complicado, de verdad.

PISTAS PARA INCORPORAR EL TIEMPO BOCA ABAJO

Incorpora el tiempo boca abajo en momentos cotidianos: después del cambio de pañal, tras una siesta corta, antes del baño...

Pon al bebé sobre tu pecho o el de tu pareja mientras estáis recostados. Así verá el rostro de su cuidador y se sentirá acompañado.

Usa juguetes llamativos o que emitan sonido para motivarlo a levantar la cabeza o volverla hacia un lado.

Colócate cara a cara con el bebé: háblale, sonríele o cántale. La presencia del adulto es el mejor estímulo.

Acepta que al principio puede protestar un poco. No es señal de que no le guste o de que no esté preparado, sino de que está haciendo un esfuerzo nuevo. Podemos acompañarlo con voz suave, sosteniéndole las manos o haciendo una pequeña pausa.

TIP DE SUPERVIVENCIA

Una opción muy recomendable pocos días después del nacimiento es acudir con él a un fisioterapeuta pediátrico para que le revise la cabecita y las estructuras musculoesqueléticas. No te asustes, es una recomendación común, pues, ya sea por las posiciones adoptadas en el útero o por el parto, el bebé puede tener dolor o molestias que pueden modificar o complicar su manera de abrir la boca o succionar. Si quieres saber más sobre el tema de pasar tiempo boca abajo o no te sientes segura, también te informará y te acompañará en el desarrollo motriz de tu peque.

El tiempo boca abajo es una herramienta sencilla, gratuita y muy poderosa para estimular el desarrollo global del bebé. No requiere material especial ni sesiones programadas; solo tiempo, paciencia y presencia. Cuando las familias entienden por qué es importante y cómo hacerlo de forma natural, el tiempo boca abajo deja de ser una tarea y se convierte en una oportunidad de juego, de vínculo y de crecimiento compartido.

Tabla orientativa de tiempos según la edad del bebé

Edad	Tiempo al día[9]	Frecuencia sugerida	Observaciones
0-1 mes	1-5 minutos	Varias veces al día	Iniciar sobre el pecho del adulto. Es ideal después de la toma.
1-2 meses	10-15 minutos	3-5 sesiones breves	Puede empezar a levantar la cabeza brevemente.
2-3 meses	20-30 minutos	3-5 sesiones	Comienza a empujarse con los antebrazos.
3-4 meses	30-45 minutos	3-5 sesiones	Mejor control cefálico. Mayor tolerancia en la postura.
4-5 meses	45-60 minutos	3-5 sesiones	Intenta alcanzar objetos, gira la cabeza con más soltura.
5-6 meses	Hasta 90 minutos	Varias sesiones	Posición más activa. Puede iniciar giros y pequeños desplazamientos.

[9] El tiempo es acumulativo a lo largo del día. No es necesario ni recomendable que sea en una sola sesión.

Lo que nos enseñan nuestros hijos

Nadie te lo cuenta, o quizá sí, pero no lo entiendes del todo hasta que sucede: cuando nace un hijo y una madre, también puede nacer una nueva forma de mirar la vida. Porque ellos, los hijos, no llegan al mundo solo para crecer y aprender, también vienen a enseñarnos[10] muchas más cosas de las que podemos imaginar. Y lo hacen desde el primer instante y sin palabras.

[10] Es de justicia reconocer que este gran aprendizaje me lo regaló mi socia Maria Berruezo. Nunca me lo había planteado, y no quiero dejar de agradecerle desde aquí su mirada.

Una de las primeras cosas que muchas madres viven al tener un hijo es un replanteamiento de sus propias prioridades.

Para algunas, este cambio se produce casi sin pensarlo: lo que antes parecía urgente o vital, de pronto pierde peso frente a un bebé que reclama presencia, cuerpo, brazos. Para otras, en cambio, este reajuste puede vivirse con contradicción, como una renuncia obligada, una pérdida de libertad o una etapa confusa en la que nada encaja del todo. Y hay quienes, simplemente, no desean cambiar de prioridad o no pueden hacerlo por necesidad, por decisión, por circunstancias. Y eso también es un aprendizaje, porque no hay una única forma válida de vivir la maternidad.

No se es mejor madre por dejarlo todo ni peor por querer sostener también los espacios propios. Lo importante no es cómo se reordena la vida, sino cómo se acompaña esa transformación (si llega) y cómo se respeta si no lo hace. Quizá lo esencial no sea cambiar de prioridades, sino empezar a preguntarse cuáles son, en este momento, las propias.

Otra cosa que nuestros hijos nos devuelven es la capacidad de asombro. Nos invitan a detenernos. A mirar una hormiga durante minutos, a aplaudir porque alguien ha metido una pieza en una caja, a emocionarnos porque descubren cómo hacer una burbuja con jabón.

Y entonces te das cuenta: ¿cuándo dejaste de emocionarte por estas cosas? ¿Cuándo te volviste tan adulta, tan ocupada, tan seria? Ellos traen el antídoto: nos invitan a ver el mundo con sus ojos, ojos nuevos que no dan nada por sentado. Todo es mágico y nuevo.

Nos enseñan también la presencia radical, esa que nos cuesta tanto en una vida de pantallas, prisas y productividad. Un bebé no entiende de multitarea. Te necesita ahora, no luego o no mientras haces otra cosa. Y esto nos obliga a mirarlos, a detenernos y verlos.

También hacen que nos enfrentemos a nuestros límites. Hay días en que no puedes más, días en que estás agotada, confundida, al borde del llanto. Y ahí, en ese momento de vulnerabilidad, aparece otra lección: no pasa nada por no poder con todo.

No hace falta ser perfecta... basta con estar. Amar, incluso desde el cansancio, es también maternar. Y es que la vulnerabilidad, lejos de ser un fallo, se convierte en un puente.

Cuando te permites sentir, dudar, equivocarte, también le estás enseñando a tu hijo realmente algo valioso: que no necesita ser perfecto para que lo quieran. Que la ternura, la empatía y el consuelo también forman parte del amor.

Si eliges amamantar, aprenderás todavía más. La lactancia es un curso intensivo de paciencia, de adaptación, de humildad. Porque no todo fluye siempre tan fácil como nos gustaría.

Nos invaden las dudas a cada momento, aparecen las dificultades, a veces el dolor, siempre el cansancio. Pero también hay conexión, miradas largas, cuerpos que se acoplan, manos pequeñas que acarician mientras maman y una sincronía que nos recuerda que somos mamíferas. La lactancia no solo alimenta y nos enseña a escuchar sin palabras. Amamantar es también una forma de practicar el dejarse llevar, de atender sin prisas, de aprender que el tiempo no siempre es lineal. Que a veces una toma dura cinco minutos, y otras, una hora. Que hay días de calma y días de crisis..., pero que todo pasa.

¿QUÉ NECESITA LA MADRE DE UN BEBÉ?

Cuando nace un bebé, todas las miradas se posan sobre él: el peso, las tomas, los pañales, el color de la caca... Sí, no te sorprendas, te volverás una experta en tonos de marrón y mostaza, y en hablar de consistencias sin pestañear. Todo gira en torno al recién nacido, y tú, que acabas de parir y también te pasan cosas, te quedas en un segundo plano.

El cuerpo te duele o ni siquiera lo reconoces, estás agotada, probablemente no has dormido (*spoiler*: no, no has dormido), ni comido bien, ni tenido un momento a solas... Pero, cuando el bebé llora, alguien dice: «A lo mejor estás nerviosa y lo nota». O te preguntan: «¿Seguro que tienes suficiente leche?». Como si tú, con la bata abierta, el moño a medio hacer, las tetas resentidas y un plato frío olvidado en la mesa, tuvieras todas las respuestas.

Ser madre lactante es estar en el ojo del huracán mientras el mundo gira alrededor del bebé. Tú sigues ahí, fundamental, imprescindible..., pero muchas veces invisible para el resto. Nadie te pregunta cómo te sientes, si tienes miedo, si algo te duele, si te has podido duchar o si has comido. De repente, los comentarios se centran en tu cuerpo y en cómo lo ven los demás. Te adelanto que no lo ven del todo bien, de manera que las críticas están a la orden del día. Tu pecho parece que haya dejado de ser tuyo: ahora es del bebé, de la matrona, de la pediatra, de la abuela, del cuñado que leyó algo en internet. Todos van a opinar. Si el bebé no gana peso: «¿No será que tienes la leche aguada?». Si llora mucho: «¿Estás nerviosa y le pasas los nervios?». Si tiene gases: «¿No habrás comido coliflor?».

Y así día tras día, hasta que una mañana te dices en voz alta: «¿Y si la que necesita cuidados soy yo?». Porque sí, las madres también necesitan ser cuidadas. Tú no eres solo la que da la teta. Eres una persona que sangra, que tiene puntos, que llora en la ducha (cuando puede ducharse), que no entiende bien qué es eso de la subida de la leche mientras los pechos le arden y duda entre ponerse hojas de col, hielo, agua caliente o, simplemente, gritar.

Así que, si estás leyendo esto, déjame decirte algo: no estás sola. Eres el centro, el núcleo, el hogar de tu bebé, pero, para ser todo esto, otros deben cuidar de ti. Y este capítulo va de eso, de ti. De lo que significa ser madre lactante más allá de las fotos bonitas en las redes. De cómo a veces duele, de cómo a veces es mágico, de cómo se sostiene a un bebé mientras todo el mundo sigue girando... Porque ser madre lactante es un viaje. Y, como todo viaje, se lleva mejor acompañada. ¿Empezamos?

Ayuda: saber pedirla es clave

Hay algo que muchas madres lactantes no se atreven a decir en voz alta: «Necesito ayuda». No me refiero a la ayuda como un consejo puntual o un «Ánimo, tú puedes». No es una palmada en la espalda mientras escuchas opiniones no pedidas sobre si el bebé tiene hambre o si debería dormir más horas seguidas. No. Hablo de ayuda real. De esa que te alivia de la carga, que te sostiene cuando sientes que no puedes más, que te recuerda que no tienes que ser una supermamá perfecta. Porque criar es agotador y lactar es agotador. Pero ¿sabes qué es lo más agotador? Hacerlo todo sola. Y lo que pasa es que muchas criamos solas, en casas solitarias rodeadas de tecnología, pero aisladas de lo que de verdad importa: las otras mujeres, las manos amigas, la compañía de otras madres. Esa red invisible que antes (años ha) tejía la vida cotidiana y que hoy, en muchos casos, se ha deshilachado o no sabías ni que existía.

Antes criábamos a los niños en comunidad. Era lo normal. Las mujeres se rodeaban de otras mujeres: hermanas, tías, vecinas, madres, abuelas... Todas compartían espacios, tiempo, experiencias. Si una madre estaba agotada, había alguien que le preparaba un caldo, que le mecía al bebé, que la ayudaba a recoger la casa, que le daba un rato para dormir, sin quitar un ápice de todo lo complejo que también debía ser y las penurias, las dificultades y la falta de acceso a los servicios básicos de salud. Si la lactancia no iba bien, había manos que sostenían, palabras que guiaban, tiempo para estar. Tiempo, esa palabra que hoy parece tan escasa. Ahora muchas criamos solas, metidas en casas donde apenas hay visitas (y cuando vienen esperan que tengas café recién hecho). Donde, si dices que estás cansada, te miran como si te quejaras por vicio; donde parece que pedir ayuda es un fracaso, como si no fueras capaz de hacerlo tú sola; donde se espera que vuelvas a trabajar a las pocas semanas, que tengas la casa ordenada, que el bebé duerma toda la noche y, de paso, que sonrías en las fotos.

Como te decía, la maternidad de hoy muchas veces es una maternidad en soledad. Y la lactancia, aunque es un acto natural, no es sencilla cuando estás sola. Porque dar el pecho no es solo alimentar: es sostener a un bebé durante horas, calmar su llanto, ser su consuelo, su piel, su abrazo; es pasar noches (algunas) enteras en vela, con un recién nacido colgado de ti mientras te preguntas si lo estás haciendo bien, si es normal que quiera mamar tanto, si deberías haber hecho algo diferente. Y cuando el cansancio te desborda, ¿quién te sostiene a ti?

Por eso tantas madres necesitan ayuda. Necesitan red, necesitan iguales. Necesitan a alguien que les diga: «Si quieres, puedo quedarme un rato con el bebé y te vas a dormir». O «No te agobies por la comida, hoy te la traigo yo». O «No pasa nada si la casa está desordenada, lo importante eres tú y tu bebé. ¿Te pongo la lavadora?». Necesitamos un abrazo, una mirada cómplice, una voz que diga: «Estás haciendo un trabajo increíble». Porque, aunque nos hayan hecho creer que la lactancia y la crianza son tareas individuales, no lo son. Nunca lo fueron porque siempre fueron colectivas.

Autocuidado en todas sus formas

Cuando imaginamos la llegada de nuestro bebé, nos morimos de ganas de tenerlo entre los brazos, pensamos en la carita que tendrá, en el olor a recién nacido, en las primeras miradas, en qué carácter sacará... y pocas veces pensamos en nosotras. Pocas veces nos detenemos a valorar qué necesitaremos para estar bien y sostener el cuidado del bebé. Y es que, cuando llega la lactancia, lo hace también el tiempo de estar disponible, de ofrecer el pecho, de sostener en brazos, de calmar, y parece que todo lo demás puede esperar. Que el hambre puede esperar, que el cansancio puede esperar, que el dolor de espalda puede esperar. Pero no, no puedes esperar.

Cuidarse durante la lactancia no es un extra, no es un lujo. Es una necesidad real, concreta y profunda. Porque el cuerpo de una madre lactante no se reduce a producir leche; es un cuerpo que siente, que se cansa, que necesita alimentarse bien, que necesita descansar, que necesita moverse, que necesita parar. Es un cuerpo que sostiene otra vida, y, para hacerlo, tiene que sostenerse a sí mismo.

Nadie parece señalar la importancia del autocuidado durante la lactancia. Nos hablan del agarre, de las posturas, de las tomas interminables, pero pocas veces se nos dice que para criar y cuidar a un bebé hay que estar nutrida, descansada en la medida de lo posible, acompañada, cuidada. Que tu cuerpo, el que ahora está gestando a tu bebé, seguirá siendo fundamental cuando nazca. Y que, si no te miras, si no te atiendes, si no te cuidas, será mucho más difícil sostenerlo.

Este capítulo no es una lista de consejos. Es una invitación a no olvidarte de ti. A entender que, cuando cuidas de ti, también cuidas de tu bebé. A recordar que tu bienestar no es negociable, porque solo cuando te sientes bien puedes cuidar mejor. Prepárate para la lactancia, sí, pero no solo pensando en la parte técnica del proceso. Piensa también en ti: en lo que necesitarás, en lo que te dará fuerza, en lo que te reconfortará. Porque tú eres la persona más importante para tu bebé. Y, para sostenerle, primero necesitas sostenerte a ti.

Alimentación: comer caliente y sentada, el nuevo lujo

Una de las grandes ironías de la maternidad es que, justo cuando más energía necesitas, menos tiempo tienes para cocinar, comer y cuidarte. Y no me refiero a cocinar un *risotto* de setas silvestres con esferificación de trufa, sino a comer algo fácil y, a poder ser, saludable. Porque comerás con un bebé colgado del pecho, con las manos, o necesitarás que te corten la comida a trocitos mientras intentas evitar que el bebé se llene de migas.

Hay cosas que ahora no te parecen importantes, pero te aseguro que las llegarás a apreciar:

- Comer caliente.
- Comer sentada.
- Comer con las dos manos (esto ya es nivel pro, pero soñar es gratis).

Pero vamos a lo que importa, pues parece que para amamantar es necesario comer con cuidado y dedicación. Pero no, la noticia destacada es que no necesitas hacer dieta, ni contar calorías, ni eliminar los lácteos por si acaso. Necesitas comer lo más saludablemente que puedas[1] y sin juicio. Si estás dando el pecho, tu cuerpo quema más energía que un ciclista en el Tour de Francia. De acuerdo, quizá no tanto, en realidad gastas solo unas 500 kilocalorías al día por dar el pecho.

¿Quieres chocolate? Cómetelo.

¿Quieres ensalada? Genial.

¿No te gusta o no te apetece? Pues otra cosa.

¿No quieres cocinar? Pide ayuda o tira de táperes, da igual.

TIP DE SUPERVIVENCIA

Ten *snacks* (lo más sanos posible) accesibles y un par de botellas de agua distribuidas por la casa. Si el bebé se te duerme encima y no puedes moverte, al menos podrás hidratarte. No subestimes el poder de un puñado de frutos secos y una botella de agua de litro.

¡¡¡Ahhh, y buenas noticias!!! La lactancia no es como el embarazo, durante el cual te habrás privado de muchas cosas. El juego cambia, a pesar de que vas a escuchar frases como:

- «Me han dicho que no puedo comer col, ni legumbres, ni café, ni chocolate, ni picante».
- «Me han dicho que me quite el gluten y los lácteos».
- «Me han dicho que, si me bebo una limonada, se me va a cortar la leche».
- «No bebo nada con gas para que el bebé no tenga cólicos».

Más buenas noticias: la mayoría de estas prohibiciones o afirmaciones son mitos.

Así que, en general, puedes comer de todo, salvo contadas excepciones. He aquí las principales:

[1] Como en todas las etapas de la vida.

- Pescados grandes con mucho mercurio (como pez espada o atún rojo). Mejor dejarlos o tomarlos de manera muy puntual.
- Hígado o vísceras con alto contenido en vitamina A.

Así que ya ves, alimentarse durante la lactancia es más fácil de lo que parece. Come de manera saludable, sin dietas estrictas, sin comer por dos y sin eliminar alimentos sin motivo médico (por ejemplo, los lácteos solo si hay alergia diagnosticada en el bebé). Y pide que te cocinen: es el mejor regalo que te pueden hacer durante los primeros meses.

Dormir: misión imposible

Vale, sé que, si has leído el capítulo anterior, centrado en las necesidades del bebé, te estarás preguntando si esto es una broma. No vas a dormir como antes, pero está claro que tienes que dormir y descansar todo lo que puedas o lo que te deje. La mayoría de los bebés se despiertan de noche para mamar, pero también hay pequeñas marmotas que duermen seis o siete horas tranquilamente desde las pocas semanas de vida. Te toque un tipo u otro de bebé, tienes que dormir.

Y aquí viene una parte clave. Durante el posparto, tu cerebro cambiará y estará preparado para adaptarse a este nuevo ritmo. En el posparto, y más si das el pecho, tanto la oxitocina como la prolactina facilitan el descanso y la relajación. Es decir, no te estás imaginando cosas si sientes que, aunque solo hayas dormido una hora y media, te levantas algo más despejada de lo que esperarías. Tu cerebro sabe que no vas a dormir del tirón y ajusta sus mecanismos para permitirte descansar por fases.

Eso sí, esta habilidad mágica no te convierte en un robot incansable. Si no descansas, te pasará factura. Por eso resulta fundamental aprovechar al máximo los momentos en que el bebé duerme. Pero no, no para doblar la ropa o para ponerte al día con los mensajes de WhatsApp; es tiempo para descansar, para dormir. O al menos para tumbarte, cerrar los ojos y desconectar un rato.

TIP DE SUPERVIVENCIA

Si llegas a un punto de agotamiento que te hace dudar de todo, una opción es que te extraigas leche a lo largo del día para que, aunque sea durante una toma, tu pareja se la dé al bebé[2] y se ocupe de él para que tú puedas dormir un poco más.

[2] ¿Quizá has pensado en un biberón? Le puedes dar la leche de diferentes maneras, según tus preferencias. En el capítulo «Cosas que pueden pasar» encontrarás más información.

Belleza: el desodorante aplicado a tiempo y una camiseta sin manchas

Después del parto, tu idea de belleza cambia de forma radical. De hecho, lo primero que sueles pensar es: «¿Quién es esa persona del espejo y por qué tiene mi cara?».

La piel cambia, el pelo se cae, o se engrasa, o se seca, o todo a la vez. Tu ropa de antes no te entra, la ropa del embarazo ya no te encaja, y tú... simplemente te vistes con algo que esté limpio y no huela mucho a leche agria. Sin embargo, necesitas sentirte bien contigo. No por cumplir un canon, sino por reconectar con la mujer que sigue ahí, aunque esté medio dormida.

Haz lo que a ti te funcione:

- Si te apetece maquillarte, adelante, maquíllate.
- Si no te lavas el pelo en cuatro días, también está bien.
- Si te echas crema en la cara y eso ya te parece un *spa*, ¡celebra ese momento!

TIP DE SUPERVIVENCIA

Crea tu kit de belleza en tres minutos: ducha rápida, desodorante, crema hidratante, cepillo, goma del pelo. Con eso y una camiseta sin manchas de leche, te sentirás algo mejor.

¿Tendré que suplementarme con vitaminas o minerales?

Cuando pensamos en alimentar a nuestro bebé, queremos hacerlo lo mejor posible. Y es fácil caer en la idea de que, si no mantenemos una alimentación perfecta o no tomamos vitaminas o algún preparado especial, no estaremos cuidando bien de nuestro peque. Si te está rondando por la mente, ya te digo que no es así: no hay leches de mala calidad.

Seguimos, pero vamos a aclarar algo importante antes de empezar: la mayoría de las mujeres no necesitamos tomar suplementos de vitaminas o minerales para amamantar. Si comes de forma variada, lo mejor que puedas dentro de tus posibilidades (que no tiene que ser perfecto, ni mucho menos), tu cuerpo está preparado para fabricar la leche que tu bebé necesita. La glándula se ha encargado de que así sea.

Ahora bien, hay situaciones en que es necesario tomar algún suplemento. Por ejemplo, si durante el embarazo o después del parto te hacen un análisis de sangre y descubren que tienes niveles bajos de hierro, vitamina D, B... o algún otro nutriente, entonces sí. En ese caso tu médico o matrona[3] te indicarán qué tomar, en qué dosis y durante cuánto tiempo. Pero fuera de esas situaciones específicas, los suplementos multivitamínicos no son necesarios. No has de comprar esos preparados que prometen hacerte sentir más fuerte o con más energía, o mejorar la calidad de tu leche. La realidad es que suelen ser caros y, en la mayoría de los casos, no aportan ningún beneficio real; su recomendación general acrecienta el miedo y el mito de que esto de tener leche de calidad es muy complejo.

Deporte: sí, pero antes, ¿qué tal está tu suelo pélvico?

El deporte tras el parto no comienza con el yoga madre-bebé ni con volver a correr maratones. Empieza con mirar tu abdomen y no asustarte. Empieza con reconocer que tu cuerpo ha hecho algo brutalmente poderoso y que necesita tiempo, cariño y, a veces, pasar por las manos de una fisioterapeuta de suelo pélvico.

Sí, puedes volver a moverte. De hecho, moverse un poco cada día influirá en tu estado de ánimo y en tu energía, e incluso te ayudará a producir leche. Pero no necesitas exigirte volver a tu talla ni quemar esos kilos del embarazo.

Empieza suave:

- Realiza caminatas con el carrito.
- Haz estiramientos en casa con el bebé al lado.
- Practica ejercicios de suelo pélvico (aunque sea sentada, mientras das el pecho).
- Sube escaleras.

Si te apetece volver a algo más intenso, busca asesoramiento profesional. El abdomen posparto no es solo una barriga: es un sistema que se ha desplazado, que se ha estirado, y merece una rehabilitación digna. Busca una fisioterapeuta de suelo pélvico que te pueda evaluar. Las pérdidas de orina o heces, por desgracia, no son infrecuentes, y sí, hay cosas que puedes hacer para mejorar la situación. No dudes en consultar a una profesional y, sobre las seis u ocho semanas[4] después del nacimiento de tu bebé, podrás empezar a trabajar el suelo pélvico.

TIP DE SUPERVIVENCIA

Cargar a tu bebé en brazos todo el día, dormir en posturas imposibles y hacer malabares con el portabebés cuenta como actividad física. Si además haces sentadillas, eres básicamente una atleta.

---

[3] Si vives en España, es probable que te recomienden un suplemento de yodo de 200-250 µg al día.
[4] Si ha sido un parto vaginal, seis semanas; en caso de cesárea, ocho.

Tiempo para ti: entre el mito, la leyenda y el derecho a cuidarte

El «tiempo para ti» suena al principio como una especie de premio inalcanzable, como una golosina en lo alto de un armario con llave. Pero no debería ser un lujo. Es una necesidad mental básica, pues vas a tener que dedicar muchas horas del día y de la noche a cuidar a tu bebé, y para cuidar hay que cuidarse (y te tienen que cuidar).

Durante la crianza, leer, ducharse sin prisa o aburrirse son momentos o recuerdos de un tiempo pasado. No te voy a mentir: encontrar instantes para estar sola mientras amamantas a un bebé puede ser muy difícil. Pero incluso diez minutos al día pueden marcar la diferencia. Busca pequeños huecos en tu día a día, si te apetece:

- Pasear sola (aunque sea ir al súper a buscar el pan).
- Ducharte con la puerta cerrada (sin bebé, sin público).
- Leer dos páginas de un libro que te guste (que no sea sobre crianza).
- Ponerte los auriculares mientras el bebé duerme encima de ti y escuchar algo que no incluya nanas.

Y, sobre todo, no te sientas culpable. No hay medallas por agotarse. Estar bien tú es bueno para todos, pero sobre todo para ti.

TIP DE SUPERVIVENCIA

Consigue esos diez minutos al día. Para ti. Cronometrados si hace falta. Márcalo en el calendario como una cita importante. Porque lo es.

Después de parir, te mereces cosas tan sencillas como olvidadas: comer, sentirte tú, moverte con gusto y tener un rato de paz. No porque te lo hayas ganado, no porque hayas sido una buena madre, sino porque eres una persona. Y eso basta.

La lactancia es importante. Pero tú lo eres más. Y, cuando tú estás bien, todo fluye mejor.

Respuesta a las dudas

A medida que la lactancia avanza, a veces incluso antes de empezar, aparecen las dudas: «¿Tendré suficiente leche?», «¿Por qué llora tanto?», «¿Es normal que quiera estar tanto al pecho?», «¿Estaré haciendo algo mal?», «¿Cómo sé si se está alimentando correctamente?».

La maternidad —y en especial la lactancia— nos coloca frente a una responsabilidad enorme: la de ser la fuente principal, a veces la única, de alimento para el bebé. Y eso pesa. Pesa porque queremos hacerlo bien, porque sabemos que de nuestro pecho depende su nutrición, su crecimiento, su consuelo, su bienestar. Y esa responsabilidad, aunque la asumimos con amor, también puede convertirse en una carga. Una carga que a veces nos genera presión, dudas a todas horas, miedos que no siempre sabemos cómo calmar.

Sentirse insegura descoloca mucho. Te dijeron que la lactancia era natural, que sería instintiva, que todo fluiría..., pero de pronto te encuentras buscando respuestas a cada momento, dudando de lo que estabas segura. Pero quiero recordarte algo fundamental: nadie sabe tanto de tu bebé como tú. Nadie lo conoce como tú. Nadie lo siente como tú. Nadie lo entiende como tú. Tu intuición es valiosa. Tus observaciones importan. Y, aunque tengas dudas —porque es normal tenerlas—, no significa que estés haciendo las cosas mal. Significa que estás atenta, que te importa, que quieres dar lo mejor de ti.

Y si alguna vez sientes que las dudas te sobrepasan, si hay preguntas que no puedes responder sola, hay profesionales que te podemos ayudar. Para eso estamos las expertas en lactancia, para acompañarte, para resolver tus dudas, para sostenerte cuando te sientas perdida. No porque tú no puedas, sino porque a veces, simplemente, necesitamos que alguien nos dé la mano y nos recuerde que lo estamos haciendo bien. La lactancia no es un camino que recorres en soledad. Es un viaje que se construye día a día, con tus decisiones, con tus aprendizajes, con tus errores y aciertos, y también con la ayuda de quienes estamos aquí para apoyarte. Porque no se trata de ser perfecta; se trata de estar ahí, de aprender juntas, de seguir adelante paso a paso.

....

¿Qué pasa si me pongo enferma?

Estás embarazada, y quizá nunca te has planteado qué pasará si, después de dar a luz, te pones enferma mientras das el pecho. ¿Podrás seguir amamantando? ¿Tendrás que dejar de hacerlo hasta que te recuperes? ¿Podría ser peligroso para tu bebé?

Vamos a resolver estas dudas juntas. En la mayoría de los casos, aunque te pongas enferma, puedes seguir dando el pecho con total tranquilidad. De hecho, no solo puedes, sino que es genial que lo hagas si padeces una enfermedad común y mundana. Cuando tu cuerpo se enfrenta a una dolencia —como un resfriado, una gripe o una infección—, empieza a fabricar defensas, los llamados «anticuerpos». ¿Y sabes qué ocurre? Que pasan a la leche. Así que, mientras tú te recuperas, tu bebé recibe en cada toma esa protección especial que tu cuerpo ha fabricado. Es como si le enviaras un pequeño escudo contra el virus o la bacteria que te afecta. Por eso, lejos de ser un problema, seguir dando el pecho cuando estás enferma ayuda a tu bebé a estar más protegido.

En algunos casos te preguntarás: «¿Y qué pasa si necesito tomar medicinas?». Gran pregunta. Muchas madres temen que los medicamentos sean incompatibles con la lactancia, pero lo cierto es que la mayoría pueden tomarse mientras das el pecho. Hay muy pocos fármacos que no sean compatibles; incluso para aquellos que no lo son, a veces existen alternativas seguras.

Cuando llegue el momento, si tienes dudas, pregunta a tu médico, a tu matrona o a una profesional experta en lactancia. Si no te sabe responder, hay recursos fiables, como <e-lactancia.org>,[5] una web donde puedes consultar la compatibilidad entre medicamentos y lactancia de forma clara y sencilla.

En resumen, si te pones enferma (enfermedad común):

- Puedes seguir dando el pecho.
- Tu leche no se estropea. Al contrario, ayuda a tu bebé.
- La mayoría de los medicamentos son compatibles con la lactancia.

Aunque a veces te sientas débil o con dudas, la lactancia no es tan frágil como parece. Si alguna vez te encuentras perdida, no estás sola: hay profesionales y recursos que pueden ayudarte.

¿Y si empiezo la lactancia y no me gusta?

Este es un pensamiento que a veces aparece, aunque cueste admitirlo: «¿Y si empiezo a dar el pecho y no me gusta?», «¿Y si no me siento bien?», «¿Y si no es como me lo había imaginado?». Es normal que surjan dudas, sobre todo cuando todo el mundo parece contarte lo bonito, lo especial, lo natural que es dar el pecho..., pero casi nadie habla de lo difícil que puede ser al principio o de que no todas las mujeres disfrutan de la lactancia.

La realidad es que no a todas las madres les gusta amamantar, y no pasa nada. Puede que al principio sientas molestias, cansancio, una mezcla de emociones o que no lo disfrutes tanto como esperabas. A veces, la lactancia puede ser más complicada de lo que te habías imaginado: el bebé parece que no se engancha bien, te duele, sientes que no produces suficiente leche o simplemente no encuentras la manera de disfrutarlo.

Y aquí va algo muy importante: que no te guste dar el pecho no significa que no quieras a tu bebé ni que seas mala madre. En ocasiones, dar el pecho puede vivirse como una carga, y eso es algo de lo que se habla poco. Si te pasa, es importante que pidas ayuda cuanto antes. A veces, lo que no te gusta de la lactancia es algo que tiene solución: por ejemplo, un mal agarre, un dolor que no debería estar ahí, un bebé que no mama bien. Si consigues apoyo, quizá encuentres la manera de que la lactancia sea más llevadera e incluso agradable. Sin embargo, si sigues sintiendo que no es para ti, también está bien. No tienes que forzarte a amamantar si no quieres hacerlo. Dar el pecho a tu bebé es una opción, pero no la única manera de cuidarlo, alimentarlo y construir un vínculo con él.

Estar con iguales

Hay algo muy poderoso en estar cerca de otras madres que están viviendo lo mismo que tú. Porque, aunque la lactancia es una aventura muy personal, no es un camino que debamos recorrer

[5] Esta web está creada por profesionales expertos en lactancia. Es la mayor y mejor referencia para situaciones como compatibilidad de medicamentos, pruebas diagnósticas, fitoterapia, vacunas, etc.

solas. Sentarse al lado de una mujer que da el pecho, que ha pasado noches en vela, que también ha dudado, que también ha llorado, que también ha tenido días en que pensaba que no podía más... es un regalo. Porque en esa mirada, en esa experiencia compartida, encuentras consuelo, encuentras respuestas y, lo más importante, encuentras compañía.

Puede ser una amiga, una prima, tu hermana, una vecina o una madre de un grupo de apoyo. A veces será alguien a quien conoces de toda la vida, y en otras ocasiones será una mujer a la que acabas de conocer pero que, de pronto, parece entenderte mejor que nadie. Porque cuando te sientas en un grupo de madres lactantes o compartes una charla con alguien que ha pasado por lo mismo, algo se enciende dentro de ti: te das cuenta de que no estás sola.

Estas redes de mujeres no solo te ayudan a resolver dudas prácticas, que también, sino que te sostienen cuando la culpa asoma, cuando el cansancio pesa o cuando sientes que no puedes más. Ver a otras madres con su bebé en brazos, dándole el pecho, a veces con la misma cara de agotamiento que tú, te da perspectiva: te recuerda que lo que vives es normal, que esto también pasará, que eres capaz.

No siempre podemos resolver todas nuestras dudas a solas. No siempre tenemos todas las respuestas. Pero muchas veces la respuesta más valiosa no es un consejo concreto, sino el simple hecho de estar acompañada. Así que, si puedes, rodéate de otras madres. Busca esos espacios en tu familia, entre tus amigas, en un grupo de apoyo, en una comunidad local o virtual.

La nueva palabra: «matrescencia»

No hace demasiado que escuché este término por primera vez. Es curioso que una palabra que se acuñó en 2008 no empiece a oírse hasta más de una década después. ¿Quizá es que esto de hablar de temas de maternidad es poco relevante para la mayoría de la sociedad? ¿Has oído este término o sabes a qué se refiere?

La matrescencia se define como el proceso de transformación física, emocional, psicológica y social que vive una mujer cuando se convierte en madre. Es comparable a los cambios que se experimentan en la adolescencia, una etapa de cambio profundo en la identidad de la persona.

El término «matrescencia» lo acuñó una mujer, la antropóloga americana Dana Raphael (1926-2016), la misma que enriqueció nuestro vocabulario con la valiosa figura de la doula. Sin embargo, ha sido en los últimos años cuando esta palabra ha cobrado una fuerza significativa, impulsada por profesionales de la salud y del acompañamiento que han comprendido una verdad fundamental: no basta con ofrecer apoyo durante el embarazo o la lactancia si no se atiende integralmente el profundo proceso de transformación personal que atraviesa la mujer al convertirse en madre. Porque la maternidad no es un evento aislado que sucede en un instante. No se limita al momento del parto ni emerge por arte de magia con la llegada de la leche materna. Es, intrínsecamente, un proceso dinámico, un tránsito evolutivo, un devenir constante.

Crear nuevos términos que definan situaciones que vivimos nos ayuda a darles forma, a comprenderlas y, en muchos casos, a validarlas. Cuando ponemos nombre a una experiencia, la hacemos visible, le damos espacio en el mundo y permitimos que otras personas se identifiquen con ella. Esto es en especial importante cuando hablamos de temas invisibilizados, de realidades que no se ajustan a los discursos dominantes o de experiencias que han sido minimizadas o directamente negadas.

Sin embargo, crear nuevos términos conlleva una gran responsabilidad: no basta con inventar palabras, es fundamental que los conceptos que hay detrás de ellas sean claros, estén bien definidos y no se usen para desdibujar realidades o crear expectativas imposibles. Porque a veces, en nuestro afán de nombrar, podemos caer en simplificaciones o incluso en culpabilizaciones encubiertas.

Hay palabras que, aunque siempre hayan estado latentes en la experiencia vital, llegan a la conciencia en un momento preciso, como una revelación tardía. Al ser nombradas, tienen el poder de desbloquear comprensiones, aliviar cargas silenciadas y abrir senderos hacia la aceptación de procesos internos que antes se vivían en la oscuridad de la incomprensión. Matrescencia es, sin duda, uno de esos términos transformadores.

Durante generaciones, las mujeres hemos navegado por la profunda metamorfosis que implica la maternidad sin un término que abarcara esta complejidad. El embarazo con sus cambios incesantes, el parto como umbral de una nueva realidad, el posparto con sus desafíos hormonales y emocionales, la forja del vínculo único con el bebé, la transformación del cuerpo como territorio habitado de otra manera, la reordenación drástica de las prioridades vitales, la identidad que se desdibuja para luego reconstruirse en una nueva forma... Todo este vasto y a menudo solitario universo de experiencias encuentra, por fin, un nombre que lo contiene y le da sentido: matrescencia.

Como te decía, la matrescencia revela sorprendentes paralelismos con la adolescencia. En ambas etapas vitales se desata una intensa revolución hormonal que impacta en el estado de ánimo y la fisiología. Ambas implican una profunda búsqueda de significado y propósito, un cuestionamiento radical de la identidad preexistente y la construcción de una nueva versión de una misma. Tanto la adolescencia como la matrescencia conllevan un cambio trascendental en la manera de estar en el mundo, de relacionarse con la individualidad y con el entramado de las relaciones interpersonales. Sin embargo, mientras que la adolescencia goza de un reconocimiento social, una protección implícita e incluso una cierta expectativa cultural, la matrescencia ha permanecido, hasta hace relativamente poco, en los márgenes de la invisibilidad, negada en su intensidad o minimizada en su impacto.

Nombrar este término en el día a día no es una tendencia pasajera ni una moda lingüística. Es una necesidad apremiante, un acto de reconocimiento. Es poner palabras precisas a la experiencia compartida por millones de mujeres que, al abrazar la maternidad, se sienten a menudo desbordadas por emociones contradictorias, sumidas en la confusión, experimentando una extrañeza en su propia piel. Es abrir un espacio seguro para verbalizar la ambivalencia de sentimientos, el agotamiento físico y emocional, el duelo implícito por la vida anterior y la incertidumbre ante la nueva realidad. Es legitimar la expresión de una mujer que dice, honestamente, «No sé quién soy ahora» sin que esto se interprete como un fracaso en su rol materno.

En mi experiencia como IBCLC (Consultora de Lactancia Certificada Internacional, por sus siglas en inglés), me he encontrado innumerables veces con mujeres que buscan apoyo para la lactancia materna, pero, en la profundidad de su búsqueda, anhelan algo más esencial: un espacio de escucha genuina donde puedan ser validadas en su proceso de transformación. Un lugar donde puedan compartir sus sentimientos sin temor al juicio, donde se les permita explorar, a su ritmo y con comprensión, la nueva identidad que emerge al convertirse en madres. La lactancia y la matrescencia son dos caras de la misma moneda; es imposible abordar la una sin reconocer la profunda implicación de la otra. No podemos hablar de crianza sin reconocer que, junto al nacimiento de un hijo, también se está produciendo el nacimiento de una nueva madre.

Incorporar la palabra «matrescencia» al lenguaje cotidiano es, en su esencia, un acto de profunda justicia social y emocional. Es otorgar visibilidad a una experiencia que históricamente ha permanecido en la sombra. Es reconocer de forma explícita que la maternidad es un proceso inherentemente transformador, que estas transformaciones no siempre son suaves o bienvenidas y que, a pesar de ello, todas son válidas y merecen ser comprendidas y acompañadas con empatía y respeto. Es un mensaje poderoso dirigido a cada mujer que transita esta etapa: «No estás sola en esto. Lo que sientes tiene un nombre, tiene un sentido profundo y merece ser reconocido y acompañado con sensibilidad».

Cambios cerebrales: el cerebro que se remodela

Sí, durante el embarazo y el posparto el cerebro cambia. Y no poco. La ciencia ya lo ha demostrado: durante la maternidad se produce un proceso de poda neuronal que no se considera una pérdida, sino una reorganización. Es como si tu cerebro se especializara para su nueva tarea.

En un estudio de 2016, publicado en *Nature Neuroscience*, se observó que las mujeres embarazadas experimentaban una reducción del volumen de materia gris en ciertas zonas del cerebro, sobre todo en aquellas relacionadas con la empatía, el reconocimiento emocional y la capacidad de interpretar las necesidades de otras personas (por ejemplo, las del bebé). Pero esta reducción no era negativa. Al contrario, se interpretó como una optimización, una mejora en la eficiencia. Podríamos decir que el cerebro materno afina su radar emocional para sintonizar con el recién nacido.

Y quiero recordar que, durante la maternidad, muchas mujeres sienten que están perdiendo la cabeza: olvidos, torpeza y niebla mental, mayor sensibilidad, ansiedad, dudas constantes. Lo cierto es que no están perdiendo nada; están ganando algo nuevo, aunque aún no lo reconozcan como propio. Porque en la matrescencia no solo cambia el cerebro. También se modifican las prioridades, los sueños, el cuerpo, las relaciones, el modo de verse a una misma. ¿Y por qué nadie habla de esto? Porque todavía vivimos en una cultura que pone el foco en el bebé, pero muy poco en lo que le pasa a la que lo sostiene.

Se celebra el nacimiento, pero no la transformación de la persona que gesta, pare, cría y ama sin descanso. Sin embargo, entender la matrescencia ayuda a sentirse menos sola. A saber que ese torbellino interior forma parte del proceso. Que no estás fallando. Estás cambiando. Y es normal que duela, que te desorientes, que no te reconozcas a ratos. Estás creciendo, como tu bebé.

POR DENTRO Y POR FUERA: EL PECHO EN EL EMBARAZO

Cuando nacemos, el pecho de un niño y el de una niña son iguales, no hay diferencias. Los cambios no empezarán a apreciarse hasta la pubertad. En esta etapa, el pecho de las chicas y los chicos comienza a diferenciarse y crecer. Durante la pubertad, el cuerpo comienza a producir diferentes hormonas sexuales, lo que provoca que el desarrollo corporal tome caminos distintos según el sexo biológico. En las chicas, los estrógenos son los responsables de que comience a desarrollarse el pecho: el tejido mamario crece, las glándulas se desarrollan y los pezones pueden cambiar de forma y aumentar su sensibilidad.

Una vez empieza el ciclo menstrual, las hormonas continúan teniendo un papel importante. En cada menstruación, el pecho puede sentirse congestionado o volverse más sensible y, en algunas personas, incluso aumentar un poco de tamaño temporalmente. Esto ocurre porque los niveles hormonales, sobre todo los estrógenos y la progesterona, fluctúan a lo largo del ciclo y estimulan el tejido mamario para que se vaya desarrollando. Pero el momento álgido de crecimiento y especialización de la glándula mamaria es el embarazo.

Uno de los primeros órganos en enterarse de que hay un embarazo en marcha es el pecho. A veces incluso antes del test positivo, el cuerpo empieza a enviar señales a través de las mamas: sensibilidad, aumento de volumen, pinchazos, tirantez... Lo que ocurre en el pecho durante el embarazo es mucho más que un detalle anecdótico: es una auténtica preparación para la lactancia.

El objetivo de este capítulo es explicar qué pasa con el pecho, por dentro y por fuera, durante la gestación. Veremos los cambios más frecuentes, desde los que se notan de inmediato hasta los que pasan casi desapercibidos. También hablaremos de las dudas habituales: «¿Es normal que me duela tanto?», «¿Y si no noto nada?», «¿Y si mi pezón no sirve?», «¿Tendré leche suficiente?». La idea es que cuentes con información clara para que puedas interpretar lo que sientes y entender mejor lo que tu cuerpo está haciendo.

Pero no solo se trata de fisiología. El pecho no es una parte neutra del cuerpo: tiene una carga simbólica y emocional enorme. Para algunas mujeres, los cambios del embarazo en el pecho son motivo de ilusión y orgullo, un recordatorio de que el cuerpo se está preparando para nutrir al bebé, pero, para otras, pueden ser una fuente de incomodidad, inseguridad o incluso dolor... Es importante conocer estos cambios, hablar de ellos y que puedas evaluar cómo te sientes. ¡Vamos a ello!

¿Cuándo empieza a crecer el pecho? ¿Qué vas a sentir?

El pecho cambia a lo largo de la vida, ¡vaya si lo hace! Pero en el embarazo la cosa debería ser más que evidente. Si estás embarazada, es muy probable que uno de los primeros síntomas que hayas notado sean nuevas sensaciones en el pecho. Quizá haya sido una sensación distinta con el roce del sujetador o el contacto del agua al darte una ducha. Esa sensibilidad, que a veces se transforma directamente en molestia o dolor, es una de las señales más tempranas de que tu cuerpo ya está trabajando en modo preparación para la lactancia.

El crecimiento del pecho no sigue una regla universal. Algunas mujeres, en cuanto se enteran del embarazo, sienten que necesitan una talla más de sujetador, pues están incómodas con los de siempre. Otras notan los cambios más adelante, hacia el segundo trimestre. Y unas pocas apenas notan el aumento,[1] aunque quizá por dentro su pecho también esté cambiando. Porque sí, aunque no lo veas por fuera, por dentro se está montando una auténtica obra de ingeniería. Y es que los pechos se están preparando para producir leche. Desde muy pronto en el embarazo, incluso desde la semana diez, las hormonas empiezan a transformar el tejido mamario. Los conductos por los que circulará la leche se ramifican, se desarrollan las células productoras de leche, y todo ese proceso puede venir acompañado de picazón, tirantez, dolor al tacto o, simplemente, una sensación de «Esto no es lo de antes».

Los misterios de la glándula mamaria por dentro y por fuera

Si aún no estás enamorada de tus tetas, te lo repito: la glándula mamaria es un órgano maravilloso del que conocemos y sabemos tan poco que nos genera todo tipo de miedos, dudas y mitos que parecen sacados de una novela de misterio. Porque, seamos sinceras, pocas partes del cuerpo generan tanta ansiedad en el embarazo como los pechos. «¿Tendré leche?», «¿Será buena?», «¿Mi pezón servirá?», «¿Y si no sale nada?»... *Spoiler:* la mayoría de esas dudas están basadas en falsas creencias. Vamos a iluminar algunos de estos oscuros rincones con información. Empezaré por el pecho por dentro para luego observar las partes exteriores.

El pecho por dentro

El cuerpo empieza a preparar la lactancia desde el primer trimestre de embarazo. Sabe, sin que tú tengas que decír-

[1] Cuando aparecen dificultades en la lactancia, una de las preguntas que te harán es si notaste cambios en el pecho durante el embarazo. No notar nada de nada se puede correlacionar con una posible baja producción de leche.

selo, que un bebé está en camino y que necesitará alimento. Este órgano tan maravilloso funciona como un reloj suizo, con precisión británica.

A diferencia de muchos otros mamíferos, los humanos parimos bebés inmaduros. Su cerebro y otros órganos no están completamente desarrollados al nacer, sino que necesitan un tiempo extra para crecer. Esto se llama «exterogestación». Esta inmadurez se debe, en gran parte, a nuestra evolución como especie bípeda. Al caminar erguidos, la pelvis se estrechó para sostener nuestro peso y permitirnos andar, lo que repercutió en una limitación del tamaño del canal de parto. Como resultado, si los bebés permanecieran en el útero nueve meses completos más, que son los que permitirían un desarrollo cerebral más avanzado, no podrían pasar por la pelvis y el parto sería imposible. Por eso nacen con los órganos y el cerebro inmaduros, pero preparados a la perfección para continuar su desarrollo fuera del útero, donde la lactancia cumple un papel crucial. La leche materna no solo les proporciona una nutrición completa durante los primeros seis meses de vida, sino también protección, estimulación y apoyo para crecer en este periodo de exterogestación.

El cuerpo materno, a su vez, está perfectamente diseñado para esto: mientras el bebé se desarrolla en el útero, los pechos se preparan para que él se pueda alimentar al nacer. De esta manera, la naturaleza ha sincronizado la inmadurez del recién nacido con la capacidad de la madre de sostenerlo y nutrirlo hasta que pueda valerse por sí mismo.

¿Qué hay dentro? ¿Cómo funciona todo?

Dentro del pecho existe un entramado de glándulas especializadas llamadas «lobulillos». Todas juntas forman lóbulos, y dentro de cada lobulillo hay pequeños racimos de células conocidos como «alvéolos», que son como diminutos saquitos donde se acumula la leche.

Cada uno de estos alvéolos está formado por lactocitos, unas células que son capaces de sintetizar (fabricar) la leche. Los alvéolos están envueltos por pequeñas venas y arterias y por unas estructuras llamadas «células mioepiteliales». Las arterias y las venas proporcionan nutrientes directos desde nuestra sangre, pero la leche no se hace solo desde los elementos de la sangre materna.

Aunque la sangre materna suministra agua, minerales, aminoácidos y otros precursores, los lactocitos son auténticas fábricas celulares. Pueden producir algunos de los componentes esenciales de la leche:

- **Lactosa:** principal azúcar de la leche. Aporta energía y facilita la absorción de calcio.
- **Proteínas:** como caseína y lactoferrina. Son fundamentales para el crecimiento y la defensa inmunológica del bebé.
- **Grasas:** proporcionan energía concentrada y ayudan al desarrollo del sistema nervioso.
- **Oligosacáridos y factores bioactivos:** exclusivos de la leche materna, protegen y modulan la microbiota del intestino del bebé.

Cada gota de leche es, por tanto, el resultado de un proceso altamente coordinado y especializado: la sangre materna aporta los materiales básicos, y los lactocitos los ensamblan, transforman, crean y combinan según las necesidades de crecimiento del bebé. Esta capacidad convierte la lactancia en un sistema único capaz de alimentar, proteger y acompañar al recién nacido durante sus primeros meses de vida.

Durante el embarazo, estas estructuras se multiplican y maduran gracias a hormonas como los estrógenos y la progesterona. Los lactocitos se activan poco a poco y, aunque ya desde la semana trece-quince empiezan a producir calostro en pequeñas cantidades, todavía no hay una fábrica a pleno rendimiento. Se preparan para responder, tras el parto, a otra hormona clave, la prolactina, que es la que realmente pone en marcha la producción de leche a gran escala. En breve te cuento más sobre ella.

La leche va desde los alvéolos hacia el pezón por los conductos, como si fueran unas cañerías internas que transportan la leche hasta el exterior. Durante el embarazo, se ramifican, se ensanchan y se vuelven más numerosos para permitir un buen flujo cuando sea necesario. Cuando la leche no circula por ellos, se colapsan y, cuando se produce la salida de leche, aumentan su calibre para facilitarle el paso. Detrás del pezón desembocan los conductos galactóforos, y por él saldrá la leche. Además, durante el embarazo, aumenta el flujo sanguíneo hacia el pecho. Lo notarás porque a veces te verás más venas azules o sentirás los pechos más calientes. Es como reforzar las autopistas de entrada de materiales: se necesita mucha sangre para nutrir las glándulas y transportar hormonas.

Por último, todo el proceso de fabricación de leche está regulado por un complejo sistema hormonal. Algunas de las hormonas protagonistas son las siguientes:

- **Estrógenos y progesterona:** ayudan a que crezcan los conductos y las glándulas.
- **Prolactina:** estimula la producción de leche, aunque su acción se frena durante el embarazo por los altos niveles de progesterona.
- **Oxitocina:** no actúa tanto en el embarazo, pero es clave tras el parto para que la leche sea eyectada (enviada) hacia el pezón. Esto se conoce como «reflejo de eyección».

La prolactina solo se produce mediante la estimulación del pezón y de la areola. Por su parte, la oxitocina se genera como respuesta a la misma estimulación, pero también responde a otros estímulos sensoriales como, por ejemplo, el llanto del bebé, pensar en él, oler su ropa...

Por otra parte, como comprobarás, tu cuerpo y el del bebé se sincronizan: muchas veces notarás el reflejo de eyección de leche, una sensación de mayor o menor intensidad de corriente que va de la espalda hacia el pezón y que se produce minutos antes de que el bebé se despierte o te pida el pecho. ¡Es alucinante!

El pecho por fuera

La areola, la zona más pigmentada que rodea el pezón, también sufre cambios: se oscurece, crece y a menudo aparecen pequeñas protuberancias (unos bultitos) llamadas «glándulas areolares» que secretan una sustancia lubricante y protectora que, además, huele como el líquido amniótico, lo que guía al recién nacido hacia el pecho. Estas modificaciones no se producen por casualidad: el cambio de color es una manera de ayudar al bebé a localizar el pecho con facilidad justo después del parto, ya que ve mejor los contrastes.

El pezón, por su parte, también cambia durante el embarazo: se vuelve más prominente, más elástico y sensible. Esto facilita que el bebé pueda prenderse correctamente al empezar a mamar.

La piel del pecho se vuelve más fina y tensa, y es habitual que aparezcan venas más visibles debido al aumento del flujo sanguíneo. A veces también se observan estrías, si el crecimiento del tejido es rápido, algo normal y sin implicaciones en la lactancia. La sensibilidad puede aumentar notablemente: algunas mujeres notan hormigueo, picor o incluso pequeñas molestias, en especial durante el primer trimestre. Esto ocurre porque el tejido glandular y los conductos están creciendo, y los nervios se vuelven más activos, preparando la respuesta a la estimulación del bebé.

Ya ves que el pecho, en definitiva, es un órgano sabio y complejo que se prepara con precisión para nutrir y proteger al bebé, recordándonos la asombrosa capacidad del cuerpo para crear, adaptarse y sostener la vida.

Pero ¿cómo funciona todo?

Ahora queda entender cómo funciona este mecanismo. Como te decía al hablar de las hormonas y su papel en la lactancia, cuando el recién nacido succiona y estimula la zona de la areola, manda una señal al cerebro que responde liberando prolactina y oxitocina.

Además, cuanto más tiempo está el bebé al pecho y más frecuentemente mama, más leche se produce. Por eso se dice que la lactancia funciona a demanda. El pecho no es un depósito fijo: se va llenando según el uso que se haga de él. Cada toma es, en realidad, un aviso al cuerpo de la madre: «Sigue produciendo, la necesito».

Pero el mecanismo aún es más perfecto. Dentro del pecho existe una pseudohormona llamada «factor inhibidor de la lactancia» (FIL) que regula la producción de leche. Cuando la leche permanece mucho tiempo sin salir o se acumula, el FIL actúa como un freno para indicarle al cuerpo que no hace falta seguir produciendo tanta. Es como si el pecho dijera: «Ya tengo suficiente. De momento, no necesito más».

En cambio, cuando el bebé mama con frecuencia y el pecho se vacía a menudo, ese freno desaparece y el cuerpo entiende que debe seguir produciendo más leche.. Así, la cantidad de leche de cada pecho se adapta exactamente a lo que el recién nacido necesita.

Gracias a este sistema tan perfecto, el cuerpo materno se ajusta poco a poco al ritmo del bebé. Durante los primeros días la producción puede ser más abundante o más irregular, pues no sabe muy bien cuánta tiene que fabricar. Pero a medida que pasan las semanas y las tomas se vuelven más constantes, el pecho aprende cuál es el ritmo perfecto y se estabiliza. Y lo más maravilloso es que todo ocurre de manera natural.

El pecho: un cúmulo de información

El pecho no solo cambia durante el embarazo, también informa. Gracias a sus transformaciones, nos cuenta cómo se prepara el cuerpo para el nacimiento y la lactancia. Estos son los principales cambios que pueden aparecer etapa por etapa, aunque, como siempre, cada cuerpo lo vive a su manera. Aquí te detallo los aspectos clave en cada trimestre de embarazo.

PRIMER TRIMESTRE (SEMANAS 1-12): ¿QUÉ CAMBIOS PUEDES NOTAR?

- Aumento de la sensibilidad y molestias.
- Aumento del volumen.
- Sensación de hinchazón o pesadez.
- Oscurecimiento incipiente de las areolas.
- Aparición de bultos en las areolas (glándulas areolares).

¿Qué indican estos cambios?

Tu cuerpo está respondiendo al aumento de hormonas, sobre todo estrógenos y progesterona, que inician la transformación del tejido mamario para preparar la lactancia. A veces son unas de las primeras señales del embarazo.

SEGUNDO TRIMESTRE (SEMANAS 13-26): ¿QUÉ CAMBIOS PUEDES NOTAR?

- Aumento evidente del tamaño del pecho.
- Venas ligeramente más marcadas bajo la piel.
- Modificaciones notables en el color y el tamaño de las areolas.
- Pezones más proyectados o prominentes; en ocasiones se sienten duros.
- Picor o molestias por el estiramiento de la piel.
- Aparición de pieles (calostro seco) sobre los pezones.

¿Qué indican estos cambios?

El tejido glandular sigue desarrollándose. Se incrementa la vascularización, por eso ves más venas y puede aumentar el flujo de sangre hasta un 50 % en esta zona. El cuerpo sigue construyendo su fábrica de leche, aunque seguramente todavía no produzca nada visible.

TERCER TRIMESTRE (DE LA SEMANA 27 AL PARTO): ¿QUÉ CAMBIOS PUEDES NOTAR?

- Aumento progresivo del pecho (a veces considerable).
- Posibles gotas de calostro o costras secas en el pezón.
- Piel más fina y tensa.
- Más glándulas visibles en la areola.
- Posibles estrías o sensación de tirantez.

¿Qué indican estos cambios?
El pecho está listo para la producción. El calostro, la primera leche, ya está disponible. Sí, incluso antes del parto, aunque no siempre se nota. La llegada de tu bebé está cada vez más cerca, y tus pechos lo saben y siguen preparándose.

Antes de terminar, veamos algunas situaciones que se salen de lo normal que pueden ocurrir durante el embarazo, y que deberías, por precaución, consultar con tu comadrona o ginecóloga:

- Bultos duros en cualquier parte del pecho que no desaparecen en dos semanas.
- Cambios bruscos o asimétricos del pecho sin explicación.
- Retracción del pezón o de una zona del pecho, como si fuera una hendidura.
- Secreción espontánea de sangre por el pezón.
- Dolor intenso o localizado en cualquier parte del pecho.

No se trata de alarmarse, sino de prestar atención. La mayoría de los cambios en el pecho durante la lactancia forman parte del proceso, pero hay señales que conviene revisar. Consultar a tiempo ayuda a descartar problemas o a tratarlos cuanto antes.

La experiencia emocional con el pecho durante el embarazo

El embarazo transforma el cuerpo. Lo hace rápido, sin pedir permiso y con una intensidad que a veces cuesta asimilar. Entre esos cambios, como te decía, el pecho suele ser uno de los primeros en dar señales. De pronto, crece, se vuelve más sensible, cambia de forma y de color. Para algunas mujeres, es motivo de ilusión: sienten que su cuerpo ya está haciendo algo por el bebé, que se está preparando, que la situación tan intangible como son las primeras semanas es real y que el bebé está ahí; para otras, es una fuente de incomodidad, desconcierto o incluso angustia.

El pecho no es una parte neutra del cuerpo. Tiene una carga emocional y simbólica enorme: puede estar ligada al deseo, al pudor, al vínculo con la infancia, al placer, a la vergüenza o al trauma. No todas las mujeres llegan al embarazo reconciliadas con su pecho. Algunas lo han vivido como una fuente de inseguridad durante años. Otras han sido hipersexualizadas desde jóvenes por tener mucho pecho o, al contrario, invisibilizadas, criticadas o blanco de burlas por tener poco. Hay quien nunca lo ha mirado con atención y quien lo conoce al detalle, pero desde el juicio, desde lo que se podría mejorar. Por eso, cuando el embarazo lo transforma, no solo cambia la piel, el volumen o la sensibilidad, sino que remueve muchas más cosas por dentro.

Puedes verte increíble con tu cuerpo y con tu nuevo pecho. Sentirte rotunda, poderosa, viva. Hay mujeres que describen este cambio como una sensación de expansión: su pecho se vuelve símbolo de fuerza, de transformación, de capacidad, como si el cuerpo estuviera anunciando, incluso antes que nada, que es capaz de hacer cosas increíbles. Puedes sentir orgullo al mirarte al espejo y reconocerte distinta, más llena, más presente. A veces el pecho puede vivirse como un recordatorio bonito y tangible de lo que está ocurriendo en el útero, que, de alguna manera, es más invisible.

El mensaje social también influye. Se espera que una mujer embarazada celebre todos los cambios de su cuerpo con alegría. Que se sienta poderosa, femenina, radiante. Pero muchas veces eso no ocurre. El pecho duele, incomoda, se siente ajeno. Y eso puede generar culpa o incomprensión: «¿No debería estar feliz con este cambio?», «¿Soy rara si no me gusta?», «¿Me pasará algo si no me siento conectada con mi cuerpo?». No, no es fácil aceptar tantos cambios. Y por eso es tan importante validar todas las emociones. No hace falta estar enamorada del pecho para que funcione. No es obligatorio sentirse cómoda con él desde el primer día. Lo que ayuda, muchas veces, es tener la posibilidad de hablarlo sin juicios, de nombrar el malestar o la incomodidad y saber que no estás sola.

Grandes dudas que son de lo más habituales

Seguramente crees que sabes menos y nada de lactancia, pero llevas en la mochila muchas referencias de tu entorno o del mundo audiovisual. Por eso, a continuación, expongo algunas de las grandes dudas habituales de las mujeres durante el embarazo acerca de su pecho y su capacidad para producir leche.

¿Mi pecho va a servir?

Es frecuente que nos surja la incertidumbre acerca de si nuestro pecho valdrá para amamantar. El aspecto, el tamaño o la forma del pezón se convierten en fuente de inseguridades, y es fácil que las experiencias de amigas y familiares, que por lo general son historias para no dormir, se unan a todas tus dudas. Y para salir de dudas, sin duda (perdón por el juego de palabras) lo que necesitamos es información, el conocimiento sobre el cuerpo que no tenemos y que nos ha sido arrebatado. La gran mayoría de los pechos —ya sean grandes, pequeños, más caídos, más tersos...— sirven para amamantar. Es cierto que existe un tipo de malformación que puede comprometer la lactancia, pero es una situación poco frecuente. Me refiero a la «hipoplasia mamaria», también conocida como «pecho hipoplásico o tubular».

Creo que mi pecho es hipoplásico...

La hipoplasia mamaria es una condición en que los pechos no desarrollan suficiente tejido glandular, es decir, hay menos y no es funcional al cien por cien. Se puede sospechar de la presencia de hipoplasia si el pecho presenta ciertas características anatómicas: forma tubular o triangular (casi como el pecho de una adolescente o con forma de tubo), gran separación entre ambos pechos, asimetría marcada, areolas muy grandes y prominentes, y bandas de tejido (como anillos que estrangulan el pecho) que modifican su aspecto. No es fácil que una misma, sin experiencia, lo valore, por eso, si crees que podrías tener hipoplasia mamaria, no te adelantes a tomar decisiones. Un aspecto diferente no significa necesariamente que no puedas amamantar, ya que a veces el pecho solo es caído, sin más.

Es útil que busques acompañamiento profesional antes del parto y que te prepares para observar cómo responde tu cuerpo cuando empiece la lactancia, al igual que es fundamental evaluar la evolución del bebé. Muchas mujeres con hipoplasia logran establecer una lactancia parcial, mixta, combinando el pecho con suplementación de leche artificial. Lo importante es que la lactancia no es solo blanco o negro; el gris puede ser una opción maravillosa que te permita vivirla quizá no como hubieras querido, pero sí con plenitud, sentido y orgullo de lo conseguido.

Y mi pezón, ¿sirve?

No necesitas tener un pezón de dimensiones determinadas o con una forma concreta, ni que salga bien hacia fuera. Hay pezones planos, invertidos, grandes, pequeños, con más o menos pigmentación..., y prácticamente todos son perfectos para lactar. Aún muchas mujeres me hablan de sus pezones y de los comentarios que han recibido afirmando que con su pezón la lactancia será muy fácil o, al contrario, muy difícil. A ver, aquí el pezón es lo menos importante, pues el bebé mama de la areola. Si un bebé mama del pezón, te aseguro que la cosa no irá bien: dolor, grietas, escasa transferencia de leche, frustración...

Para mamar, el bebé tiene que introducirse en la boca gran parte de la areola. Y no, no toda, como dicen a veces. Hay areolas pequeñas y areolas gigantes que no entrarían ni en la boca de un adulto. Lo ideal es que, al mamar, el recién nacido tenga toda la areola más cercana a la zona de la barbilla dentro de la boca. La parte superior, la que está cerca de la nariz, nos da un tanto igual. Lo importante es la parte que toca la barbilla. De esta manera, el bebé podrá usar la lengua sobre la zona de la areola y extraer la leche con facilidad.

Al igual que el pecho hipoplásico, hay un tipo de pezón, llamado «invertido/umbilicado verdadero» que sí puede generar dificultades notables en la lactancia. De nuevo, al igual que el pecho hipoplásico, se trata de una malformación. Cuando el bebé succiona y estimula el tejido de la areola y el pezón para que protruya y se endurezca, este tejido va hacia dentro, se umbilica más. Esto crea mucho dolor, grietas... Las mujeres con esta condición suelen abandonar la lactancia, pues no hay solución a tanto dolor. De todas maneras, para que no te asustes, en mis más de veinticinco años de atención a la lactancia solo he visto a dos mujeres con este tipo de pezón. O sea, la incidencia es bajísima.

¿Y si no siento ningún cambio?

¿Qué pasa si tú no sientes nada? Ni tirantez, ni hormigueo, ni aumento de volumen. Todo parece estar igual que antes. Y eso, inevitablemente, te hace dudar: «¿Será normal?», «¿Y si mi cuerpo no está produciendo leche?», «¿Podré dar el pecho?». No es raro que te plantees muchas preguntas, en especial cuando una empieza a buscar información o escucha los relatos de otras mujeres que han notado muchos cambios. El cuerpo no siempre avisa de lo que está haciendo. A veces, trabaja en silencio. La glándula mamaria puede estar desarrollándose internamente sin causar molestias. La producción de calostro quizá esté en marcha, aunque tú no lo percibas. Hay quienes no notan nada durante todo el embarazo... y luego amamantan sin dificultad. Y al revés: algunas experimentan muchos cambios y luego encuentran retos con la lactancia. También es importante tener en cuenta la historia corporal de cada mujer. Algunas han pasado por cirugías mamarias, otras tienen pechos poco sensibles desde siempre... Hay quien no presta mucha atención a esa zona del cuerpo o quien se protege emocionalmente de los cambios físicos, sobre todo si hay antecedentes de pérdida gestacional o dificultades con embarazos anteriores.

No sentir cambios no es un mal pronóstico, es solo una de las muchas posibilidades que existen. Y ya lo sabes: si tienes dudas, si el pecho te genera inseguridad o tienes alguna situación médica específica, consulta con una profesional especializada en lactancia o con tu matrona.

¿Tengo que preparar el pecho para la lactancia?

Una de las dudas más comunes durante el embarazo es si hay que hacer algo con el pecho para prepararlo para la lactancia. La respuesta corta es «No». La respuesta un poco más larga es «No, no hay que hacer nada especial». Y quiero ser tajante, pues las recomendaciones acerca de la necesidad de preparar y endurecer los pezones siguen siendo demasiado frecuentes.

El cuerpo se encarga de disponer el tejido mamario desde el primer trimestre. El pecho se prepara solo, y no hay ninguna necesidad de frotar, curtir o endurecer el pezón. Es una práctica que se recomendaba hace años, pero que, por desgracia, aún te pueden indicar, pero no tiene ningún tipo de evidencia y genera mucho dolor. Durante el embarazo, puedes cuidar el resto del pecho, si lo necesitas, sobre todo para aliviar molestias o prevenir ciertas incomodidades, pero no por la lactancia, solo para y por nuestro bienestar. La piel cambia y, con ella, las sensaciones. A veces se vuelve más seca, más sensible o más tirante. Puedes aplicar cremas o aceites, como el de almendra dulce, si te hace sentir mejor, especialmente si notas picor o incomodidad.

¿Debo usar sujetadores de lactancia durante el embarazo?

Que conste en acta que no es obligatorio, pero muchas mujeres lo encuentran útil a medida que el pecho crece. Elige uno sin aros que no oprima ni deje marcas, de tejidos suaves y, a poder ser, con algo de elasticidad. Si te molesta incluso el sujetador, puedes probar con un top deportivo o prescindir de él mientras estés en casa. Si tus pezones están muy sensibles, hay quien encuentra alivio usando discos de lactancia de tela o protectores suaves para evitar el roce con la ropa. Los sujetadores de lactancia suelen tener las características que te comento, y por eso algunas mujeres se sienten mejor con ellos durante el embarazo. Inténtalo y observa cómo estás mejor, con los de siempre o con los de lactancia.

Me han salido muchas estrías en el pecho. ¿Qué puedo hacer?

Otro aspecto que preocupa es la aparición de estrías en el pecho. Lo primero que hay que decir es que son normales durante el crecimiento del pecho, y que depende un poco de la piel de cada una. Las cremas hidratantes o los aceites corporales no garantizan que no salgan.

HÁBITOS PARA PREVENIR O MINIMIZAR LAS ESTRÍAS

Hidrata la piel. Tener la piel hidratada ayuda a mantener su elasticidad. Usa una crema hidratante después del baño o la ducha.

No necesitas cremas muy caras o especiales, con aceite de almendra dulce puede ser más que suficiente.

Mantente activa. Realizar ejercicios suaves o dar paseos de forma asidua te ayudará a regular mejor la circulación y a mantener la elasticidad de la piel.

Adopta un estilo de alimentación saludable. Mantener una dieta equilibrada rica en proteínas, vitaminas y minerales también es importante para proteger y cuidar de la salud de la piel durante el embarazo.

Evita el sol en exceso. La exposición excesiva al sol puede dañar la piel y hacer que aparezcan estrías. Usa protector solar y evita exponerte en las horas más intensas.

Ten en cuenta que no todas las mujeres desarrollan estrías durante el embarazo y que algunas quizá tiendan genéticamente a desarrollarlas, por lo que, incluso con estos cuidados, pueden aparecer. Si sientes picor persistente y molesto, consulta con tu matrona o dermatóloga, ya que a veces puede deberse a condiciones específicas de la piel como dermatitis o eccema.

¿Tengo que retirar los restos de calostro de pezón?

Puede que empieces a producir calostro o que te veas pielecillas en los pezones que se caen cuando te duchas y reaparecen a las pocas horas. No es necesario hacer nada, a menos que quieras recoger el calostro o practicar la extracción prenatal (algo que solo se hace en casos concretos y con indicación profesional; un poco más adelante profundizaré en este tema). No es obligatorio ni es señal de que haya que estimular más el pecho. Al igual que muchas mujeres notan cambios en la piel o en la sensibilidad, hay quienes no ven ni una gota de calostro en todo el embarazo y luego producen leche con normalidad. ¡Ah! Si sacas calostro, quiero que sepas que no se gasta ni tendrás menos cuando nazca tu bebé. El calostro es finito en el tiempo, pero, mientras tengas, se irá produciendo más.

Me sale calostro con sangre. ¿Qué hago?

Como ya has visto, los lactocitos y los conductos están rodeados por pequeños capilares sanguíneos. A veces, el calostro puede salir con algo de sangre debido a que los conductos mamarios se están desarrollando y adaptando a la lactancia, de modo que se producen pequeños sangrados, como cuando nos sangra la nariz. Y podría ser algo totalmente benigno. De todas maneras, es mejor que, ante la duda, lo comentes con tu ginecóloga.

Si estas pequeñas hemorragias siguen y se mantienen después de dar a luz, se produce lo que se conoce como «síndrome de las tuberías oxidadas». No es peligroso ni para ti ni para tu bebé, ni tampoco le afecta tomar esta leche con restos de sangre. Pero ten en cuenta que, si el bebé vomita o regurgita, la leche puede ser color teja, o también presentar restos negros en las deposiciones.

Tengo en el pezón unas costras o pieles que no se caen (hiperqueratosis). ¿Qué puedo hacer?

Podría tratarse de una hiperqueratosis benigna del pezón, un engrosamiento de la piel que a veces parece como muchas arruguitas juntas o una costra dura. No te asustes, no suele ser grave, pero conviene que una profesional la revise para descartar otras causas. En la mayoría de los casos no impide la lactancia, pues todo este tejido queratinoso se cae cuando empiezas a lactar. Por cierto, puede darse el caso de que tu bebé se lo pueda tragar, pero no le pasará nada. De todas maneras, es importante que te valore tu comadrona o tu ginecóloga.

¿Me va a doler el pecho como me duele ahora?

Durante el embarazo, es normal que los pezones estén más sensibles o que duelan debido a los cambios hormonales. Esa molestia suele mejorar después del parto, por lo general entre los quince y los diecisiete días después del nacimiento del bebé. Si sientes un dolor intenso o persistente más adelante, puede deberse a un mal agarre o a alguna causa específica que se puede resolver con la ayuda de una experta.

No me gusta que me toquen el pecho. ¿Seré capaz de amamantar?

Sí, claro que puedes hacerlo. Es completamente válido sentir incomodidad o rechazo al contacto con el pezón. Cada cuerpo tiene su historia, y esas sensaciones no significan que no podrás amamantar. La lactancia es un proceso que se construye poco a poco, con respeto, paciencia y acompañamiento. Nadie debe tocarte ni indicarte algo que te haga sentir mal: tu bienestar emocional y físico son igual de importantes que la alimentación de tu bebé. Existen formas de iniciar la lactancia desde la calma, buscando lo que te haga sentir segura y en paz.

Tengo verrugas en el pecho. ¿Será un problema?

En la mayoría de los casos no interfieren con la lactancia, pero es importante que un profesional las evalúe para asegurarse de que no se trata de una infección o de algo que necesita tratamiento. La mayoría de las veces, con una valoración sencilla y unos cuidados básicos, no hay inconveniente para amamantar. En cualquier caso, lo puedes revisar con el dermatólogo para estar completamente tranquila.

No me siento bien con el desarrollo de mi pecho. ¿Cómo lo soluciono?

El cuidado emocional también cuenta. El pecho, además de ser una glándula, es una parte íntima cargada de significado para muchas mujeres. Durante el embarazo pueden aparecer recuerdos, inseguridades o sensaciones nuevas en torno a él. Tal vez no te sientas cómoda con sus cambios o no te guste mirarte. O quizá, al contrario, te sorprenda ver cómo tu cuerpo se transforma con una naturalidad inesperada. Sea como sea, está bien. Cuidar el pecho también es respetar cómo te sientes con él.

Te diría que el mejor cuidado que puedes darle al pecho en el embarazo es escucharlo. Si no te duele, si no te molesta, no necesitas intervenir. Si lo hace, puedes acompañarlo con pequeños gestos de alivio y atención. No es una preparación para la lactancia en el sentido clásico, sino un cuidado cotidiano y respetuoso hacia un cuerpo que ya está trabajando mucho, aunque no siempre lo diga en voz alta.

¿Tendré leche para mi bebé?

Esta es la reina madre de las preguntas. Y es lógica: nos preocupa que, llegado el momento, el grifo esté cerrado. La realidad es que la mayoría de las mujeres producen suficiente leche. La lactancia se basa en un sistema de oferta y demanda: cuanto más se estimula el pecho (idealmente por un bebé mamando), más leche se produce. No es magia, es fisiología. Eso sí, también es cierto que hay un pequeño porcentaje de mujeres que no podrán producir toda la leche que su bebé necesita. Se llama «hipogalactia primaria», y es real, pero poco frecuente. No tiene nada que ver con tener el pecho pequeño, grande, firme, blando, caído o poco bonito.

La leche que tenga, ¿será de buena calidad?

Aquí entra la fantasía nutricional: «Mi leche no alimenta», «Solo es agua», «No engorda al bebé». Todas estas frases, repetidas generación tras generación, alimentan un miedo muy concreto: el de fallar. Como si una mujer pudiera hacer leche mala así, como quien quema una tortilla... Pero la ciencia nos dice otra cosa: la leche humana es siempre de calidad. Se adapta a las necesidades del bebé, cambia a lo largo del día, de la toma, de la semana. Es un alimento vivo. ¿Puede ser que el recién nacido no engorde lo esperado? Sí, pero eso no significa que tu leche sea mala, sino que hay que ver el contexto: frecuencia de las tomas, técnica de succión, estado de salud... No culpemos a la leche tan rápido.

Mi madre no tuvo leche. ¿Es algo familiar?

Generación tras generación, la falta de leche se puede entender como algo parecido a una maldición familiar. Es probable que escuches muchos relatos de mujeres que a los tres meses se quedaron sin leche. Con esta perspectiva, no es raro que tengas dudas y miedos asociados a estas historias de terror. En primer lugar, ten claro que era otra época en la que el auge del biberón hacía que la mayoría de las mujeres no quisieran amamantar o que se les recomendase dejar la lactancia a la mínima duda o dificultad. Además, si ahora hay poco conocimiento y evidencia científica en lo que se refiere a la lactancia materna, antes era inexistente. No es raro que madre y abuelas se quedaran con la sensación de que no tenían leche y de que su cuerpo no era capaz, cuando en la mayoría de los casos lo que les faltaba era acompañamiento e información. Ya ves que la cosa ha cambiado. Así que no, no hay familias en las que las mujeres tengan poca leche, no es una maldición familiar.

Extracción prenatal de calostro: cuándo y por qué

¿Has oído hablar de la extracción prenatal de calostro y te preguntas si deberías hacerlo? Lo primero que hay que saber es esto: no es necesario hacerlo para tener una lactancia exitosa. No es obligatorio, no es imprescindible, y no es algo que todas las embarazadas deban añadir a su lista de cosas por hacer antes del parto. Pero (porque siempre hay un pero) en algunas situaciones concretas puede ser una herramienta útil.

¿Qué es el calostro?

El calostro es la primera leche que tendrás durante el embarazo. Ten en cuenta que a veces se ve, pero en ocasiones no, aunque esto no determina tu lactancia.

El calostro es espeso, denso y amarillento, rico en los nutrientes y las defensas que produce el pecho, incluso antes del nacimiento del bebé. Cuando aparece antes de dar a luz, se llama «precalostro», y quizá ya lo has detectado en tu pecho: en él se forman pequeñas costras transparentes, como una fina capa de piel, que manchan un poco el sujetador y que se caen durante la ducha para reaparecer horas después.

El calostro es el llamado «oro líquido» que durante el embarazo prepara la glándula para alimentar al recién nacido en sus primeros tres o cuatro días de vida. Este primer alimento es rico en proteínas, vitaminas y minerales, además de contener sustancias que favorecen el funcionamiento del intestino del bebé, lo que lo ayuda a eliminar el meconio (las primeras heces). Sí, el calostro, como todo lo bueno, se sirve en pequeñas dosis, pero esto no implica que el bebé pase hambre durante esos días. Es muy habitual pensar (o que te digan) que, con el calostro, los primeros días no le llega alimento, pero esto es incierto. ¿Crees que si la naturaleza hubiera pensado que ponía en riesgo al bebé no tendríamos leche antes? Pues eso, que con calostro los primeros tres días hay de sobra. Además, cada mujer produce un calostro único, adaptado a las necesidades de su hijo y, de hecho, el bebé conoce el olor del calostro de su madre. ¿No es alucinante?

Pero, como te decía, durante el embarazo tendrás precalostro, que no es lo mismo.

¿Qué es el precalostro?

Antes del calostro existe algo aún más desconocido y a veces tímido, el precalostro. Sí, antes de que nazca el bebé y de que el pecho empiece a producir ese primer calostro, la glándula mamaria ya está ensayando, afinando su maquinaria y enviando señales de que se está preparando para alimentar al bebé. Es como si te dijera: «Tranquila, está todo en marcha».

El precalostro es un fluido transparente o grisáceo, no amarillento como el calostro, eso sí, igual de viscoso; si te atreves a catarlo, es un poco salado. Pero que conste en acta que no todas lo ven o lo notan, de ahí la timidez que te comentaba, pues eso no significa que no esté ahí.

Su función principal no es alimentar, porque aún no hay bebé, sino preparar el tejido mamario y los conductos para lo que viene después. Y lo interesante es que muchas mujeres pueden extraerlo manualmente —lo que se conoce como «extracción prenatal de calostro»— en las últimas semanas del embarazo si lo desean o si hay alguna indicación médica que indique que el inicio de la lactancia puede ser complejo.

¿Qué es la extracción prenatal de calostro?

Es una técnica sencilla, para nada nueva,[2] que consiste en extraer manualmente unas gotas de calostro del pecho durante las últimas semanas del embarazo, por lo general a partir de la semana treinta y cuatro o treinta y seis. Se recoge en jeringuillas estériles, se congela y se puede usar más adelante si el bebé lo necesita.

Esta práctica no está recomendada de forma rutinaria para todas las gestantes, pero, como ya te he comentado, puede estar indicada en algunos casos específicos.

CASOS EN LOS QUE SE RECOMIENDA LA EXTRACCIÓN PRENATAL DE CALOSTRO

- Diabetes materna (tipo 1, tipo 2 o gestacional). Estos bebés tienen mayor riesgo de hipoglucemia tras el nacimiento, y tener calostro disponible puede evitar el uso de suplementos de fórmula si hay alguna dificultad para mamar.
- Bebés con diagnóstico prenatal de labio/paladar hendido u otras condiciones que podrían dificultar el agarre.
- Embarazos múltiples (gemelos, trillizos...) en los que se prevea un posible ingreso neonatal.
- Planificación de cesárea o parto con alta probabilidad de separación de la madre y su bebé tras el nacimiento.
- Antecedentes de dificultad de lactancia con bebés anteriores.
- Condiciones en las que se anticipe una succión débil o ausente al nacer.

[2] Históricamente, la expresión prenatal de calostro fue propuesta por autores que escribieron sobre el cuidado prenatal de los pechos entre 1969 y 1982. Llewellyn-Jones sugirió en 1972 que «los pezones deben ser acariciados y estirados suavemente durante dos minutos cada día desde el inicio de la gestación; de la cuarta a la sexta semana. Se debería expresar esta manipulación para mantener abiertos los conductos de la mama» (D. Llewellyn-Jones, «The four quarters of pregnancy», en *Lancet,* 1 de abril de 1972,1[7753]: 737-738). Sabemos que lo de los conductos se lo sacó de la manga y que no tiene fundamento, pero en 1983 el mismo autor escribió: «Hay alguna duda sobre el valor de la expresión mamaria; algunos médicos creen que no tiene ningún valor para abrir los conductos, pero tiene la ventaja de dar a la mujer confianza en tocar y manejar sus pechos, y un conocimiento más íntimo sobre su cuerpo». Y con esta afirmación estoy completamente de acuerdo.

En estos casos, tener calostro extraído previamente no sustituye la lactancia al pecho, pero puede ser un gran recurso si el bebé no puede mamar de inmediato o necesita un refuerzo en sus primeras tomas.

¿Cómo se hace?

La extracción se realiza de forma manual, sin sacaleches. Se recomienda hacerla una o dos veces al día, en función de si se acerca la fecha probable de parto, durante unos minutos, con las manos limpias y siguiendo la técnica que veremos más adelante. El calostro se recoge en jeringas pequeñas (de 1 ml suele ser suficiente), se etiqueta con la fecha y se congela. Es importante no empezar a hacerlo sin antes consultar con un profesional de la salud o una asesora de lactancia, en especial si hay antecedentes de parto prematuro, contracciones o cualquier complicación durante el embarazo.

¿Qué pasa si no lo hago?

Absolutamente nada. No hacer la extracción prenatal de calostro no perjudica en nada tu lactancia ni a tu bebé. La mayoría de las mujeres no lo hacen y tienen lactancias estupendas. Es solo una herramienta que puede ofrecer seguridad o apoyo en contextos muy concretos. Como con todo en la maternidad, lo importante es que tengas información clara, sin presiones ni exigencias.

Situaciones previas a la lactancia

La lactancia no siempre comienza en una página en blanco. A veces la historia de una madre con su cuerpo, su salud, sus decisiones y sus cicatrices empieza mucho antes del primer intento de amamantar. Y eso importa. Porque todo lo que ha vivido ese cuerpo influye en cómo se inicia la lactancia.

Hay madres que llegan a ese momento con una o varias operaciones mamarias previas: aumentos, reducciones, biopsias, drenajes, extracciones de quistes, reconstrucciones... Algunas de estas intervenciones afectan directamente al tejido glandular o a la red nerviosa que comunica el pezón con el cerebro, donde se orquesta el complejo sistema hormonal que permite la producción y eyección de la leche. Otras, en cambio, no suponen grandes interferencias. Pero todas tienen algo en común: generan incertidumbre. «¿Voy a poder dar el pecho?» es la pregunta que muchas mujeres se hacen cuando han pasado por una cirugía mamaria. Y la respuesta casi siempre es «El no ya lo tenemos».

Todo depende del tipo de intervención, de la técnica utilizada, del tiempo que ha pasado desde la operación, de cómo fue la recuperación, de la sensibilidad en el pecho... y de cómo será el acompañamiento. Algunas se quedan con comentarios de manual: «Tú tranquila, todas pueden», «El pecho, si lo estimulas, genera leche». Y me temo que no siempre es verdad. No todas las lactancias tienen el mismo punto de partida ni todos los pechos funcionan igual. Si es tu caso y te sientes interpelada, no dudes en consultar con una experta en lactancia durante el embarazo, pues puedes ir preparándote y, lo más importante, saber que estás acompañada.

Y no podemos olvidar a las mujeres que han pasado por un cáncer de mama antes del embarazo. Algunas se quedan en estado tras tratamientos duros y largos que han exigido una fortaleza física y emocional que pocas veces se visibiliza. A otras se les ha realizado una mastectomía y, por tanto, cuentan con uno solo, o han recibido radioterapia en el pecho sin saber qué estructuras se verán afectadas por ello.

Si en una lactancia sin dificultades previas hay miedo, la incertidumbre de estas mujeres por si podrán dar el pecho es enorme. Y no hablamos solo de fisiología, sino también de duelo: de despedirse de una idea de lactancia que quizá no podrá ser; de renegociar los propios sueños y expectativas. En general, si un pecho es funcional, la lactancia es siempre posible y potencialmente puede durar todo el tiempo que madre y bebé quieran.

Hay otras situaciones que también condicionan el inicio de la lactancia: síndromes endocrinos, problemas hormonales previos, hipoplasia mamaria, trastornos de la tiroides o incluso cirugías no mamarias que han afectado a la integridad del sistema nervioso o el funcionamiento hormonal. Por eso es tan importante escuchar la historia clínica de cada mujer sin presuponer, sin imponer, sin reducirlo todo a la voluntad. No todo se puede prevenir, pues en ocasiones no es posible, pero muchas veces se podría haber informado mejor. Una mujer que va a someterse a una cirugía mamaria debería recibir información sobre cómo puede afectar a una futura lactancia, aunque en ese momento no esté pensando en tener hijos. Si ya ha pasado por ello, merece una evaluación individualizada, acompañada, empática, no una respuesta automática. No un «No lo hagas».

La buena noticia es que muchas mujeres con antecedentes quirúrgicos o médicos complejos logran lactar. Algunas con un solo pecho. Otras con ayuda de suplementos. Otras con lactancias mixtas, flexibles, imperfectas y profundamente significativas. Porque sí, se puede amamantar con cicatrices. Pero para eso hay que dejar de mirar solo el pecho y empezar a mirar a la mujer entera, con su historia, su cuerpo, sus expectativas... y su derecho a ser acompañada, sea cual sea su punto de partida.

PREPARAR LA CANASTILLA Y OTROS PRODUCTOS PARA LA LACTANCIA

Preparar la canastilla del bebé para el hospital es, sin lugar a dudas, uno de esos momentos mágicos del embarazo. Doblarás cada *body* una y otra vez, elegirás los conjuntos para que tu peque salga precioso del hospital y lo colocarás todo con una precisión casi quirúrgica. ¡La ilusión es bárbara! A poder ser, lo ideal es que adaptes la lista del hospital a tus necesidades reales, no tanto a ese impulso de llevarte media casa por si acaso.

Una recomendación práctica, aunque no libre de estrés, es tener la canastilla lista a las treinta y cuatro o treinta y cinco semanas de embarazo. Ya sabes, por si el peque decide que quiere hacer su entrada triunfal antes de tiempo. Lo mejor es dejar la bolsa en un lugar visible y de fácil acceso, o directamente dentro del coche para que nadie en casa pueda decir luego «Pero ¿dónde estaba la bolsa?». Porque, créeme, en ese momento de nervios nadie quiere jugar al escondite.

Preparar la canastilla es una mezcla entre ritual emocional, lista de equipaje y pequeño ejercicio de autoengaño, pues sabes que no lo vas a usar todo; es igual que hacer la maleta para un viaje, siempre añadimos cosas extra. Y eso también está bien porque, al final, más que el contenido de la bolsa, lo que importa es la emoción con la que la preparas. Esa emoción que marca el inicio de una de las aventuras más intensas y transformadoras de tu vida: ser madre... con bolso extragrande, por si acaso.

Canastilla para el bebé

La ropa es una de las primeras preocupaciones de los padres, ya que el bebé necesitará estar abrigado o fresquito y cómodo, pero también deben ser prendas que sean fáciles de poner y quitar para facilitar los cambios rápidos y frecuentes. Busca ropa que no tenga botones de esos minúsculos; son muy bonitos, pero ralentizan la tarea de vestir y desvestir al bebé, al menos al principio, cuando cada cambio es una aventura. Los botones de presión, sí, esos metálicos redondos y pequeños, son mucho más fáciles de usar: te regalan agilidad y reducen la sensación de torpeza. Vamos a por los básicos:

***Bodies* (3-4 unidades).** Los *bodies* (ya sean de manga larga, corta o de tirantes, según la época del año) son prendas prácticas y cómodas que cubren bien al bebé. Hechos de algodón, permiten que la piel respire, y son fáciles de poner, lo cual es fundamental para los momentos de cambio, pues siempre pensamos, como buenas primerizas, que vamos a descoyuntar al bebé. Se recomienda llevar al menos tres o cuatro, ya que el recién nacido puede ensuciarse con facilidad debido a los pequeños accidentes con la caca o las regurgitaciones.

Busca los que se abren por delante y, si son los de pasar por la cabeza, te cuento un truco: en la zona de los hombros, verás que hay una pequeña solapa que permite abrir mucho más la zona de la cabeza para que puedas vestir al bebé de los pies a la cabeza, y no de la cabeza a los pies. Parece una tontería, pero verás que es mucho más simple y cómodo para todos.

Pijamas (2-3 unidades). Al igual que los *bodies*, los pijamas ayudan a mantener al bebé abrigado y cómodo mientras duerme. Es importante que sean suaves y fáciles de poner, especialmente porque el recién nacido puede ser muy sensible en sus primeras horas. Ojo con los pies: da la vuelta al pijamita y revisa que no tenga hilos sueltos que puedan enredarse con los delicados deditos del recién nacido y causarle mucho dolor. En verano pueden ser «sin pies«, lo que permite que el bebé esté más fresco y cómodo. Con los pijamas enteros, lo más habitual durante los primeros días es que el bebé suba las piernas y se le descoloque.

Conjunto para salir del hospital (1 unidad). Este conjunto es especial porque no solo está pensando para la comodidad del bebé, sino también para capturar las primeras fotos de su llegada al mundo. Un conjunto bonito y adecuado para el clima en que nazca garantizará que el recién nacido se sienta confortable y que tengas un recuerdo bonito de ese momento.

Muselinas (2-3 unidades). Las muselinas son versátiles y muy útiles. Pueden utilizarse para envolver al bebé, limpiarlo o incluso para proteger la cuna.[1] Suaves y absorbentes, son una herramienta indispensable para el cuidado del recién nacido durante los primeros meses. Si tu bebé nace en verano, es importante que no uses las muselinas para tapar el cochecito y protegerlo del sol. Puede parecer una buena idea, pero hacen que aumente de manera peligrosa la temperatura, lo que no es bueno para el bebé.

Manta o toquilla (1 unidad). Según haga frío o calor en la habitación o a la salida de esta, te permitirá envolver al bebé para que esté perfectamente.

Vamos ahora a lo más importante: las cosas que NO hay que poner en esta bolsa para ir al hospital, pues interfieren en el proceso de alimentación del bebé:

Gorro. Nos han hecho creer que el gorro es esencial para cubrir la cabecita del

[1] También pueden servir para cubrirte un poco, si quieres o te sientes incómoda, cuando das el pecho en la calle o ante desconocidos.

bebé, ya que los recién nacidos pierden calor a través de ella. Sin embargo, la evidencia más reciente nos dice que el contacto piel con piel con la madre (o el otro progenitor) es la mejor manera de regular su temperatura, mucho más eficaz que cualquier gorro de algodón. Además, este puede interferir en el inicio de la lactancia, ya que la cabeza del bebé desprende feromonas diseñadas para que lo huelas y pongas en marcha una serie de reacciones biológicas en tu cerebro. Al ponerle un gorro, estamos interrumpiendo parte de esa conexión olfativa entre madre y bebé.

Guantes de algodón. Los guantes de algodón no son necesarios. Es cierto que pueden evitar que el bebé se rasque la carita con sus pequeñas uñas y se arañe entero, ya que a menudo nos da un poco de miedo cortárselas inmediatamente tras el nacimiento, pero estos guantes no permiten que se lleve las manos a la boca con comodidad ni tocar el pecho para estimular la eyección de leche en cada toma. Sí, los bebés usan las manos para mamar.

Chupete. Ya sé que muchas veces se pide o te lo recomiendan, pero es mejor evitarlo. En el capítulo «Otras lactancias: diferida, mixta y artificial» te hablaré más sobre este tema para que puedas tomar decisiones informadas.

Saco de dormir. Si das a luz en invierno, el saquito para dormir facilita que el bebé duerma encima de la cama del adulto, evitando las mantas o los nórdicos, algo que puede ser peligroso los primeros meses. En casa seguramente os será útil, pero en ningún caso es necesario en el hospital, pues por lo general la temperatura de los centros sanitarios es muy alta; con una sábana, hay más que de sobra.

Artículos de higiene para el bebé

Partimos de la idea de que los bebés no están sucios. Si quedan restos de vérnix[2] en su piel, es maravilloso y, por tanto, no es necesario lavarlos como si vinieran de excavar una mina de carbón durante doce horas. El baño puede esperar, lo podéis hacer cuando lleguéis a casa, después de unos días. Pero vamos con lo que necesitarás:

Pañales (10-12 unidades). Aunque los hospitales suelen proporcionar algunos, es recomendable llevar un paquete adicional por si acaso. Los pañales deben ser de tamaño adecuado[3] y estar hechos de material hipoalergénico para evitar cualquier tipo de irritación o incomodidad. Llevar entre diez y doce pañales te garantiza que no te faltará ninguno. Si te animas, también tienes la opción de usar pañales de tela, bastante más ecológicos.

Toallitas húmedas (1 paquete). Las toallitas húmedas sin alcohol ni perfume son ideales para limpiar al bebé de forma suave y eficaz fuera de casa. Da-

---

[2] El vérnix es una capa blanca y cremosa que cubre la piel del bebé al nacer. La protege, la mantiene hidratada y ayuda a prevenir infecciones.

[3] Según el peso de tu bebé, hay diferentes tallas. Cada marca varía un poco según los kilos del bebé, pero, en general, para un recién nacido usarás la talla 0 (de kilo y medio a dos kilos) o 1 (de dos a cinco kilos).

do que la piel del recién nacido es muy delicada, es importante que estas toallitas sean lo más naturales y suaves posible para evitar irritaciones. En cualquier caso, cada vez más familias optan por usar agua, jabón neutro y esponja para limpiar el culito del bebé. Quizá te parezca más trabajoso, pero para su piel es ideal.

Pomada para rozaduras (1 tubo). Los bebés, en especial los recién nacidos, pueden desarrollar irritaciones o rojeces por el contacto con el pañal. Una pomada específica para prevenir o tratar las rozaduras puede ser útil para mantener su piel sana y protegida. Consulta con tu farmacéutica para que te recomiende alguna concreta; quizá no la uses, pero así ya la tendrás.

Cepillo extrasuave. Hay bebés que nacen con mucho pelo y otros que parecen pollitos. Es de esas cosas que nos llevamos sin saber si le vamos a dar uso.

Canastilla para ti

Después del parto experimentarás una serie de cambios físicos y emocionales, de modo que es esencial que te sientas lo más cómoda posible durante la recuperación. Sabes que no usarás todo lo que lleves en tu canastilla y que es probable que te acaben trayendo cosas de casa si las necesitas.

Ropa cómoda y práctica

Durante los primeros días después del parto, es importante que lleves prendas cómodas que te permitan moverte con facilidad. Si has decidido amamantar, la ropa debe ser adecuada para la lactancia. No hace falta que sean prendas específicas para amamantar, pues puedes hacerlo con ropa normal: solo tienes que poder sacar el pecho, ya sea por arriba o por abajo. ¡Ahí lo dejo!

Camisolas (2-3 unidades). Es recomendable que las camisolas (o los pijamas, si los prefieres) lleven botones o aberturas para facilitar la lactancia sin que tengas que desvestirte del todo. Intenta que sean de manga corta o media manga para que puedan medirte la presión con facilidad o por si han de administrarte medicación.

Bata (1 unidad). Una bata ligera es perfecta para moverte por el hospital o cuando recibas visitas. Asegúrate de que sea fácil de abrir o atar, lo que te permitirá sentirte libre y cómoda mientras te recuperas del parto. A veces, las batas que dan en los hospitales van abiertas por detrás, así que tendrás la sensación de ir todo el rato con el culo al aire. Parece que no, pero agobia.

Bragas de posparto o desechables (2-3 unidades). Después del parto, durante los primeros días es común que tengas sangrados intensos. Estas bragas son ideales porque proporcionan soporte y comodidad, además de facilitar el uso de las compresas posparto. Algunas madres prefieren usar las de siempre, y está bien, pero ten en cuenta que es muy probable que te manches de sangre o que la compresa sea demasiado abultada y no te sientas del todo cómoda. Las desechables te permiten pasar de manchas y obligaciones.

Sujetadores de lactancia (2 unidades). No es obligatorio usar sujetador durante la lactancia, es probable que ya lo sepas. Si alguien te dice que debes llevarlo puesto las veinticuatro horas, haz un pasa-palabra e ignora su comentario. No, no todas las mujeres los necesitan, ni ayudan en la subida de la leche, ni evitan el aumento de tamaño del pecho... Si tienes los senos grandes, puede que te sientas más cómoda con el pecho recogido. Durante el embarazo, compra solo un par de sujetadores de una talla más de la que estés usando. Habitualmente, son prendas sin aros fabricadas en algodón, con tiras anchas para que no se claven en los hombros y con una apertura frontal para dar de mamar con facilidad. Tienen clips o aberturas en los tirantes que permiten abrir la copa sin necesidad de quitarse la prenda del todo.

Es recomendable elegir sujetadores cómodos, con buen soporte y hechos de materiales suaves, como el algodón, para evitar cualquier irritación en la piel sensible durante la lactancia.

Ropa para el día del alta. Busca un conjunto, un vestido o dos piezas que te resulten cómodas. Quizá habrá zonas del cuerpo que te molestarán o no habrán cambiado mucho. El vientre puede seguir abultado, o quizá tengas una cicatriz si te han hecho una cesárea, por lo que la cintura debe ser ancha y no ejercer presión. De la misma manera, el periné puede estar inflamado y dolorido, y sangrarás, así que los pantalones muy apretados o con mucha forma puede que te molesten. Además, según salgas a los dos, tres o cinco días, el pecho puede estar ya en plena generación de leche, por lo que estará más inflamado o tenso. Intenta que la parte superior que elijas te resulte cómoda y te sea fácil descubrirte para amamantar si es necesario.

Artículos de higiene personal

La higiene es un aspecto fundamental después del parto. Tener a mano los artículos correctos te ayudará a que te sientas mejor. Es verdad que en este listado no tengo en cuenta los productos que sueles usar: cremas y productos de *skincare*, mascarillas, suavizantes para el pelo o incluso maquillaje... Esas cuestiones las dejo a tu gusto y preferencia.

Compresas posparto (2-3 paquetes). Durante los primeros días después del parto, el sangrado (loquios) puede ser bastante abundante. Las compresas posparto son mucho más grandes y absorbentes que las normales, lo que las hace ideales para este periodo. Si no te las dan en el hospital, asegúrate de llevar un paquete, ya que es probable que las necesites con frecuencia. Las puedes adquirir en la farmacia. Asustan por su volumen, pero, combinadas con las bragas desechables, te harán el posparto más fácil.

Botella de irrigación (1 unidad). Después de dar a luz, especialmente si hay puntos o una herida en el periné, orinar o defecar puede ser una experiencia incómoda, incluso dolorosa. Para muchas mujeres, una sencilla botella de irrigación se convierte en un gran alivio. Rellenarla con agua templada y usarla mientras haces pis ayuda a diluir la orina, reduce el escozor y mantiene la zona más limpia sin necesidad de frotarla. Es práctica, con un diseño específico que facilita irrigar la zona, y te permite sentir más control y menos miedo cada vez que vayas al baño.

Discos absorbentes (distintos según el material). Es posible que no los uses si estás pocos días en el hospital, pues con el calostro no suelen producirse fugas. El único motivo para meterlos en la canastilla es estar cómoda y usarlos como protectores para evitar el contacto de la ropa o del bebé sobre el pecho. Me explico. Hemos aclarado que amamantar no duele, pero no te puedo garantizar que no sientas ciertas molestias o te salgan grietas, así que los empapadores también sirven para amortiguar el contacto indeseado con el pecho y proteger un poco el pezón. Si te los colocas y se te pegan a la piel por las heridas, moja la zona con agua o suero cuando los retires para que no sea doloroso tirar de ellos.

Cepillo y pasta de dientes. Mmm, creo que no hay que añadir nada más.

Jabón, champú y desodorante sin olor. No olvides llevar tus productos de higiene personal favoritos. El hospital puede proporcionarte algunos, pero tener los tuyos te permitirá sentirte más cómoda y como en casa. Elige productos suaves, con poco o nada de olor, para no interferir en el delicado olfato del bebé, que puede hacer que se desoriente a la hora de mamar o que incluso pueda rechazar el pecho.

Artículos de comodidad y bienestar

Después del parto, necesitarás sentirte lo más relajada posible mientras tu cuerpo se recupera. Los artículos que te indico a continuación pueden aliviar las molestias físicas y emocionales durante los días en el hospital.

Almohada de apoyo (1 unidad). Una almohada de apoyo puede ayudarte a mantener una posición cómoda mientras duermes o descansas, en especial si has tenido una cesárea o si quieres ponértela entre las piernas para colocarte de lado. Llevar tu almohada o una de casa te puede ayudar.

Cojín para sentarte (1 unidad). Si tienes un parto vaginal y experimentas molestias en la zona perineal, sentarte en un cojín de apoyo puede aliviarlas. En ocasiones, el dolor de la episiotomía, las hemorroides o las fisuras anales pueden causar muchísimo dolor, así que prioriza estar siempre lo más cómoda posible.

Calcetines antideslizantes (1-2 pares). Los calcetines con suela antideslizante son muy útiles para caminar por el hospital sin miedo a resbalar. Además, mantendrán tus pies calientes y cómodos durante tu estancia, en especial en el parto, cuando puedes sentir frío en los pies, y eso resulta muy desagradable.

Otros artículos prácticos

Además de los objetos de cuidado personal, es importante llevar otros que puedan hacer más cómoda tu estancia en el hospital y facilitar la comunicación o el entretenimiento.

Teléfono móvil y cargador. No creo que nadie se olvide el móvil... Si te lo olvidas, que sea con la intención de que no os moleste nadie. Sin duda, puedes aprovechar para hacer fotos o vídeos de los primeros momentos con tu bebé. ¡Ah! Seguramente el teléfono lo tienes clarísimo, pero no te olvides del cargador.

Documentación importante (1 carpeta). No olvides llevar tu documento de identidad, la tarjeta sanitaria y cualquier otra documentación relevante que el hospital pueda solicitar, como los resultados de análisis o informes médicos.

Bolsas para ropa sucia (2-3 unidades). Lleva algunas bolsas, de las de supermercado o de tela, para guardar la ropa sucia o cualquier artículo que necesite ser lavado antes de que llegues a casa. Pídele a un miembro de la familia que lo lave y te lo lleve al día siguiente.

Canastilla para la pareja

Y sí, a tu pareja también le harán falta algunas cosas para pasar un par de días en el hospital. Es cierto que, en muchos casos, la pareja entra y sale durante el ingreso, lo que permite ir a casa a buscar lo que haga falta. Aun así, para las primeras horas, y teniendo en cuenta que los partos pueden ser largos, es buena idea llevar algunas cosas básicas que la ayuden a estar cómoda y centrada en acompañarte sin preocupaciones añadidas.

Ropa cómoda:

- Pantalones cómodos y un par de camisetas.
- Zapatillas para moverse con facilidad durante la tarde-noche.

Dispositivos electrónicos:

- Cargador de teléfono móvil.

Alimentos y bebidas para ambos:

- *Snacks* energéticos, como barritas de cereales, galletas o frutos secos.
- Agua o bebidas isotónicas.
- Si te marcas una cena o comida especial para tu pareja después del parto, ¡lo petarás! Tras muchos meses sin poder comer embutido o pescado crudo, tu pareja puede tener deseos de eso... Es un detallazo, y la harás muy feliz.

Artículos de confort y apoyo:

- Mascarillas y gel desinfectante, por si las medidas sanitarias lo requieren o no te sientes bien del todo, que a veces los resfriados aparecen en el momento menos oportuno. Ya sabemos que lo ideal es que nadie de la familia o de los amigos se presente en el hospital si está enfermo, pero, como a veces las personas pueden ser imprudentes, ten todo esto a mano por si tienes que invitar a la persona a protegerse.
- Algo de entretenimiento o lectura (en caso de tiempos de espera largos). Pero vamos, cosas ligeras para casos de aburrimiento máximo, aunque con un bebé recién nacido cerca es algo relativamente raro e improbable.

Documentos importantes:

- Plan de parto, si lo tienes (lleva varias copias).

- Tarjetas sanitarias o del seguro médico.
- Identificación personal: DNI, NIE, etc.
- Cualquier documentación necesaria para el alta o los trámites posparto.

Otros productos para la lactancia

Vale, esto que te expondré a continuación no es para la canastilla del recién nacido, pero son cosas que, en los talleres y las visitas, las mujeres me preguntan si es necesario tener comprado antes de la llegada del bebé. Es probable que compartas sus dudas.

Sacaleches. Son productos caros de funcionalidad variable. ¿En toda lactancia hace falta un sacaleches? Pues no. La realidad es que ni por asomo todas las mujeres lo necesitan, pero hay situaciones en que puede ser indispensable: si el bebé es prematuro o necesita leche suplementada, si tiene dificultades de succión, si quieres una lactancia diferida para la vuelta al trabajo, si deseas donar leche... Y seguro que me dejo situaciones. Si crees que alguno de estos casos es el tuyo, entonces sí, busca un sacaleches, pero es probable que necesites consultar a una experta en lactancia para que te guíe respecto a cuál es el mejor para vosotros.

Cremas. Se venden y se recomiendan mil cremas para los pezones: para prepararlos antes del parto, para curarlos, para prevenir las grietas... Que quede claro: los pezones no se preparan durante el embarazo frotándolos ni poniéndoles cremas mágicas. En cuanto al dolor, si aparece, lo que hay que hacer es revisar la toma, el agarre y la boca del bebé, y no, no existe una pomada que lo cure todo de manera milagrosa. Es más, a veces entorpece el proceso de curación de las grietas porque las deja húmedas.

Aceites. ¿Aceites para los pezones? Pues no, el aceite es para la ensalada. Los aceites, ya sean de oliva, de almendras, de caléndula o con vitaminas no evitan grietas ni curan nada. Es verdad que si tienes la piel seca te vendrá bien una gotita, pero solo eso.

Parches. Hay diferentes tipos de parches para los pezones. Algunos son fríos, como los de hidrogel: se ponen si hay dolor o grietas, pero no para curar. Pueden aliviar mucho en momentos puntuales, aunque no hacen milagros. Al usarlos, se evita el contacto con la ropa, proporcionan alivio y pueden reducir la sensación de dolor. También existen los parches con glicerol. El glicerol, también conocido como «glicerina», es un compuesto que suele utilizarse en productos cosméticos y médicos por su capacidad para retener la humedad, suavizar la piel y favorecer la cicatrización. Por ello unos y otros pueden ser un coadyuvante.

Pezoneras. A veces se venden como si formasen parte del kit básico de lactancia, y no, no lo son. Son una herramienta que puede ser útil en situaciones concretas: si hay una succión complicada, un bebé con frenillo corto o prematuro, etc. Pero no se recomiendan de entrada ni se usan por si acaso.

Y, muy importante, si alguien te recomienda usarlas, que te explique cómo y para qué, porque un mal uso puede dificultar la lactancia en lugar de ayudar. Las pezoneras tienen tallas, y elegir una u otra dependerá de la medida de tu pezón.

Conchas formadoras/protectoras/recolectoras. Las hay de todo tipo y para todo: las que forman el pezón durante el embarazo (*spoiler*: no sirven de nada), las que protegen del roce con la ropa si hay dolor (estas sí pueden aliviar) y las que recogen leche que cae del otro pecho cuando el bebé mama. ¿Necesarias? Pues depende. Las recolectoras pueden ir bien si ves que pierdes mucha leche, pero no todas las mujeres tienen esas pérdidas; en el caso de las protectoras, te pueden evitar golpes o que la ropa se te pegue a las heridas.

Cojines de lactancia. Son grandes, bonitos, a veces carísimos... y no siempre útiles. ¿Ayudan a estar más cómoda? Puede ser. Pero quizá no encuentres la postura, el cojín te estorbe más que otra cosa o acabes usando uno del sofá. Si ya lo tienes, aprovéchalo y experimenta con él siempre manteniendo al bebé sujeto con tus manos. No hace falta salir corriendo a comprar uno antes del parto.

No es la canastilla, pero es importante: decálogo para las futuras visitas

La llegada de un bebé transforma profundamente la vida familiar, y todo el mundo está ansioso por conocer al nuevo miembro de la familia. Aunque muchas personas cercanas quieren compartir la alegría, es esencial comprender que el posparto es una etapa vulnerable y delicada.

Los primeros días de vida son fundamentales para la correcta instauración de la lactancia, el inicio del establecimiento del vínculo y tu propia recuperación. Por eso es probable que tengas que poner límites a la familia y educarlos en aspectos que son lógicos, pero no siempre contemplados.

A continuación te planteo un decálogo de buenas prácticas, con una justificación de cada punto; unas normas básicas para que, cuando la familia no tenga límites, puedas ponerlos tú.

Este decálogo no pretende ofender, excluir ni generar distancia con la familia, sino ofrecer un marco de respeto y cuidado a vuestra nueva familia que, por desgracia, no siempre se tiene en cuenta. Adáptalo a tus necesidades, porque poner límites claros no es un capricho; es una herramienta de autocuidado en un momento muy frágil en vuestra vida.

DECÁLOGO PARA LAS FUTURAS VISITAS

1. Pregunta antes de venir

El posparto no es un periodo predecible ni ordenado. Cada día, por no decir cada hora, puede ser diferente. El bebé quizá esté en plena crisis de llanto, tú a lo mejor estás intentando dormir tras una noche sin descanso o atraviesas un momento de frustración o dolor. Preguntar antes de venir es una muestra de respeto por estas situaciones tan íntimas en las que necesitas tiempo. Además, la lactancia a demanda no sigue horarios: puede ser incómodo tener visitas mientras te intentas colocar el bebé al pecho, sobre todo si aún no habéis logrado una postura cómoda o te disgusta mostrar el pecho.

2. Las visitas, mejor si son cortas

Una visita larga puede ser agotadora. Aunque la intención sea buena, conversar, sonreír y sostener un mínimo de interacción requiere una energía que muchas veces no se tiene. Es posible que necesites descansar para recuperarte del parto, y el descanso también es fundamental para la lactancia. Además, un entorno tranquilo y predecible facilita que el bebé se relaje, coma bien y duerma mejor.

3. No vengas a vernos si estás enfermo, ni con perfumes u olor a tabaco

El sistema inmunitario de un recién nacido es inmaduro. Ante virus o bacterias comunes, no puede defenderse como lo haría un adulto. Lo que para ti es un catarro leve, para un bebé puede suponer fiebre, dificultad respiratoria o incluso ingreso hospitalario. Tampoco es buena idea pasar solo un momento, no tocar al bebé o pensar que ya estás mejor: si hay síntomas (aunque sean leves), lo más responsable es posponer la visita.

Pero la salud no solo se protege evitando las enfermedades. También importa el entorno sensorial. Los perfumes intensos o el olor a tabaco pueden alterar la percepción del bebé, que reconoce a su madre por el olfato. Si el ambiente está lleno de olores extraños, puede desorientarse o mostrarse más irritable. Por otra parte, si el adulto huele a tabaco, aunque no fume cerca del bebé, este está expuesto al llamado «humo de tercera mano», sustancias tóxicas que se quedan impregnadas en la ropa, el cabello o la piel de la persona que fuma y que también pueden afectar al recién nacido.

4. No esperes que te atendamos

La imagen de la madre recibiendo a las visitas como si fuera la anfitriona de una comida familiar debe quedar atrás. Las prioridades son descansar, amamantar, reponerse física y emocionalmente y cuidar al bebé. Preparar café, servir galletas, ordenar la casa para las visitas o poner la mesa supone una carga que no le corresponde a quien acaba de parir.

Lo ideal es que las visitas se conviertan en una red de apoyo práctica, no en una carga extra. Pueden venir a ayudar en aquellas pequeñas tareas que necesites (sigue en el punto 7).

5. Nada de dar consejos no solicitados

Necesitas construir tu confianza. Al principio, la lactancia no siempre es fácil, y si se suman voces contradictorias o juicios (sobre cuánto tiempo tiene que estar al pecho, si está muy enganchado, si se despierta demasiado...), es fácil que este tipo de comentarios te generen dudas, ansiedad o incluso culpa. Escuchar y acompañar sin juzgar es mucho más útil que opinar.

6. No toques/cojas al bebé sin pedir permiso

El recién nacido necesita, sobre todo, a su madre. Reconoce su voz, su olor, su piel. Para la lactancia, el contacto constante favorece el inicio del reflejo de succión, la producción hormonal, y permite que ambos se conozcan y regulen mutuamente. Además, si el bebé se está calmando en los brazos maternos o acaba de comer, pasarlo de mano en mano puede desorganizarlo, dificultarle el sueño o hacer que se estrese. También es posible que sientas que hay personas que no te apetece que toquen o sostengan al recién nacido. Si lees esto embarazada, quizá te creas que a ti no te pasará... pero pasa. Nace una madre leona que no soporta que le quiten la cría de las manos o que se sube por las paredes cuando determinada persona insinúa que quiere tener al bebé en brazos.

7. Ven con las manos llenas, no vacías, y trae cosas útiles

Uno de los mayores regalos que se puede hacer durante el posparto no son flores ni ropita, sino una ayuda práctica: traer una comida casera, tender una lavadora, vaciar el lavavajillas, cuidar un rato a un hermano mayor, sacar al perro o hacer la compra... Cuando la madre tiene resueltas estas pequeñas cosas, puede centrarse en descansar, amamantar y conectar con su bebé. En cambio, si tiene que ocuparse de todo lo doméstico mientras amamanta cada treinta minutos, el estrés aumenta, y eso puede afectar tanto a la lactancia como a su salud emocional.

8. Evita los comentarios sobre mi aspecto o el del bebé

Decir «Pareces cansada» o «Te ha cambiado la cara» no ayuda. Es un momento en el que probablemente te sientes vulnerable. Tu cuerpo ha cambiado, te sientes dolorida, cansada y en pleno proceso de recuperación. Muchas veces, al intentar instaurar la lactancia, se duerme poco, se suda, se llora y se genera angustia... No necesitas que nadie te recuerde cómo te ves. Necesitas que te miren con ternura y sin juicio. El foco no es tu imagen, es tu bienestar. De la misma manera, los comentarios negativos acerca del aspecto de tu bebé pueden herirte o preocuparte innecesariamente.

9. No despiertes al bebé

Un bebé dormido está regulando su sistema nervioso, recuperando energía y, en muchos casos, digiriendo y procesando la toma. Si se ha dormido en tus brazos, es probable que esa siesta sea la única oportunidad que tengas para echarte un rato o simplemente respirar. Despertarlo para verle los ojitos o porque quieres cogerlo es una interferencia innecesaria. El descanso es clave.

10. Respeta nuestros tiempos y nuestras decisiones

Cada familia tiene su ritmo. Algunas quieren visitas desde el primer día, otras prefieren esperar semanas. Hay madres que quieren lactancia exclusiva, otras complementan con fórmula. Algunas quieren hablar, otras se cierran en banda. Todas tienen derecho a decidir qué les hace bien. Respetar estas decisiones, aunque no se compartan, es un acto de amor. En el posparto, las imposiciones y los juicios solo generan más presión y dolor. Y no se trata solo del bebé: se trata también y, sobre todo, de cómo estás tú.

Checklist para las canastillas

Para que te sea más fácil, puedes usar estas tablas para preparar las canastillas. Te dejo un espacio por si necesitas apuntar algo concreto.

Canastilla para el bebé

Ítem	¿Lo tienes?	Notas
Bodies (3-4)	☐	
Pijamas (2-3)	☐	
Conjunto para salir del hospital (1)	☐	
Muselinas (2-3)	☐	
Manta o toquilla	☐	

Ítem	¿Lo tienes?	Notas
Pañales (10-12)	☐	
Toallitas húmedas (1 paquete) o esponja	☐	
Pomada para rozaduras (1 tubo)	☐	
Cepillo extrasuave	☐	

Canastilla para ti

Ítem	¿Lo tienes?	Notas
Camisolas o pijamas (2-3)	☐	
Bata (1)	☐	
Bragas de posparto o desechables (2-3)	☐	
Sujetadores de lactancia (2)	☐	
Ropa para el día del alta	☐	
Compresas posparto (2-3 paquetes)	☐	
Botella de irrigación (1)	☐	
Discos absorbentes (1 paquete o 10-15 en envase individual)	☐	
Cepillo y pasta de dientes	☐	
Jabón, champú y desodorante sin olor	☐	
Almohada de apoyo (1)	☐	
Cojín para sentarte (1)	☐	
Calcetines antideslizantes (1-2 pares)	☐	

Canastilla para la pareja

Ítem	¿Lo tienes?	Notas
Ropa cómoda	☐	
Zapatillas cómodas	☐	
Cargador y batería extra	☐	
Snacks saludables	☐	

Ítem	¿Lo tienes?	Notas
Agua	☐	
Mascarillas y gel desinfectante	☐	
Libro o entretenimiento	☐	
Documentos personales o del seguro	☐	

Otros artículos prácticos

Ítem	¿Lo tienes?	Notas
Cargador del teléfono	☐	
Carpeta con documentación médica y copias del plan de parto (4-5)	☐	
Bolsas para ropa sucia (2-3)	☐	
Otras cosas importantes	☐	

EL PARTO: EL BEBÉ QUE BUSCA EL PECHO

Hay momentos en la vida que marcan un antes y un después. El parto es uno de ellos. Pocas experiencias son tan intensas, tan viscerales y tan transformadoras. Parir no es solo el final de un embarazo, es un nacimiento en todos los sentidos. Nace un bebé, sí, pero también nace una madre... O se renueva y se multiplica, si ya lo era. Ese instante en que todo cambia, aunque a veces ni siquiera somos conscientes de cuánto, suele quedar grabado en el cuerpo y la memoria de manera profunda.

Durante años se nos ha hablado del parto como si fuera un trámite médico, algo que hay que pasar[1] para llegar a lo importante: tener al bebé en brazos. Pero el parto no es solo una puerta de entrada, es parte esencial del camino. No es un paréntesis entre el embarazo y la crianza, sino un momento esperado, temido o deseado que puede dejar huella en muchos sentidos. Y una de las áreas donde esa huella es especialmente evidente, aunque no siempre se reconozca, es en la lactancia.

Amamantar no empieza con la primera toma. Se inicia antes, mucho antes. Comienza con tu historia: con los relatos que has escuchado desde niña sobre lo que significa dar a luz, con las imágenes que guardas de manera consciente (o no) sobre lo que es parir y maternar.

Empieza con la información (o desinformación) que has recibido, con el tipo de acompañamiento que has tenido, con cómo esperas que sea tu parto: si te vas a sentir segura, respetada, capaz o, por el contrario, pasas miedo; si te van a escuchar o te convertirán en protagonista o espectadora.

Como te decía, hemos separado el parto de la lactancia como si fueran procesos independientes, como si la forma en que nace un bebé no tuviera ninguna repercusión en cómo se alimentará después. Como si el cuerpo y la mente pudieran compartimentarse con facilidad. Como si una madre que ha vivido un parto intervenido, doloroso o traumático pudiera simplemente empezar de cero unos minutos u horas más tarde, con su bebé en el pecho, en un entorno hospitalario en el que quizá no se han respetado sus deseos, se

[1] ¿Te suena lo de desear a las mujeres embarazadas «una horita corta»?

han obviado sus demandas o se han recibido comentarios desagradables a la par que desgarradores.

La lactancia muchas veces se vive como un nuevo reto desconectado de lo anterior, como si fuera una asignatura aparte, una nueva prueba que hay que superar. Pero lo cierto es que el nacimiento y el amamantamiento forman parte de un mismo proceso fisiológico, emocional y relacional. Son capítulos de una misma historia tejidos con hilos similares: oxitocina, piel, contacto, confianza, presencia.

En este capítulo quiero invitarte a mirar de frente esa continuidad. A reconocer la importancia del parto no solo por cómo puede repercutir en el bienestar de ambos, sino también por cómo puede abrir o cerrar caminos en el inicio de la lactancia. No para culpabilizar, sino para entender, para comprender. Y siempre teniendo en cuenta que somos seres resilientes capaces de superar las dificultades y que, si al final el parto no es lo que habíamos preparado o soñado, no está todo perdido. Porque la lactancia, como todo en la vida, no necesita de un comienzo perfecto, sino básicamente de presencia, apoyo y tiempo.

Hablemos entonces de ese comienzo. De ese tránsito del parto a la lactancia. De cómo influye lo que ocurre en esas primeras horas y de cómo el cuerpo que ha creado y gestado ahora alimenta. Del bebé que nace buscando instintivamente ese lugar de calor, alimento y consuelo. Porque no hay un espacio entre parir y amamantar, solo un continuo que hemos olvidado mirar con atención.

Prepara un plan de parto

Es probable que estés leyendo por primera vez el concepto «plan de parto». Si ya lo has escuchado o ya lo conoces, mi más sincera enhorabuena, pues no es habitual que una madre primeriza lo haya planteado y creado.

¿Qué es un plan de parto?

Se trata de un documento escrito en el que dejas constancia de tus preferencias respecto al trabajo de parto, el nacimiento de tu bebé y el posparto inmediato. Aunque no es algo así como un contrato vinculante, muchos hospitales y centros lo aceptan o te animarán a hacerlo como una guía para tener en cuenta tus decisiones o comentar contigo de forma plena cualquier acontecimiento. Piensa que pocas veces sucede que los profesionales que te hayan hecho el seguimiento durante el embarazo estén presentes en tu parto, así que ese plan les permite conocerte más y saber qué quieres en todo momento. Por tanto, escribir un plan de parto te ayudará a expresar tus deseos, necesidades y expectativas para el nacimiento de tu bebé. No se trata de prever cada detalle, porque el parto puede ser impredecible, sino de comunicar lo que es importante para ti, para que el equipo que te atienda pueda acompañarte de la forma más respetuosa y personalizada posible.

Y en segundo lugar, pero no menos importante, un plan de parto también te ayuda a informarte, reflexionar y tomar decisiones conscientes sobre las distintas opciones disponibles, incluido el inicio de la lactancia. ¿Qué esperas a escribirlo? ¡Son todo ventajas!

VENTAJAS DE UN PLAN DE PARTO

- Te permitirá reflexionar sobre tus deseos y explorar posibles miedos asociados al parto.
- Podrás investigar las opciones disponibles en tu entorno sanitario,[2] es decir, sabrás qué se hace en cada hospital, cómo son las instalaciones, qué pasa en caso de cesárea, si tienen o no UCI neonatal, etc.
- Es un trabajo de semanas que te permitirá conversar con tu pareja o acompañante y tu equipo de salud durante el embarazo. Es importante que todos sepan qué quieres y qué te gustaría para que puedan hablar por ti.
- Tendrás que ser flexible: el plan sirve para guiar, pero puede adaptarse si cambian las circunstancias.
- Sin duda, te permitirá sentir mayor seguridad y autonomía durante el proceso de parto.

[2] No siempre encontrarás datos de los hospitales de tu zona. Algunos mantienen mucha opacidad respecto a los aspectos relacionados con el parto: número de inducciones, cesáreas, ratio matrona-usuaria, etc.

Y ahora estarás pensando: «Pero este es un libro de lactancia... ¿Por qué me habla del parto ahora?, ¿qué tiene que ver?».

Pues mucho, ya que en tu plan de parto puedes incluir todos aquellos aspectos que favorecen un inicio óptimo de la lactancia.

¿QUÉ INCLUYE EL PLAN DE PARTO?

Contacto piel con piel inmediato. Solicita que te coloquen al recién nacido sobre el pecho nada más salir, incluso aunque haya sido por cesárea, si el bebé y tú estáis estables. Después del nacimiento, pide que te lo pongan directamente sobre el pecho o el vientre, sin ropa entre los dos, cubierto con una sábana o un paño para mantenerlo calentito. Este contacto piel con piel favorece la estabilización del bebé tanto a nivel de temperatura como de respiración y frecuencia cardiaca, y activa sus reflejos de búsqueda del pecho. Es el mejor lugar para tu peque. No es solo un gesto bonito, forma parte de un inicio óptimo que se hará antes de cualquier otro procedimiento. Hablaremos más adelante del piel con piel y de lo que facilita.

Evitar la separación mamá-bebé. Siempre que no haya motivos médicos, pide que tu bebé permanezca contigo en todo momento, que no lo separen de ti sin una razón médica importante y, en caso de que tengáis que separaros, que se lo entreguen a tu pareja para que pueda iniciar el contacto piel con piel. La separación interrumpe el contacto piel con piel, dificulta la primera toma y puede[3] alterar el inicio de la lactancia. Además, tú eres su lugar seguro, y estar contigo lo ayuda a regularse.

Realizar cualquier procedimiento (pesaje, mediciones, revisiones…) contigo cerca, o aplazar lo que no sea urgente. El bebé necesita estar contigo. Cada vez que se produce una separación innecesaria —para llevarlo a observación, bañarlo (algo innecesario), realizar procedimientos rutinarios…—, se interrumpe el contacto piel con piel, aumentan sus niveles de estrés y se retrasa el inicio de la lactancia. Puedes indicar que no deseas que tu bebé sea separado de ti salvo que haya una urgencia médica justificada, y que te gustaría que cualquier intervención se realice en tu presencia o la de tu pareja.

Iniciar la lactancia justo después del nacimiento. Indica tu deseo de ofrecer el pecho lo antes posible. Ese primer momento tras el nacimiento es una gran oportunidad: el bebé suele estar despierto, activo y muy receptivo. Pide que se respete para permitir que el recién nacido, cuando esté preparado, busque el pecho y comience a mamar. No hace falta forzarlo, pero sí ofrecerle la oportunidad. Este primer agarre no tiene que ser perfecto; a veces no se produce. Lo importante es, como te decía, facilitarlo en un ambiente tranquilo, sin prisas, manipulaciones o interrupciones innecesarias. Si no ocurre, tranquila, habrá tiempo.

Evitar los suplementos sin indicación médica. Expresa que no quieres que le ofrezcan biberón, suero glucosado o el chupete si no es necesario médicamente y sin tu consentimiento. En algunos centros aún se administran biberones con leche artificial o suero sin que haya una necesidad médica real. Dar suplementos innecesarios en las primeras horas puede interferir en la succión, afectar a la flora intestinal del bebé, modificar la interacción con el recién nacido al no sentir hambre y afectar a tu autoconfianza. El chupete[4] a lo

[3] Ojo con esto. Los seres humanos somos resilientes, y es más que probable que vuestra lactancia siga adelante. Por ello, si no es posible este primer contacto y os separan, no hay nada perdido.
[4] La succión del chupete en estas primeras horas y días genera saciedad, lo que se traduce en bebés adormilados que maman poco. Por eso lo evitamos hasta las cuatro o seis semanas. Un bebé prematuro que esté en una UCI neonatal puede necesitar chupete, tanto para calmarlo como para un uso terapéutico cuando se le administra leche con sonda nasogástrica, pues así asocia la succión a la saciedad.

mejor será un buen aliado más adelante, pero en los primeros días puede interferir en la lactancia. El bebé necesita practicar en el pecho, aprender a coordinar succión y deglución, y estimular la producción de leche. Usar chupetes o tetinas en ese momento inicial puede confundirlo o hacer que succione de forma menos eficaz. Pide que no se le ofrezca el chupete o la tetina sin tu aprobación,[5] especialmente si estás trabajando para establecer una lactancia materna exclusiva.

Acompañamiento por una persona formada en lactancia. Pide ayuda si tienes dudas o dificultades para iniciar la lactancia. Es probable que no todas las personas del equipo médico tengan formación específica en este tema, aunque muchas quieran ayudar. Puedes expresar tu deseo de recibir apoyo adecuado si surgen dificultades, y que se te ofrezcan recursos fiables o se llame a una persona con experiencia en lactancia, si es posible. También puedes indicar si deseas que te acompañe alguien de confianza con formación en lactancia: una asesora, una IBCLC o experta en lactancia...

Respetar tus decisiones. Quizá esto te sorprenda en este libro pero, en caso de que prefieras no dar el pecho, pide que se respete tu elección y se te apoye. Independientemente de lo que decidas sobre la lactancia, tienes derecho a que se respete. Recuerda que no estás obligada a dar el pecho; si decides no hacerlo, puedes pedir un acompañamiento igual de cuidadoso, sin juicio ni presión. Y si tu deseo es dar el pecho, es importante que se respeten tus tiempos, tu intimidad y tus prioridades. Dejarlo por escrito puede ayudarte a que todos estén en sintonía.

[5] Si hace falta darle leche al bebé, sea materna o artificial, se puede hacer con otros recipientes que no ponen en riesgo la succión, pues el recién nacido puede llegar a confundirse. Un vaso (sí, lo has leído bien), una jeringa con tu dedo en su boca, etc. permiten que se alimente con más seguridad.

Recuerda que el plan de parto puede variar; siéntete libre de cambiar de opinión en cualquier momento.

Buenas prácticas para proteger la lactancia desde el nacimiento

Desde hace décadas, tanto la OMS como UNICEF destacan que el inicio temprano de la lactancia materna es una de las intervenciones más efectivas para proteger la salud del recién nacido y de su madre. Ambas organizaciones recomiendan que todos los bebés, salvo que exista una razón médica que lo impida, sean colocados piel con piel inmediatamente tras el parto y que se facilite el inicio de la lactancia durante la primera hora de vida. Este momento inicial, a menudo llamado «hora sagrada u hora dorada», es mucho más que simbólico, pues existe evidencia científica clara al respecto.

> **El contacto piel con piel favorece la regulación del recién nacido —temperatura, respiración, glucemia—, facilita el vínculo con la madre y aumenta las probabilidades de un buen agarre al pecho, lo que puede marcar una diferencia significativa en el establecimiento y la duración de la lactancia.**

Con el objetivo de que estos principios no queden solo en una teoría nació la Iniciativa para la Humanización de la Asistencia al Nacimiento y la Lactancia (IHAN), una estrategia internacional impulsada por la OMS y UNICEF.

Quizá el hospital que has elegido para dar a luz tenga este sello y puede que no sepas muy bien qué significa o en qué puede beneficiarte. Te lo cuento brevemente.

Su propósito es transformar los entornos de atención al parto en espacios respetuosos, informados y protectores de la lactancia materna. En este contexto, se promueve que los hospitales y centros de salud cumplan con los denominados «Diez pasos para una feliz lactancia natural», una serie de prácticas fundamentales que deben aplicarse de manera sistemática para apoyar a las madres y los bebés desde el nacimiento.

DIEZ PASOS PARA UNA FELIZ LACTANCIA NATURAL, ADAPTADOS DE LA INICIATIVA IHAN-OMS Y UNICEF (2018)

1. Contar con una política escrita de lactancia materna que sea conocida por todo el personal.
2. Capacitar a todo el personal de salud en las habilidades necesarias para implementar esta política.
3. Informar a las embarazadas sobre la importancia de la lactancia y cómo lograrla con éxito.
4. Ayudar a las madres a iniciar la lactancia en la primera hora tras el parto.

5. Enseñar a las madres cómo amamantar y cómo mantener la lactancia, incluso si están separadas de su bebé.
6. No dar a los recién nacidos ningún alimento o bebida que no sea leche materna, salvo indicación médica.
7. Facilitar el alojamiento conjunto madre-bebé las veinticuatro horas del día.
8. Fomentar la lactancia materna a demanda (sin horarios rígidos).
9. No ofrecer chupetes ni tetinas a los recién nacidos amamantados.
10. Fomentar la creación de grupos de apoyo a la lactancia y derivar a las madres a ellos en cuanto salgan del hospital.

En estos centros, todo el personal[6] que está en contacto con las madres debe tener formación acerca de la lactancia materna, lo que muchas veces evita comentarios indeseados u opiniones no pedidas por parte de los profesionales.

Aunque muchas mujeres confían en que dar el pecho será algo instintivo y natural, lo cierto es que el entorno juega un papel crucial. Cuando las condiciones son respetuosas y se aplican estos principios, el inicio de la lactancia fluye con más facilidad y menos intervenciones. Por eso es fundamental incluir estas recomendaciones en el plan de parto y conocer los derechos de la madre y del bebé[7] durante el nacimiento. Lactar no siempre es fácil, pero tampoco debería ser una lucha en solitario.

Contacto piel con piel: ¿qué es y hasta cuándo?

Si tuviera que elegir una imagen para representar el comienzo de todo, sería esta: un bebé recién nacido, todavía húmedo, blanquecino por la vérnix, con el cordón umbilical latiendo y colocado sobre el pecho de su madre. Nada más. Solo piel con piel. Tan simple y, a la vez, tan profundamente significativo.

El contacto piel con piel no es un detalle bonito de los partos humanizados[8] ni una moda de las últimas décadas. Es biología pura. Es el primer gesto de adaptación y bienveni-

[6] Me gustaría garantizarte que será así, pero los hospitales pueden tener mucha rotación de profesionales, con lo que puedes encontrarte con una persona que no esté formada.

[7] La «Carta Europea de los Niños Hospitalizados» es un documento que recoge sus derechos durante su estancia en un hospital. Defiende que deben ser tratados con respeto, estar acompañados por sus familias, recibir información adaptada a su edad y estar en entornos pensados para ellos, evitando las hospitalizaciones innecesarias.

[8] Es triste tener que hablar de «partos humanizados»... Implica reconocer que muchos nacimientos se desarrollan en condiciones deshumanizadas y que están marcados por la violencia obstétrica, la falta de respeto a los tiempos y las decisiones de la mujer, y la medicalización excesiva de un proceso natural. En un sistema verdaderamente respetuoso no sería necesario añadir el adjetivo «humanizado»; todos los partos lo serían por definición.

da al mundo. Cuando un bebé nace, todo lo que conocía desaparece: la temperatura constante, la contención del útero, el sonido rítmico del corazón de su madre. En ese entorno nuevo y desconocido, el cuerpo y el pecho de su mamá se convierten en tierra firme.

No es casualidad que, en casi todos los estudios que investigan sobre cómo lograr una lactancia más exitosa, el contacto piel con piel aparezca como una de las intervenciones más eficaces. Y no, no se trata solo de una cuestión emocional, bonita e instagrameable, sino de algo mucho más concreto y observable: cuando se inicia la lactancia en contacto piel con piel, es más probable que sea más prolongada... y menos dolorosa. ¿Por qué sucede esto? Porque el piel con piel permite que el bebé active todos sus reflejos de alimentación de forma natural. No es lo mismo que alguien lo coloque al pecho con prisas o forzándolo a abrir la boca que dejar que se acerque por sí mismo, guiado por el olor, la temperatura, la familiaridad de ese cuerpo que ya conoce desde dentro. El agarre espontáneo que se produce en ese contexto suele ser más eficaz, profundo, y consigue un mejor sellado. Y un buen agarre, como sabemos, es el primer paso para evitar el dolor en la lactancia.

Por su parte, el cuerpo de la madre también responde de forma diferente. El contacto piel con piel estimula la liberación de oxitocina, esa hormona que no solo ayuda a que fluya la leche, sino que también genera una sensación de calma, conexión y bienestar. Cuando el inicio de la lactancia se da en ese entorno hormonal favorable, se reduce la ansiedad, se facilita el vínculo y el cuerpo se prepara para seguir produciendo leche. Los estudios[9] dicen que las madres que tienen contacto piel con piel con su bebé desde el nacimiento tienden a amamantar durante más tiempo. Algunas investigaciones incluso relacionan este contacto temprano y frecuente con una mayor tasa de lactancia exclusiva a los tres y seis meses.

Por si esto fuera poco, el piel con piel también ayuda en los momentos difíciles. Un bebé que se distrae, que rechaza el pecho, que llora sin consuelo... muchas veces vuelve a conectar con la lactancia gracias al contacto directo con el cuerpo materno. Lo mismo ocurre con las madres que están pasando por un momento de inseguridad o frustración: volver al pecho desnudo, sin relojes ni técnicas, puede ser un reinicio necesario.

En resumen: si queremos una lactancia más o menos larga, menos dolorosa y más conectada, el contacto piel con piel es algo que hay que tener en cuenta. Es, muchas veces, la llave que abre el camino. Un gesto tan sencillo como poderoso que recuerda que a veces lo más eficaz no es hacer más, sino menos, y recordar que so-

[9] Que conste en acta que estos estudios son poblacionales, lo que quiere decir que son generales y que pueden diferir en personas concretas.

mos mamíferos. Idealmente, este contacto debería comenzar justo después del nacimiento, pero la realidad es que no en todos los partos ocurre así. A veces hay cesáreas, urgencias, protocolos rígidos o nacimientos difíciles. Y entonces aparece la pregunta: «¿Ya es tarde?». La respuesta es no. El contacto piel con piel no tiene fecha de caducidad. Por supuesto, cuanto antes, mejor. Pero, si no fue posible al inicio, se puede recuperar. En la habitación del hospital, en casa, en los días siguientes, incluso semanas más tarde. Cuando hay un brote de crecimiento, una noche difícil o la necesidad de volver a empezar. A veces, el piel con piel no es el comienzo, sino el reencuentro.

Y sí, es válido preguntarse: «¿Hasta cuándo?», «¿Hay una edad límite?», «¿Hay un momento en el que ya no toca?». Pues no. Mientras la madre, el bebé o cualquier persona que críe sienta que lo necesita, sigue siendo útil. Porque, más allá del inicio de la lactancia, el piel con piel es una herramienta que vincula, regula, reconforta y repara. Así que no, no es un lujo. No es una recomendación si se puede; forma parte del cuidado esencial en la llegada al mundo de un bebé.

¡El bebé gatea para encontrar el pecho!

Pero volvamos a ese instante en que un bebé nace y se coloca sobre el pecho desnudo de su madre libre de intervenciones (sí, no hace falta limpiarlo ni pesarlo), sin ropa que los separe ni manos que lo interrumpan. Ahí da comienzo una secuencia instintiva, ordenada y asombrosamente precisa. Deberías (deberíais) vivir este momento único sin prisas, disfrutando del proceso y sabiendo qué está haciendo el recién nacido.

Puedes tener diferentes sensaciones a nivel temporal: que todo sea muy lento o, por el contrario, que sea un visto y no visto. Y no es raro, pues este momento en que el bebé busca el pecho y, al final lo encuentra, puede durar de cinco a sesenta minutos.[10] Cabe decir, para no generar alarma, que no todos pasan por las nueve fases que te voy a describir a continuación, y, por supuesto, no todos lo hacen al mismo ritmo.

[10] Esto es lo que dicen los estudios, pero ten en cuenta que hay bebés que necesitan más tiempo o que no lo consiguen en días. Si es así, necesitarás ayuda, pero no hay nada perdido.

SECUENCIA GENERAL QUE OBSERVARÁS Y DISFRUTARÁS

Llora. Es un llanto breve gracias al cual empieza a llenar sus pulmones de aire. Es probable que se calme en cuanto esté sobre tu cuerpo.

Se relaja. Tras ese primer llanto, si lo dejas tranquilo sobre el pecho o el abdomen entra en un estado de calma. No hay movimientos activos, respira con profundidad, se adapta al nuevo entorno y siente la calidez de tu cuerpo. Sus manos pueden estar abiertas, la cabeza apoyada, el cuerpo en reposo.

Se despierta. Poco a poco comienza a moverse. Abre los ojos, hace movimientos suaves con la cabeza y las extremidades. Explora el entorno a través del olfato y el tacto. Sus movimientos aún no tienen un objetivo claro, pero se está preparando.

Se activa. Los movimientos se vuelven más intencionados. El bebé comienza a lamerse las manos, mover la boca y emitir sonidos. Hay un claro inicio de búsqueda. Puede levantar la cabeza y moverla de un lado a otro. Es la fase en que su cuerpo despierta y se prepara para el siguiente paso.

Repta. Aquí ocurre algo increíble. Si el bebé está colocado boca abajo sobre tu cuerpo, comenzará a desplazarse con movimientos que recuerdan al gateo. Se impulsa con los pies, empuja con las piernas y avanza despacio hacia el pecho. Esta fase puede durar varios minutos, y es un espectáculo de fuerza y dirección.

Se familiariza. Cuando llegue al pecho, es probable que no se agarre de inmediato. Antes, lo examina, lo huele, es posible que lo lama, lo toque con las manos, se frote la cara contra el pezón. Esta fase es clave para que reconozca el olor, la textura y el sabor del pecho.

Succiona al aire. El bebé comienza a hacer movimientos de succión con la boca, pero aún no se engancha al pecho. Es lo normal y esperable. Puede succionar su manita o mover la lengua. Es el ensayo general.

Realiza un agarre espontáneo y succiona. Al final, el bebé abre bien la boca, dirige la cabeza hacia el pecho (puede dar cabezazos o lanzarse directo a un pecho) y se agarra por sí solo. Si todo va bien, el agarre es profundo y eficaz, sin necesidad de guiarlo. Y sí, habrá empezado la primera toma.

Se duerme. Después de esta intensa experiencia sensorial, el bebé suele quedarse profundamente dormido, por lo general durante varias horas. Es un descanso necesario, el cierre perfecto que le dará fuerzas para volver a empezar.

¿Por qué es importante conocer estas fases? Porque comprenderlas cambia nuestra manera de entender el proceso. Nos ayuda a no interrumpir al bebé mientras manifiesta este comportamiento, a no tener prisa, a no corregir antes de tiempo. Cada fase tiene un propósito y, cuando respetamos ese ritmo, le estamos dando la oportunidad de desplegar todo su potencial innato. ¡Ah!, ya lo he dicho, pero estas fases se pueden recuperar en otro momento, una vez en la habitación, incluso en casa, con más calma y sin presiones.

Un mundo de emociones también para ti

El parto no es solo un evento físico. Es un torbellino de emociones que van del miedo a la euforia, de la incertidumbre más profunda a la conexión más intensa que se puede imaginar. Y lo cierto es que nadie puede predecir qué sentirá una madre en ese instante. Cada parto es único, y cada mujer lo vive desde su historia, su cuerpo, su deseo y sus expectativas.

Durante el parto, muchas madres atraviesan momentos de gran vulnerabilidad: el dolor, el cansancio, la sensación de no poder más. Pero también hay instantes de fuerza salvaje, de decisión firme, de entrega absoluta. No es raro que todo conviva a la vez: la fragilidad y el poder, el miedo y la confianza, las lágrimas y la risa. Parir es un viaje emocional que muchas describen como transformador.

Y entonces, de pronto, el recién nacido está fuera. El tiempo se detiene. Ese primer contacto piel con piel, el calor del cuerpo del bebé sobre el pecho, su respiración agitada, el olor de su cabeza... Es un momento que no siempre puede explicarse con palabras. Para algunas madres, es amor a primera vista. Para otras, desconcierto, sorpresa, incluso vacío. Es importante recalcar que no siempre aparece el amor a la primera; a veces nace más tarde y sí, es normal y sí, no pasa nada porque sea así. Hay muchas madres que sienten una conexión inmediata y otras que necesitan tiempo para asimilar lo que ha ocurrido. Algunas lloran, otras se quedan en silencio, muchas se limitan a observar. Lo importante es saber que no hay una forma correcta de sentirse y que todas las reacciones son legítimas.

Ese contacto temprano no solo favorece la lactancia y la regulación del bebé, también le da a la madre la oportunidad de reconocerse en su nuevo rol, de iniciar un vínculo que irá creciendo día a día. Porque, aunque el parto es el final del embarazo, es también el comienzo de algo profundo y nuevo: la maternidad.

El papel de la pareja durante el parto

Cuando se habla del parto, muchas veces toda la atención se centra en la madre (que no digo que no deba ser así), pero eso no significa que la pareja no tenga un papel fundamental en este momento. De hecho, su presencia, actitud y apoyo pueden marcar una gran diferencia.

Es importante que, antes del parto, habléis a fondo sobre ello. Que os sentéis las veces que haga falta para explorar los sentimientos, las expectativas y los miedos de cada uno es más que recomendable. Para tu pareja, es esencial saber qué quieres y cómo lo quieres; habrá momentos en que quizá le toque recordarte cosas que deseabas, que querías preguntar a los sanitarios que te atienden, o hacer o decir lo que le hayas dicho que haga o diga. Sin estas charlas previas será muy complicado que pueda acompañarte plenamente en el parto. Tu pareja te recordará tus deseos plasmados en el plan de parto cuando nadie más lo haga, pedirá intimidad, silencio o luces tenues, protegerá el espacio... Pero eso no es todo.

Hay mucho más. Hay que estar, acompañar y sostener. A veces se piensa que habrá que hacer muchas cosas, pero lo más importante es estar presente de forma activa y amorosa. La pareja puede ser ese refugio seguro en medio de la intensidad del parto: una mirada tranquila, una mano que acaricia la espalda, una voz que dice «Lo estás haciendo increíble» en el momento justo.

Cuando el bebé nace, el acompañamiento no termina: empieza una nueva etapa durante la cual madre y bebé se están conociendo, y en la que la lactancia se pone en marcha. Aquí, de nuevo, la pareja puede ser un gran apoyo: ofrecer agua, acomodar las almohadas, colocar un cojín, observar las señales del bebé, pedir ayuda si algo no va bien, sujetar a la madre para que ella pueda sostener al bebé... También puede ser la voz que recuerde que no pasa nada si al principio la lactancia no es perfecta, que habrá tiempo de aprender, que todo irá bien y que podéis pedir ayuda. La pareja no debería estar en segundo plano. Su presencia y cuidado son fundamentales. No se trata de protagonizar el momento, sino de sostener el escenario para que la madre y el bebé brillen. Y eso es mucho.

¿Qué pasa en caso de cesárea?

Cuando nos imaginamos el nacimiento, muchas veces lo hacemos con la idea de un parto vaginal, íntimo, en un entorno cálido y respetado. Pero no todos son así. Algunas veces, por decisión médica o necesidad urgente, el nacimiento se produce a través de una cesárea. Y aunque en ocasiones se vive con cierta frustración, es importante recordar que una cesárea también es un nacimiento. Y también merece ser respetada.

Durante una cesárea tradicional, es común que la mujer esté tumbada, con los brazos extendidos o incluso atados, con luces frías, mucha actividad quirúrgica y poco margen para el encuentro inmediato con su bebé. Esta imagen, repetida durante décadas, ha llevado a muchas mujeres a vivir su parto con una sensación de pasividad, distancia o incluso malestar emocional. Algunas no pueden tocar a su bebé, no lo ven al nacer o no saben lo que está pasando, lo que les genera desconcierto y vulnerabilidad.

Sin embargo, en los últimos años ha cobrado fuerza un enfoque distinto: la cesárea humanizada.[11] Eso no significa que se renuncie a la seguridad del proceso, sino que se incorpora también el respeto por el vínculo, el deseo de contacto y la participación de la madre. En este tipo de cesáreas, se puede

[11] Creedme que es duro escribir el término «humanizada» después de la palabra «cesárea». Tener que reclamar que las cesáreas sean humanizadas es tremendo, pues implica que durante muchos años no ha sido así y que las mujeres no han vivido el nacimiento de sus bebés de manera respetada.

llegar hasta a bajar el campo estéril para que la madre vea nacer a su bebé, ajustar la iluminación, minimizar el ruido, permitir la presencia de la pareja y, lo más importante, facilitar el contacto piel con piel desde el quirófano.

Aunque es cierto que en una cesárea el bebé no suele realizar toda la secuencia de movimientos que haría si estuviera sobre el cuerpo de su madre tras un parto vaginal (no habrá reptado ni habrá realizado una búsqueda tan activa), sí puede y debe ser colocado sobre el torso desnudo de la madre. Con ayuda de una matrona, una enfermera o de la pareja se puede acomodar al bebé en una posición segura, donde escuche el corazón que le ha acompañado nueve meses, y sienta el calor y el olor de su madre.

Ese contacto tiene los mismos beneficios que en un parto vaginal: también ayuda a estabilizar la temperatura del bebé, regula su frecuencia cardiaca y respiratoria, y favorece la colonización con las bacterias maternas (aunque haya nacido por vía abdominal). Para la madre es una oportunidad de conectar, de acoger a su bebé, de recuperar el protagonismo en su nacimiento porque, aunque el cuerpo esté anestesiado, la capacidad de amarlo, de mirar, de sentir sigue intacta.

Sí, a veces las circunstancias no permiten un contacto piel con piel inmediato. En ocasiones hay que esperar unos minutos u horas. Pero debemos saber que es posible y que debemos pedirlo y promoverlo.

¡Ah!, y el plan de parto no es solo para los partos vaginales. También puede y debe incluir deseos y preferencias en caso de que el nacimiento se produzca por cesárea. No se trata de exigir lo imposible, sino de expresar, de forma clara y anticipada, aquello que la madre (y su pareja) desean para ese momento, siempre que sea compatible con la seguridad clínica.

IDEAS QUE PUEDES INCORPORAR AL PLAN DE PARTO EN CASO DE CESÁREA

- Que, si no hay complicaciones, se facilite el contacto piel con piel desde el quirófano, colocando al bebé sobre tu pecho desnudo en cuanto sea posible.
- Que no te separen del bebé, y que el recién nacido se quede en la misma sala mientras finaliza la cirugía (con ayuda de una matrona o de tu pareja para sostenerlo).
- Que, si no puedes tener al bebé en brazos y lo deseas, sea tu pareja la que haga piel con piel hasta que estés en condiciones de hacerlo.
- Que se favorezca el inicio de la lactancia durante las primeras horas, idealmente en la sala de recuperación.
- Que puedas ver nacer a tu bebé, bajando el campo estéril o utili-

zando una cortina transparente, si lo deseas.
- Que se evite, en lo posible, que te aten los brazos y que se te consienta cierto movimiento, si la anestesia y la seguridad lo permiten, una vez el bebé haya nacido.
- Que se respete un entorno tranquilo, con una mínima cantidad de personas y luces suaves cuando sea viable.

Estas solicitudes, por sencillas que parezcan, pueden marcar una gran diferencia en cómo se vive el nacimiento.

Cuando hay separación: emociones y recursos

A veces, por motivos médicos, no es posible tener contacto inmediato con el bebé tras el parto. Quizá el recién nacido necesita atención en neonatología o la madre no se encuentra en condiciones. ¿Qué se puede hacer si hay separación? ¿Ya no será posible la lactancia?

Si se produce una separación tras el nacimiento, es importante saber que podéis hacer muchas cosas. Una opción es pedir que la pareja o un acompañante, si el bebé está estable, sea quien realice el contacto piel con piel mientras se espera el reencuentro, para que el recién nacido siga aprovechando sus beneficios. Es cierto que no será contigo, pero es mucho mejor esto que nada. También puedes solicitar que tomen fotografías o vídeos del bebé; ver esas imágenes te ayudará a conectar emocionalmente y te aportará tranquilidad durante la espera. En cuanto sea posible, conviene que pidas realizar el contacto piel con piel, incluso si ha pasado tiempo desde el parto, ya que nunca es tarde para iniciar ese encuentro.

Además, cuando estés lista, y si lo necesitas, expresar cómo has vivido la experiencia puede ser muy sanador: poner en palabras lo sucedido, ya sea con una profesional de la salud, una psicóloga perinatal o alguien de confianza, te ayudará a procesar y comprender lo vivido. Finalmente, si la lactancia no puede comenzar de inmediato, estimular el pecho es clave. En las primeras horas, lo puedes hacer de forma manual. Es un proceso seguro y efectivo que sirve para conseguir las primeras gotas de calostro. Si se prevé que pasaréis varios días sin estar juntos, es importante que empieces a usar un sacaleches de grado hospitalario para realizar la estimulación que el bebé no estará realizando. Y recuerda que, en una cesárea, la producción de leche no es menor ni se retrasa más días, pues es el alumbramiento de la placenta lo que pone en marcha el proceso, y esto pasa en un parto vaginal y en uno por cesárea.

El vínculo no se rompe por un comienzo distinto o una separación. Se construye cada día. El cuerpo materno, como el del bebé, está hecho para reencontrarse.

Si sabes de antemano que tendrás una cesárea programada, hay algo que puedes preparar, además de la canastilla del hospital: tu banco de calostro. Extraer pequeñas cantidades durante los días previos al parto y congelarlas puede ser de gran ayuda. Ese calostro, que muchas veces se recoge gota a gota con una jeringuilla, es riquísimo en defensas y nutrición. Es tu leche, preparada especialmente para ese bebé, en el momento en que más la necesita. Además, extraerlo puede darte confianza y ayudarte a conectar con tu cuerpo antes del nacimiento. No es imprescindible, pero es una opción valiosa que muchas madres agradecen haber conocido a tiempo.

Extracción prenatal de calostro. ¿Cómo se hace?

La extracción manual del calostro es una técnica conocida y eficaz que se puede llevar a cabo en las últimas semanas del embarazo. Puede iniciarse alrededor de la semana treinta y siete de gestación, y en algunos protocolos médicos incluso se indica desde la treinta y cuatro. Se recomienda sobre todo en situaciones como diabetes gestacional, embarazo múltiple, crecimiento intrauterino retardado o antecedentes de baja producción de leche en una lactancia anterior. Esta práctica, aunque al principio solo se consigan unas pocas gotas, nunca es indicativa de la futura capacidad de producir leche, sino una forma de tener un salvavidas de calostro para los primeros días y una manera de conocer tu glándula y perder el miedo a tocarte y extraerte la leche.

Te cuento cómo hacerlo: para realizar la extracción, primero lávate muy bien las manos y asegúrate de retirar cualquier crema o loción que te hayas aplicado previamente. Es importante que crees un ambiente calmado y relajante. Tomar una ducha caliente o ponerte compresas tibias sobre el pecho ayuda a activar el reflejo de eyección, te relaja y permite que la oxitocina haga su magia. Escuchar música suave, ver las ecografías del bebé (o los vídeos, si los tienes) o imaginar el momento en que le vas a dar al pecho pueden contribuir a liberar oxitocina, facilitando la salida del calostro.

La técnica usada consiste en formar una C con la mano, poniendo el pulgar por encima de la areola y el índice por debajo, a unos 2-4 cm del pezón. Aplica una presión suave hacia dentro, en dirección al tórax, hacia las costillas, y luego comprime el pezón entre los dedos y el pulgar sin deslizarlos sobre la piel. Repite el movimiento de presionar–comprimir–relajar de forma rítmica, simulando la succión del bebé. Cuando cese el flujo, cambia los dedos de posición alrededor de la areola, en forma circular, para estimular nuevos conductos.

La extracción puede durar entre cinco y diez minutos por sesión, alternando entre ambos pechos, según se ralentice la aparición de gotitas de calostro o no salgan. Se aconseja realizar una sesión diaria y tener mucha paciencia. El calostro que hayas recogido se almacena en jeringuillas pequeñas (1-5 ml), cucharitas de café limpias o pequeños recipientes específicos. La cantidad que consigas será escasa, entre menos y nada. Y sí, estas pequeñas cantidades se guardan. Ve colocando todas las jeringuillas en una bolsa de zip que guardarás en el congelador, donde se conserva durante unos seis meses. Es esencial etiquetar cada jeringa con la fecha para que, si es necesario utilizar el calostro, uses primero las extracciones más antiguas. De esta manera, evitarás que caduquen en el congelador y las tengas que tirar.

El día del parto las puedes transportar en una bolsa isotérmica con placas de hielo, correctamente identificadas con nombre y fecha para que las guarden en el hospital[12] y te las den cuando sea necesario.

Si existe separación o dificultades iniciales, se puede ofrecer el calostro extraído cada dos horas o cuando el bebé muestre señales de búsqueda. Las tomas son pequeñas, y se administran poco a poco mediante la misma jeringa, evitando así confundirlo con la succión del pecho. Es primordial seguir realizando extracciones regulares para estimular la subida de la leche y favorecer la lactancia exclusiva y, cuando sea posible, empezar a poner al bebé al pecho.

Para terminar, un detalle muy importante: el calostro no se calienta en agua caliente como la leche, sino acercando a tu cuerpo la jeringuilla o el recipiente en el que lo hayas guardado. Verás que en pocos segundos estará listo para ofrecérselo al bebé.

¿Qué pasa en caso de parto prematuro o de emergencia?

Hay partos que llegan sin avisar. A veces se adelantan sin que estemos preparadas y, en ocasiones, surgen complicaciones inesperadas. De pronto, todo lo que habíamos imaginado se desvanece en segundos.

Hemos hablado de un inicio de la lactancia desde una mirada ideal: un bebé a término que nace con calma se acomoda en el pecho y empieza su vida en el calor del cuerpo de su madre. Pero hay otras realidades. Y es importante nombrarlas y explorarlas.

Un parto prematuro o de emergencia puede significar que el bebé necesite atención médica inmediata o que sea trasladado a neonatología, o incluso a una unidad de cuidados intensivos. También puede implicar que la madre esté recuperándose de una cesárea o sedación general, o que no haya podido sostener a su bebé al nacer. Todo eso puede doler.

---

[12] Te recomiendo encarecidamente que, antes de llevar el calostro al hospital, hables con el personal y te asegures de que te lo vayan a guardar. Aún hay algunos centros a los que no les parece bien que lo lleves, y puede terminar en la basura. Si ves que no lo reciben de buen grado o no has podido consultarlo, es mejor que un familiar te lo traiga cuando lo requieras.

Y no, no es exagerado sentirse mal por eso. Aunque lo primero es que ambos estéis bien, no poder tener al bebé contigo desde el principio puede dejar un gran vacío. Es una pérdida en sí misma, a pesar de que luego todo vaya bien. Se trata de poner palabras al duelo de no haber vivido ese primer encuentro como imaginabas o de sentir miedo por la situación. Pero también quiero decirte algo: nunca es tarde para el encuentro e iniciar la lactancia. Aunque no se haya dado el contacto piel con piel inmediato, aunque el bebé esté en una incubadora, aunque hayan pasado días, hay tiempo, porque nada está escrito.

En muchos hospitales, cuando el estado del recién nacido lo permite, se aplica el método canguro: contacto piel con piel prolongado, incluso con bebés muy pequeños. Ese contacto favorece su estabilidad, mejora la lactancia y fortalece el vínculo. A veces es el padre o la pareja quien hace ese primer contacto mientras la madre se recupera. Y está bien. Todo suma.

Y sí, puede dar mucho miedo. El bebé que imaginabas no es el que tienes frente a ti. A veces, según la edad gestacional, su inmadurez es extrema: su cuerpo es diminuto y frágil; su piel puede ser muy delgada, casi translúcida; sus movimientos, débiles; y cada respiración parece un esfuerzo enorme. Los monitores y todos los sonidos que hacen, los tubos que salen de su cuerpo... pueden abrumarte, y aunque cada pequeño avance es un milagro, el miedo y la incertidumbre pueden apoderarse de ti. Es normal sentirse agobiada, triste, ansiosa o incluso culpable, mientras aprendes a reconocer y amar a ese bebé tan distinto al que imaginabas.

Si la madre y el bebé no pueden estar juntos, o este no puede mamar, extraerse el calostro desde las primeras horas es clave. En los hospitales disponen de sacaleches hospitalarios que imitan la succión de un bebé prematuro y facilitan conseguir el establecimiento de la producción de leche.

Tener a un bebé prematuro en una UCI neonatal o que deba estar ahí por enfermedad es una de las cosas más duras del mundo. Será todo un maratón, pues, dependiendo de la edad gestacional, pueden ser días, semanas o meses de ingreso. Y estamos hablando del posparto, de una etapa de muchas dudas y miedos en la que el cuerpo duele, las hormonas se desbordan y las emociones están a flor de piel. Una etapa en la que lo que se esperaba era el contacto piel con piel, estar en casa, presentar al bebé a la familia... En cambio, todo sucede entre máquinas, batas y rutinas hospitalarias.

Quizá te sientas abrumada por la demanda de leche materna, pues es casi lo único que puedes hacer por tu bebé. Si decimos que en la maternidad es necesario tener ayuda, en una situación como esta es vital. Apoyarte en tu entorno más cercano, en el personal sanitario, en grupos de apoyo a la lactancia o en otras familias que han pasado por lo mismo puede marcar la diferencia.

QUIÉN PUEDE ACOMPAÑARTE EN EL PROCESO

- Grupos de apoyo a la lactancia materna: podrás compartir experiencias y recibir orientación.
- Equipos de atención psicológica perinatal, disponibles en muchos hospitales o centros de salud.
- Asociaciones de familias de bebés prematuros, que ofrecen acompañamiento.

No es el camino que habías imaginado, pero sigue siendo el vuestro. Cada día en el hospital, cada gota de leche, cada mirada a través del cristal, cada caricia entre cables... todo cuenta. Permítete sentir lo que sientas: miedo, tristeza, rabia o cansancio. No hay emociones incorrectas en un proceso tan intenso. Lo importante es que no lo transites sola. Busca sostén, confía en el equipo que acompaña a tu bebé, acepta la ayuda de quienes te quieren. Poco a poco, las rutinas hospitalarias darán paso a otros momentos: el alta, el primer paseo, las noches juntos en casa. Y aunque el comienzo haya sido distinto, la historia de tu maternidad y la de tu bebé seguirá escribiéndose a su ritmo, con toda la fuerza y la ternura que os une.

Cuando no mama. ¿Está todo perdido?

En las primeras horas de vida, muchos bebés se muestran en alerta, activos y con un fuerte instinto de búsqueda del pecho. Sin embargo, no todos siguen este patrón. A veces, el recién nacido no muestra interés por mamar, no busca el pecho o parece no saber cómo agarrarse. Esta situación puede desconcertar muchísimo, en especial si esperabas el comportamiento tan definido e inmediato que te he relatado.

Es importante saber que esto no necesariamente indica que haya un problema grave. Algunos bebés necesitan más tiempo para hacer la transición al mundo extrauterino. El alumbramiento prolongado, el empleo de medicamentos durante el trabajo de parto, la separación temprana, el nacimiento por cesárea o la personalidad del bebé pueden influir en su nivel de alerta y en su capacidad de iniciar la lactancia. Si no se agarra al pecho nada más nacer, nos queda mucho por hacer e intentar. No lo vivas como que está todo perdido; el camino acaba de empezar, y puedes hacer muchas cosas para que tu bebé comience a mamar.

¿QUÉ HACER SI EL RECIÉN NACIDO NO SE AGARRA?

Promover el contacto piel con piel tanto como sea posible. El contacto piel con piel entre la madre y el bebé tiene un efecto poderoso sobre la fisiología de ambos. Coloca al recién nacido sin ropa (o solo con pañal) sobre tu pecho desnudo y permite que explore, sin presión ni expectativas. Deja que se mueva libremente sobre tu pecho, solo debes evitar que se caiga hacia los lados, ya que a veces se mueven de manera brusca, y permite que intente encontrar el pecho por sí mismo.

No forzar el agarre. Al contrario, trata de no introducir el pecho en la boca del bebé si él no está preparado, pues eso puede generar más rechazo o frustración. En su lugar, ofrécele oportunidades frecuentes para que se acerque al pecho a su propio ritmo. El reflejo de búsqueda se activa cuando el bebé roza el pezón con la mejilla o los labios, pero necesita tiempo y tranquilidad para responder. A menos que tú así lo quieras y lo pidas, nadie debería tocar o sujetar tu pecho y ofrecérselo al bebé.

Estimular el reflejo de succión. A veces, ayudar al bebé a succionar tu dedo limpio con la uña bien corta (colocado con la yema hacia el paladar) puede activar su reflejo de succión y preparar el camino para el agarre al pecho. Hazlo con cuidado, siempre en coordinación con una profesional.

Extraer el calostro de forma manual. Si el bebé no succiona durante las primeras horas, es fundamental que te extraigas el calostro a mano cada dos o tres horas y que se lo ofrezcas al bebé en una cucharita, un vasito o una jeringa. Esto no solo ayuda a alimentarlo, sino que protege tu producción de leche.

Buscar acompañamiento adecuado. Cuando el inicio de la lactancia presenta dificultades, el acompañamiento temprano de una IBCLC o experta en lactancia puede marcar una gran diferencia. Una evaluación individualizada te ayudará a identificar si hay factores anatómicos, posturales o emocionales que alteren tu bienestar y que estén interfiriendo con el inicio de la lactancia.

Todo lo que te he contado en este apartado es un continuo de aprendizaje mutuo, no un momento. Amamantar no es un evento puntual, sino un proceso de aprendizaje mutuo. No todos los comienzos son fáciles, pero, con apoyo y paciencia, la mayoría de las díadas madre-bebé logran establecer una lactancia satisfactoria, sea la que sea y dure lo que dure.

¿Qué pasará después?

Es muy frecuente que, tras ese primer encuentro mágico entre el bebé y el pecho, cuando el recién nacido se agarra y mama con sorprendente eficacia, todo parezca calmarse de repente. Muchas madres se sorprenden (y a veces se alarman) porque su bebé, que parecía tan despierto y activo al nacer, de repente ha entrado en un estado de somnolencia profunda. Apenas abre los ojos, no busca el pecho con insistencia y parece que no le interese comer. ¿Qué ha pasado?

Este fenómeno se conoce como «letargo fisiológico del recién nacido» y forma parte del comportamiento normal de muchos bebés durante las primeras horas de vida. Después del parto, si se les deja en contacto piel con piel con su madre y no se les separa, atraviesan una serie de fases de alerta y actividad, de las que hemos hablado, y, tras esa toma inicial, suelen quedarse profundamente dormidos durante horas. Este sueño no es preocupante. Se trata de un descanso reparador tras el esfuerzo del nacimiento y la primera toma, que requiere una cantidad notable de energía. El bebé necesita recuperarse. Sin embargo, este letargo puede durar tanto, a veces más de seis horas, que quienes no lo conocen pueden llegar a pensar que algo no va bien.

Lo importante en este periodo es no separarse, mantener el contacto piel con piel y vigilar la transición a la siguiente etapa, durante la cual el bebé comienza a mostrar señales más claras de hambre. Si no se activa por sí mismo tras unas seis u ocho horas, puede ser necesario estimularlo para favorecer una nueva toma: separarlo un poco del cuerpo, cambiarle el pañal o la ropa, sostenerlo y hablarle... Las matronas y el personal de salud pueden ayudar en este proceso para asegurar que se establece bien la lactancia.

En resumen, el letargo tras la primera toma no es un signo de que el bebé no quiera mamar ni de que exista un problema. Es un comportamiento esperable que forma parte del diseño natural. Como tantas cosas en la lactancia, conocerlo de antemano es clave para no asustarse y confiar en el proceso.

EN PLANTA: PRIMERAS HORAS Y PRIMEROS DÍAS

Después del parto, este es uno de los momentos más soñados: tener por fin a tu bebé en brazos y descubrir cada pequeño detalle de cómo es. Es, sin duda, un momento de muchas emociones que también puede venir muy determinado por cómo haya sido el parto y cómo te sientas.

Los primeros días en el hospital[1] son toda una aventura. Os estáis conociendo, y eso requiere tiempo y paciencia, prueba y error. Ha llegado el momento de la verdad, ahora es cuando dejamos la teoría y nos metemos de lleno en la práctica. Y como cualquier cosa que hayas hecho en la vida, raramente todo sale a la primera. Hay veces que sí, que conste en acta, pero en otras ocasiones nos sentimos torpes, no sabemos muy bien cómo sujetar y acercar el bebé al pecho, nos preguntamos si hay que despertarle o es mejor que duerma, si abre mucho o poco la boca para mamar, o si los ruiditos que hace son normales. Todo puede estar teñido de incertidumbre, y es importante que contextualices este momento, pues nada está escrito y, si algo no va del todo bien, existe mucho margen de mejora.

Durante las primeras horas se mezclan muchas cosas; cansancio físico, sensaciones muy variadas, incertidumbres diversas..., que lo convierte todo en una montaña rusa de emociones. Y es que apenas estás aterrizando en la realidad de ser madre y, casi sin darte cuenta, ya empiezan las visitas de familiares y amigos, los comentarios de cada uno de ellos, las comparaciones y las expectativas externas. Es probable que sientas que todo el mundo parece tener una opinión sobre lo que debería pasar o sobre cómo tienes que hacerlo, y es fácil sentir que no hay espacio para escuchar tu ritmo o el de tu bebé. Intenta protegerte si esto te avasalla y busca la complicidad de tu pareja o de una persona de confianza para tener espacios a solas.

Algo que también puede pasar, y que sorprende a la mayoría de las

[1] Es cierto que hay nacimientos que no se producen en un hospital, y quizá sea tu caso. En España, el porcentaje de partos en casa es minoritario. Según los datos del Instituto Nacional de Estadística (INE) de 2017, solo el 0,32 % de los nacimientos tuvieron lugar en el domicilio, lo que representa 1.273 partos del total. Pero igual has decidido dar a luz en casa y estás leyendo este libro.

madres, es que, cuando se busca seguridad en los sanitarios del hospital, aparecen recomendaciones distintas por su parte.

Cada profesional puede dar indicaciones diferentes, lo que a menudo genera confusión y hace que te cuestiones tus capacidades y conocimientos. Y ahí estás tú: agotada, emocionada, sensible, con la sensación de ser pequeña ante un mundo enorme que acaba de abrirse frente a ti. Te descubres en medio de un torbellino de voces externas mientras intentas escuchar la tuya. Unas veces te invade la duda; otras, la ternura; a ratos sientes fragilidad y, al mismo tiempo, una fuerza nueva y desconocida.

Estos primeros días no son un examen, son solo el comienzo. Un espacio de ensayo, de aprendizaje lento, de algo nuevo que se construye paso a paso en el que no tendrás todas las respuestas y al que hay que dedicarle mucha paciencia.

Antes de empezar este capítulo, tengo que avisarte. Lo que te cuento sonará duro, pero si te doy esta información no es para desanimarte o sacarte de la cabeza la idea de dar el pecho, sino para que tengas expectativas realistas de lo que puede pasar y de lo complejas que pueden resultar estas primeras horas.

Muchas lactancias son fáciles y felices desde el minuto cero, y eso sería lo deseable, pero también sé que se produce un gran número de abandonos en los primeros tres días de lactancia.

Así que vamos allá, para que estés lo más preparada posible.

Lactancia materna a demanda

Una de las primeras preguntas que se hacen muchas madres cuando empiezan a dar el pecho es: «¿Cada cuánto le doy?». Y entonces aparece el caos. Porque, en un mundo de relojes, agendas, aplicaciones y recordatorios, dar el pecho a demanda suena tan difuso como decir «Cuando le parezca bien al bebé». Y *spoiler*: es justo eso, pero no del todo.

¿Qué significa realmente «a demanda»?

Significa ofrecer el pecho siempre que el recién nacido lo pida... y a veces también cuando no lo pida, pero lo necesite. Significa seguir las señales del bebé, no las del reloj. Significa entender que la lactancia no es una cuestión matemática, sino biológica, relacional entre ambos y, muy importante, cambiante. Y no, no es darle cada tres horas diez minutos de cada pecho. Eso puede sonar ordenado y tranquilizador, pero rara vez funciona. ¿Por qué? Porque los bebés no son robots ni han nacido con un reloj incorporado.

¿Por qué no funcionan los horarios?

Porque los bebés no maman siempre la misma cantidad, ni con la misma intensidad, ni con las mismas necesidades. A veces quieren un trago rápido; otras, una sesión larga con postre y sobremesa. A veces maman por hambre, por sed, por consuelo, por sueño, por dolor, por soledad o por todo junto.

Ponerles un horario es como decirle a un adulto que solo puede beber agua cada tres horas y que, si tiene sed antes, que se aguante. Suena absurdo, ¿verdad? Pues eso. Además, el pecho no solo alimenta, sino que también regula la temperatura, calma, ayuda a dormir, alivia el dolor... ¡Es multifunción! Por eso no es raro que el bebé quiera estar al pecho muchas veces al día, y «muchas veces» es literalmente «muchas veces». Además, tú puedes y debes ofrecérselo si sientes que tu pecho lo necesita o crees que el bebé lleva demasiado tiempo durmiendo. La lactancia también es a demanda de la madre.

Puede ser confuso, lo sé. Con un ejemplo igual resulta más fácil. Piensa en un ábaco con sus cuentas ordenadas en una fila. Pues la fila son veinticuatro horas, y las cuentas, las tomas que hace un bebé. Si te pones a mover las cuentas, las puedes poner más o menos juntas, repartidas en la fila como quieras, ¿no? Pues lo mismo pasa con las tomas del bebé. Mientras reparta esas ocho o doce tomas en veinticuatro horas, todo va bien. Y sí, es posible que esté menos activo por la mañana y las tomas aumenten a eso de la media tarde. Ten muy presente que, cuando veas un patrón regular y empieces a creer que sabes anticiparte, te espera un zasca y un cambio de patrón por parte de tu bebé. ¡Así es la lactancia!

Durante las primeras semanas, la lactancia a demanda se traduce más o menos en esto: dar teta, dar más teta, cambiar un pañal, dar teta otra vez, intentar dormir, dar teta medio dormida, comer algo con una sola mano, dar teta en una postura que desafía las leyes de la ergonomía... Y así.

No es que el bebé solo quiera estar al pecho, es que está haciendo justo lo que necesita para activar tu producción, para sobrevivir, para adaptarse a este mundo nuevo y para conocerte. Así que sí, durante los primeros días (o semanas), tu actividad principal será esa: dar teta y poco más. Pero... ¿y la rutina? La rutina llegará, de verdad. Para los adultos, las rutinas se traducen en confianza y seguridad, pero los bebés no tienen rutinas nada más nacer, ni tampoco las necesitan. Por eso las tomas son erráticas e impredecibles.

Por tanto y en resumen, una vez el bebé se recupere del letargo, deberá empezar a mamar. Es posible que los primeros días le cueste un poco despertarse y, si es así, no dudes en animarlo a mamar. Si, por el contrario, se va despertando con regularidad y pidiendo el pecho, no deberás hacer nada especial.

Edad del bebé en horas y días	Tomas	Aspectos que hay que tener en cuenta
Día 1 (después del letargo y sin contar la toma que ha tenido lugar en la sala de partos)	3-8	El bebé quizá esté muy adormilado. Las tomas pueden durar pocos minutos.
48 horas - día 2	6-8	Se conoce como la «noche de las vacas locas».[2]
72 horas - día 3	8-10	Se produce la subida de la leche.
96 horas - día 4	8-12	Puede hacer caca de color verdoso o gris, o bien no hacerla.
120 horas - día 5	8-12 o más	El bebé hará cacas de color mostaza, que indican que ya toma leche de transición.

[2] En las páginas 139-140, te contaré qué es esto de la «noche de las vacas locas».

Voy a darte una recomendación: apunta las veces que tienes al bebé al pecho y, si ves que no llega a los mínimos de la tabla, no dudes en estimularlo y ofrecerle el pecho de nuevo.

¿Y si no se despierta?

Si no se despierta ni con estas o no muestra interés, puedes sacarte un poco de calostro o leche y dársela, por ejemplo, en jeringa-dedo. Solo debes introducir tu meñique limpio y con la uña cortada en la boca del bebé. La uña descansa sobre la lengua y la yema del dedo toca el paladar. Te darás cuenta de que empieza a mover la lengua.

Otra opción igualmente válida consiste en colocar la jeringa con calostro o leche en la comisura de los labios del bebé, y así se lo podrás ir administrando lentamente.

Los básicos: postura, posición, agarre

Durante mucho tiempo, estas tres palabras fueron el mantra de la lactancia. Si había dolor, poca ganancia de peso, grietas, tomas interminables o cualquier otra dificultad, la respuesta era automática: «Revisemos la postura, la posición y el agarre». Luego descubrimos otras cosas, como los frenillos linguales cortos, y nos olvidamos del A, B, C que representa esta cantinela. Pero con el tiempo volvimos a estos básicos que son clave en las primeras semanas. Porque sí, muchas de las situaciones de dolor inicial tienen que ver con no saber cómo colocar a un bebé al pecho y, lo más importante, con no saber cómo mejorar esta condición.

Tener en cuenta la postura, la posición y el agarre es importante, claro que sí. Pero no son una receta exacta para todas, pues cada madre tiene un cuerpo y unos pechos diferentes. Desde luego, no todos los pezones apuntan hacia el mismo sitio, y este aspecto también es clave.

LOS ACTORES IMPLICADOS

La **postura** es cómo se coloca la madre para amamantar. Puede estar tendida en la cama o sentada. Lo ideal es que se sienta cómoda, que tenga el cuerpo relajado y que pueda sostener al bebé sin hacer malabares con los brazos ni tensar los hombros.

La **posición** se refiere a cómo se coloca el bebé respecto al cuerpo de la madre. Idealmente debería estar alineado (oreja, hombro y cadera en línea).

El **agarre** hace referencia a cómo se prende el bebé al pecho. Se suele decir que debe abarcar una buena parte de la areola, que los labios tienen que estar evertidos y que la nariz y la barbilla deben tocar el pecho.

Esto es lo ideal, más aún si hay dolor o molestias, pero no tiene que ser de libro para estar bien. Es decir, si no está de libro, pero no sientes dolor y el bebé parece estar comiendo, no te obsesiones. Puede no ser perfecto y funcionar todo a la perfección. Porque la clave no está en buscar la postura perfecta, sino la que funcione. Veamos ahora las posturas habituales y lo que necesitas saber de cada una de ellas.

POSTURAS PARA LA LACTANCIA

Cuna o tradicional

Es la postura más usada, pero hay que tener en cuenta aspectos importantes, ya que, de no ser así, puede provocar dolor o reducir la transferencia de leche:

- La cabeza del bebé reposa en la zona de la muñeca, NO en el hueco del codo.
- La mano del pecho que le está dando leche en ese momento debe estar en la espalda del bebé, NO en su culete.
- No hace falta que el bebé esté requetepegado al cuerpo de la madre, pues su posición dependerá básicamente de la dirección de los pezones.

Ideal para:
- El día a día.
- Estar en casa.
- Amamantar fuera de ella.

Puede ser incómoda si:
- La madre tiene dolor, heridas en la vulva o hemorroides.
- No puede estar sentada sobre esa zona.

Cuna cruzada

Parecida a la anterior, pero en esta la madre usa el brazo contrario al pecho que ofrece para sostener al bebé por la zona de la nuca:

- Con la mano en forma de C, coloca bien los dedos para sujetar la cabecita del bebé por la zona de la nuca. Esto le permitirá controlarla y ayudarle a engancharse mejor.
- Pon en forma de U la mano del pecho que le estás dando, de manera que sostenga el pecho.
- El pulgar queda en el lado exterior del pecho, genera un poco de presión y desplaza el pezón hacia el lateral.
- Con el bebé y el pecho agarrados, la madre le acerca la nariz al pezón y espera a que abra la boca. Cuando vea que lo hace, lo acerca con decisión hacia el pecho con la mano que tiene en su espalda.

Ideal para:
- Recién nacidos.
- Bebés con dificultades para agarrarse.
- Cuando la madre está aprendiendo a colocar al bebé o él está adquiriendo la postura.
- Cuando la madre presenta dolor, grietas o pánico al agarre.

Puede ser incómoda si:
- La madre no tiene un buen apoyo de almohadas o algo similar que sujete el brazo con el que se agarra el pecho.
- El bebé está muy activo. Quizá a la madre le cueste controlar sus manitas: se las meterá en la boca o las pondrá sobre el pecho de la mamá. Paciencia y a seguir intentándolo.

Acostada lateral

Madre y bebé se tumban de lado frente a frente. El recién nacido está con la cabeza un poco por debajo del pecho, de modo que ha de moverla hacia atrás para mamar, y no tiene nada detrás que le impida el movimiento.

Ideal para:
- Las noches. Es una postura fantástica para descansar.
- Cuando el periné está dolorido o en caso de cesárea.
- Si el bebé tiene dolor o molestias en la cabeza.

Puede ser incómoda si:
- La madre no se siente segura con esta postura. Practica durante la siesta, cuando hay más luz.

- El bebé toca con sus pies en las piernas de la madre, pues es posible que se impulse hacia arriba y la moleste.

Rugby

El bebé está de lado, bajo el brazo de la madre, como si fuera una pelota de *rugby*.

Ideal para:

- Cesáreas, ya que no presiona el abdomen.
- Gemelos, pues permite que la madre dé de mamar a los dos a la vez, uno a cada lado.
- Bebés prematuros, con frenillo lingual corto o con poco control de la cabeza.
- Pechos grandes o muy tensos, pues se necesita más visibilidad y control.

Puede ser incómoda si:

- La espalda de la madre no tiene un buen apoyo.
- Los pies del bebé, al tocar el respaldo de la silla o el sofá, lo impulsan hacia arriba.

Biológica o reclinada

La madre está semirreclinada, cómoda, casi como tumbada en una hamaca, y el bebé se apoya en su torso, boca abajo, mientras busca el pecho por sí mismo. También se conoce como «*biological nurturing*» porque aprovecha los reflejos innatos del recién nacido para encontrar el pecho.

Ideal para:

- Las primeras horas tras el nacimiento (piel con piel).
- Bebés a los que les cueste el agarre.
- Las tomas relajadas, sin prisas ni posturas marcadas, tanto de día como de noche.
- Cuando el bebé parece pelearse con el pecho en otras posiciones.

Puede ser incómoda si:

- La madre no está cómoda o le duele la espalda.
- Tiene grietas en los pezones y el movimiento del bebé o el de sus manitas le resulta doloroso.

Caballito o sentada

El bebé se sienta a horcajadas sobre el muslo de la madre y mama desde una posición más vertical. A veces también se la llama «posición koala».

Ideal para:

- Los bebés con reflujo.
- Los bebés a los que les cuesta coordinar la succión y la deglución.
- Cuando hay sospecha de frenillo lingual corto.
- Los niños mayores que ya se sientan solos.

Puede ser incómoda si:

- La madre siente que no sujeta al bebé con facilidad.
- La madre está agotada y busca una postura de descanso (*spoiler*: esta no es).

¿Y se pueden hacer varias posturas a lo largo del día o de la noche? ¡Claro que sí! De hecho, es lo mejor. A ver, de todas maneras, vamos a aclarar esto. En la mayoría de las lactancias se suelen hacer una o dos. No hace falta que las hagas todas, busca las que te permitan gestionar el día a día y listo. Me temo que es incierto (pero aún se recomienda) que sea necesario hacerlas todas para drenar bien el pecho. Es un mito más, y solo en el caso de tener una zona con molestias modificaremos la posición del bebé al mamar y dirigiremos su mentón a esa zona.

Primeras horas con el bebé

Una vez superado el paritorio o la cesárea y llegamos a planta, se abre un capítulo nuevo: el aterrizaje emocional y físico. A veces, la euforia del nacimiento da paso al cansancio, la sorpresa o la calma. Y es entonces cuando empieza eso que llamamos «las primeras horas con el bebé», un tiempo que no sigue un guion cerrado, pero que sí tiene algo de ritual: conocerse, tocarse, olerse, mirarse... empezar a ser dos (o más) fuera del cuerpo.

Ya hemos hablado de esto en el capítulo anterior, pero recuerda que, en estas primeras horas, es muy frecuente que el bebé entre en un letargo fisiológico. No significa que tenga un problema ni que haya que forzarlo a hacer nada. Lo que necesita es estar acompañado, preferiblemente piel con piel, sobre tu cuerpo o el de la persona que te acompañe. Ese contacto le regula el cuerpo: la temperatura, la respiración, la glucosa. No hay mejor incubadora que un pecho caliente que huela a mamá.

¿Y la cunita del hospital? Puede estar ahí como un recurso más, por si la necesitamos, pero no es un requisito. El bebé no necesita estar separado ni precisa esa distancia de tu cuerpo. Al contrario, lo ideal es que esté pegadito a quien le conoce desde dentro. Mientras duerme o dormita a ratos, puede hacer ruiditos: gruñidos, gemiditos, estornudos, incluso alguna que otra gárgara. Muchos de esos sonidos no indican hambre ni molestia. Provienen del sistema respiratorio y digestivo, que se estrenan. Eso sí, si algo nos preocupa o no lo entendemos, hay que preguntarlo.

Cuando el letargo termina —recuerda que en ocasiones sucede tras unas horas—, la mayoría de las veces se despiertan con energía.[3] Y sí, en ese instante sienten la necesidad de mamar. Buscarán el pecho con insistencia, y es el momento de ofrecerles la posibilidad de mamar tantas veces como quieran. Algunas tomas serán efectivas, otras solo serán encuentros: el pecho como refugio, como chupete natural, como forma de reconocerse.

Ese es el ritmo de las primeras horas y días: un ir y venir entre el descanso y la exploración, entre el hambre y el consuelo. El bebé no sigue horarios,

[3] Hay bebés a los que les cuesta más y no están tan activos. Si es vuestra situación y a tu bebé le cuesta despertarse y pedir, deberás ser proactiva y ayudarle a comer, despertándolo si es necesario.

no se rige por el reloj, sino por sus necesidades básicas y su instinto.

Otra cosa que suele pasar es que el bebé no siempre se engancha como nos habían dicho. O no lo hace del todo. O parece que sí, pero duele. O no hay manera. Esto no es un fracaso ni tampoco indica que no quiera o que no tenga hambre. Significa que la lactancia también se aprende. Hay que mirar la boca, los pezones, el agarre y la posición del bebé... y, sobre todo, rebajar la presión. Las primeras horas son un ensayo, no un examen.

Y si duele o no fluye, pedir ayuda es lo más sensato. No estás fallando, estás actuando. Las asesoras, las matronas y el personal formado en lactancia están para eso: para facilitar, no para juzgar.

Náuseas, poco interés o rechazo

Los primeros días de vida de un recién nacido en la planta hospitalaria pueden ser cruciales para afianzar la alimentación. Durante este periodo, es común observar comportamientos que los padres podrían interpretar como náuseas, poco interés o rechazo, aunque sus causas y manifestaciones son distintas a las de un niño mayor. Es fundamental que comprendas estas dinámicas para garantizar una respuesta adecuada y, en especial, para no tener miedo (al menos, no demasiado).

Las **náuseas y arcadas** pueden observarse los primeros días, incluso vómitos de pequeñas cantidades de líquido amniótico, calostro o secreciones gástricas. Esto es bastante común en las primeras veinticuatro o cuarenta y ocho horas. El bebé puede haber deglutido líquido amniótico durante el parto, en especial si ha sido rápido o por cesárea, y su expulsión es un proceso normal en los siguientes días. A veces pasan y desaparecen sin más, pero en casos muy contados se opta por realizar un lavado gástrico.

El **poco interés** en la alimentación es una de las preocupaciones más frecuentes al principio. Los recién nacidos, más aún durante las primeras veinticuatro o cuarenta y ocho horas, pueden estar muy somnolientos debido al cansancio del parto, a la medicación materna o a su inmadurez. Esto se traduce en que el bebé no se despierta para mamar, se queda dormido al pecho rápidamente o tiene una succión débil e ineficaz. Este supuesto poco interés no es un rechazo activo, sino más bien una falta de energía o de reflejos de búsqueda y succión lo bastante maduros. En cualquier caso, es esencial estimularlo, ofrecerle tomas frecuentes (cada dos o tres horas, aunque haya que despertarlo con suavidad) y asegurarnos de que el agarre sea correcto para optimizar la ingesta de calostro, esencial para su desarrollo.

El «**rechazo** en el recién nacido» es una expresión que debe usarse con cautela. En los primeros días, un bebé rara vez rechaza la comida de forma consciente, como lo haría un niño mayor o un adulto. Lo que puede parecer rechazo es, en realidad, la manifestación de una dificultad o incomodidad. Por ejemplo, un mal agarre al pecho puede hacer que se aparte, llore o no logre succionar de manera efectiva, lo cual puede interpretarse de forma errónea como un rechazo. De igual modo, el dolor que puede sentir en la cabeza o el cuello puede interferir en el proceso de alimentación. ¡Ah!, y el aroma de ciertos perfumes o cremas que se le hayan aplicado a él o a ti también puede generar este supuesto rechazo a la alimentación. Por eso es esencial observar, preguntar y resolver las dudas con una profesional. Entender lo que ocurre ayuda a acompañar mejor al bebé y a vivir este proceso con más tranquilidad... y menos miedo.

Las temidas bajadas de azúcar

Seguramente has oído hablar de las bajadas de azúcar en los recién nacidos. Suena preocupante, ¿verdad? Pues, antes de que cunda el pánico, vamos a entenderlo bien.

Cuando un bebé nace, tiene que adaptarse a un mundo completamente distinto. Dentro de tu barriga, recibía el alimento de forma continua gracias a la placenta, y, de repente..., ¡todo cambia! Ahora tiene que usar sus reservas para mantener la energía hasta que pueda empezar a mamar.

En la mayoría de los casos, los bebés logran hacer esta transición sin ningún tipo de problema. Sin embargo, hay algunas situaciones en las que pueden correr el riesgo de tener hipoglucemia, que es cuando los niveles de azúcar en la sangre bajan demasiado.

PUEDE OCURRIR EN BEBÉS:

- Que nacen con menos de 2,5 kg.
- Que nacen con más de 4 kg.
- De madres con diabetes (tipo 1, tipo 2 o gestacional).
- Que han tenido un parto difícil o muy largo (pueden estar cansados).
- Prematuros, es decir, que han nacido antes de la semana treinta y siete.
- Bellos durmientes, que no muestran interés por mamar y solo quieren dormir.

¿Cómo podemos ayudarlos a mantener estables los niveles de azúcar? ¡La mejor herramienta, de la que ya he hablado, es el contacto piel con piel! Cuando en esa primera hora tras el parto pones a tu bebé desnudo sobre tu pecho, le estás dando calor, calma, seguridad... ¡y también le ayudas a regular el azúcar! Su temperatura mejora, su respiración se acompasa y, sí, su glucosa también se regula.

A pesar de todo, en ocasiones puede que los niveles de azúcar bajen más de lo que se considera seguro. Si un bebé tiene hipoglucemia, necesita alimento, leche, no suero glucosado.

Esto es muy importante, porque a veces en el hospital pueden proponer darle glucosa por vía oral, pero eso solo es un parche temporal: sube los valores en ese momento, pero no le aporta la energía que necesita para seguir adelante, además de que puede tener un efecto rebote nada deseable. Lo ideal es que, si tu bebé tiene hipoglucemia, se le dé calostro o leche materna. Si no hay suficiente calostro disponible, no quieres o no puedes sacarte leche, o la situación lo requiere, se puede recurrir a leche artificial, pero no suero de glucosa, salvo en casos muy concretos y siempre bajo indicación médica.

En cuanto el bebé empieza a ganar peso, perdemos el miedo a las bajadas de azúcar, pues ya contará con recursos para gestionar sus glucemias.

La gestión familiar, social y hospitalaria

Hay algo que pocas veces se explica en los cursos de preparación al parto: cómo gestionar a la familia en las primeras horas tras el nacimiento. Es curioso, porque suele ser uno de los temas que más condicionan la experiencia. La escena es muy común: la madre intentando entender qué acaba de pasar, con el bebé sobre el pecho, mientras suena el timbre o se abre la puerta y entran cuatro personas con regalos, flores y muchas ganas de opinar.

Y entonces, sin darnos cuenta, ese momento íntimo se convierte en una pequeña recepción. En vez de piel con piel, hay fotos. En vez de silencio, hay frases hechas. En vez de escuchar al cuerpo, hay que atender al suegro que quiere coger al bebé «Solo un ratito». A veces no decimos nada: estamos en *shock* y no queremos parecer unas bordes.

Lo ideal, si se puede, es pasar las primeras horas a solas. La madre, el bebé y la pareja. Nada más. Es un momento de conexión, de reconocimiento, de reajuste. No hace falta llenar la habitación de estímulos, ni responder mensajes, ni presentar en sociedad al recién nacido. Dicho esto, cada madre es un mundo. Puede que haya quien necesite ver a su madre o a su hermana. Está bien. Lo importante es que sea un deseo auténtico, no una obligación disfrazada de cortesía. Que las visitas sean elegidas, no impuestas.

Cuando hay que hacer limpieza... de la habitación

A veces el problema no es quién entra, sino cómo conseguir que salga. Porque el «Solo un ratito» se convierte en una hora. Porque hay quien no capta las indirectas. O porque quizá no te atreverás a decir «Necesito estar sola». Y ahí empiezan las miradas con la pareja, los suspiros, los silencios tensos.

¿Solución? Formad equipo y sed cómplices. Hablad de este tema antes del parto. Consensuad qué haréis y, en especial, deja claro qué te gustaría que hiciera tu pareja. Puede ser que solo le pidas que te observe, que te pregunte y que, si es necesario, actúe. A veces basta con un «Creo que ahora necesitan descansar» para que la gente (por fin) se levante. Aunque en ocasiones hace falta algo más... creativo, como el truco de los clínex, un código pactado de antemano. Si le pides clínex (aunque no los necesites) a tu pareja (o a quien tú quieras, con quien lo hayas pactado), entenderá que hay que desalojar la habitación al instante y sin dudar: «Familia, os invito a tomar algo en la cafetería». Mano de santo.

Si la pareja también se siente incapaz, siempre está la opción de aliarse con los sanitarios. Muchas matronas, auxiliares y enfermeras conocen este tipo de situaciones y pueden ayudar. Un simple «Hay que hacer unas curas, ¿podéis salir un momento?» puede funcionar de maravilla. O incluso algo más directo: «Ahora la madre necesita estar tranquila con su bebé. Les avisaremos cuando sea un buen momento».

Y es que las visitas no son el problema y pueden hacerte mucha ilusión. El problema es cuando no respetan tu ritmo ni tus deseos, cuando ocupan un espacio que no se les ha ofrecido. Por eso, antes del parto, conviene hablarlo. Pensar a quién queremos ver, cuándo, y cómo. ¡Ah! Si luego cambian las ganas, también está bien. Porque tener un bebé da derecho a cambiar de idea, de límites, y a tener nuevas e inexploradas necesidades.

¿Y si hay hermanos mayores?

Cuando hay otros hijos, la escena cambia. Ellos también necesitan su momento. Es muy bonito y especial que conozcan a su nuevo hermano en un espacio de calma, sin demasiada gente ni mil voces preguntando cosas absurdas: «¿Quién es?» (refiriéndose al bebé), «¿Le quieres?», «¿Le das un beso?», «¿A que es guapa tu hermana?»... Estas preguntas, aunque nacen del entusiasmo, pueden ser abrumadoras.

Lo ideal sería permitir que el encuentro se produzca de forma natural: que el hermano mayor se acerque cuando esté listo, que tenga tiempo para observar al bebé, tocarlo con cuidado o incluso mirarlo desde lejos sin presión. A veces su primera reacción es regalarle un dibujo, ofrecerle uno de sus juguetes favoritos o simplemente decir «Hola» con una mezcla de curiosidad y timidez. Y todo eso está bien. Lo importante es que el vínculo comience desde el respeto, no desde la exigencia emocional.

Puedes esperar a tu hijo al pie de la cama o sentada en una silla (ver a alguien en una cama de hospital puede impresionar o dar un poco de miedo, en especial si el niño es pequeño). Lo importante es crear un espacio acogedor para él, sin prisas, sin forzar nada. Hacerle un hueco físico (quizá en la cama, contigo, o a tu lado en el sofá, mientras sostienes al bebé), pero también un hueco emocional: mirarlo a los ojos, poner nombre a su emoción, invitarle a participar, si quiere —«¿Quieres enseñarle tu cuento al bebé?»— o limitarse a estar sin esperar una reacción concreta, solo escucharle (si tiene edad) y dejar que te cuente qué ha hecho en las horas o los días que no habéis estado juntos. Que sienta que aún cabe, que no ha sido desplazado, que sigue siendo igual de importante para ti. Que su lugar en la familia no se ha encogido, sino que se ha ampliado con alguien nuevo a quien también puede querer a su manera, a su ritmo y sin obligaciones.

Y sí, puede que nazca mucho amor, pero puede que se sienta desplazado, enfadado o indiferente: no pasa nada. También él está empezando una relación, y cada uno la inicia como puede. Dale tiempo y no tengas en cuenta si dice algo que no te gusta o te sorprende de manera negativa, como: «Yo no lo quiero», «Solo eres mi madre», «No quiero que venga a casa...». Detrás de esas palabras se esconde una emoción grande que a veces no sabe nombrar: miedo, celos, tristeza, inseguridad. No necesita una corrección inmediata ni tampoco sermones, sino contención. Puedes decirle: «Entiendo que te sientas así», «Da miedo a veces», «Estoy aquí, como siempre», «Te quiero».

El vínculo entre los hermanos no se construye en un día, igual que el amor no siempre nace al instante. A veces empieza por un punto muy alejado del que nos gustaría y, poco a poco, se transforma con tiempo, acompañamiento, momentos compartidos y sin presión.

Existes, aunque no siempre te vean

Después del parto, la mirada suele desplazarse rápidamente hacia el bebé: su peso, sus constantes, su temperatura. Pero... ¿y la madre? ¿Quién pregunta si tiene sed, si tiene frío, si está cómoda, si necesita ayuda para colocarse al bebé sin que le tire el gotero o la sonda?

Las primeras horas son también el arranque del puerperio. No puede ser que no existas ni que dejes de existir. Prioriza tu bienestar: si te apetece comer algo de lo que te has privado en el embarazo, o si necesitas descansar, hablar con una amiga, llorar o quedarte en silencio, date ese espacio. No hay una única forma correcta de transitar este momento. Tu cuerpo está haciendo un trabajo inmenso: se está adaptando a una nueva etapa, se está recuperando del parto y sostiene la vida que acaba de llegar. Sé amable contigo. Escucha tus ritmos, tus emociones y tus necesidades. A veces cuidar de ti será lo mejor que puedas hacer por tu bebé, y es importante que el resto de la familia también te priorice. Todo el mundo viene a ver al recién nacido, pero pocos te preguntan cómo estás. Por eso es vital que el entorno acompañe, sostenga, escuche. Que el cuidado no termine en el parto, sino que empiece ahí.

Los protocolos del hospital

En muchos centros, las rutinas hospitalarias marcan ritmos que pueden ser totalmente opuestos al instinto. Toman al bebé para pesarlo, para hacerle pruebas, para observarlo. Algunas de estas prácticas son necesarias; otras podrían esperar. En ocasiones, si no preguntamos, no nos lo explican. Por eso he comentado antes que puede ayudar tener un plan de parto que incluya cómo queremos que se manejen estas horas. Saber que podemos decir «Quiero que mi bebé esté conmigo», «Me gustaría que esperaran para bañarlo» o «Prefiero que no se lo lleven si no es estrictamente necesario».

Cuando nace el bebé, tú y tu pareja tenéis su patria potestad. Por tanto, para llevárselo, os tienen que pedir permiso; y vuestro bebé tiene el derecho de estar siempre acompañado por sus progenitores en cualquier prueba o reconocimiento.

¿Es común sentir dolor? Primeros agarres y aparición de grietas

La pregunta puede aparecer muy rápido durante los primeros días. A veces en voz alta, en ocasiones solo en la cabeza: «¿Es normal que duela?». Y luego llegan las voces que te dirán que a todas las mujeres les duele. En esos agarres iniciales siempre se viven muchas cosas: nervios, torpeza, emoción... y, a veces, un dolor inesperado.

Las sensaciones varían. Hay quien lo describe como un pinchazo, otras mujeres como una quemazón, una presión o una especie de uñazo en el alma. El pecho se tensa, el bebé succiona y tú contienes la respiración. Algunas lo soportan porque piensan que es lo que toca. Otras lo aguantan porque les dicen que «Ya se pasará». No te negaré que los primeros quince o diecisiete días, cuando el bebé se agarra, puedes notar una molesta sensación de pellizco intenso que dura unos segundos y desaparece.

Pero también debo decirte que, si el dolor se prolonga, no disminuye o va en aumento durante la toma, algo podemos mejorar. Y hay aspectos que debes tener muy claros:

- El dolor persistente no es un peaje inevitable. Puede haber una molestia inicial, sobre todo si el bebé se agarra de forma superficial o si el pezón no está bien ubicado dentro de su boca. Pero debería mejorar con cada toma, no empeorar.
- No debería darte miedo que el bebé se despierte.
- No deberías apretar los dientes, ni morder toallas, ni contener la respiración durante la toma.
- Y no, no deberías tener que hacer acopio de valor cada vez que el bebé se acerca a tu pecho.

Así que vamos a dejarlo claro y a repetirlo: no, no debería doler. Si duele, algo pasa. El dolor no es normal y, por supuesto, no es deseable. Una grieta no es un signo de estar aprendiendo. Es una señal de que algo se puede mejorar y que debe resolverse cuanto antes. Porque una grieta que se detecta a tiempo por lo general se puede curar más rápido. Pero si se deja estar, quizá acabes evitando las tomas, ofreciendo el pecho con miedo o entrando en un círculo de dolor-frustración-culpa que nadie merece vivir.

Las grietas suelen deberse a un mal agarre, aunque también pueden influir otros factores: un frenillo lingual no detectado, un uso incorrecto de las pezoneras, una posición incómoda del bebé o utilizar el sacaleches con una copa inadecuada. Por eso no basta con poner cremas, ungüentos y parches; hay que revisar qué está generando la lesión. Y aquí viene lo importante: hay solución. No tienes por qué sufrir.

Esto también es muy común. A veces no hay un dolor agudo ni grietas visibles, pero algo no termina de encajar. La toma se hace larga, tensa, rara. Notas tirones, chasquidos o no puedes relajarte porque sientes cosas. Esa incomodidad puede tener muchas formas: un agarre superficial, un bebé que succiona con ansiedad, una postura que no favorece el encaje... o simplemente que estás todo el rato pendiente de si lo estás haciendo bien.

Y aquí la clave es siempre la misma: no deberías estar incómoda. No hace falta que llegues al dolor para pedir ayuda. Si algo no te permite disfrutar del momento, merece una revisión. A veces, con un pequeño cambio de postura o una indicación ajustada, la toma mejora muchísimo. Tu cuerpo y tu instinto lo saben: si sientes que algo no fluye, vale la pena parar y buscar acompañamiento. Porque la lactancia no debería doler... ni molestar.

Las primeras noches compartidas

Llega la noche. Y, con ella, el *show*. Si el día ha sido raro, la noche es directamente una dimensión paralela. ¿Te habían dicho que los bebés se activan por la noche? ¡Pues ale, otro *spoiler*!

La primera puede ser tranquila... puede. A veces el bebé se muestra activo y se pasa la noche mamando, pero sin desesperación. Y no hay un patrón, pero suele despertarse, mamar y dormir, sin más. Primera noche superada.

La cosa cambia en la segunda. Empieza la fiesta nocturna. Descubrirás que el bebé —sí, ese que se pasa horas durmiendo de día, que en el pecho cae rendido en segundos o que si lo tienes en brazos parece no estar interesado en nada— se convierte en una criatura nocturna. Y sí, efectivamente esa criatura nocturna da miedito. Se agita. Busca el pecho sin parar. Llora si lo dejas en la cuna. Parece insaciable. Vuelve a mamar. Y otra vez. Y otra más. Y así sin parar toda la noche. ¿Querías dormir y recuperarte del parto? ¡Pues no! Tu cabeza dará vueltas, pensarás de todo, estarás agotada, dolorida y contando los segundos para que por fin amanezca de una vez. Bienvenida a la «noche de las vacas locas».

¿Qué está pasando?

Pues nada terrible. No es que tu bebé sea de alta demanda ni que tú lo estés haciendo mal; tampoco es que pase hambre con el calostro. Es que la naturaleza es así de salvaje y de sabia a partes iguales. Durante la segunda noche, muchos bebés entran en un estado que parece una especie de TetaFest con consumición gratis.

Pero este comportamiento tiene una explicación y, si la sabes, todo cobra sentido. La segunda noche es el momento en que el cuerpo de tu bebé se pone en marcha y empieza a decir: «¡Ey, hay que activar la fábrica de leche!». Y el mecanismo para conseguirlo está claro: estimular, estimular y estimular el pecho. Para la glándula, cuanta más succión, más potente será la señal hormonal para que la leche suba, y esto pasará en unas horas. Así que es una noche de arremangarse y mamar.

Pero, claro, si nadie te ha explicado que esto podría pasar, el miedo lo inunda todo: «Seguro que se queda con hambre», «¿Será que mi leche no lo alimenta?», «¿Le tengo que dar algo más?»...

Pues nada de eso, llora para activarte, para poner en marcha tu sistema hormonal y que en horas tengas leche. Se lo está currando a lo grande. Y te preguntarás qué hacer, ¿verdad? Pues es fácil:

- Sigue con el piel con piel todo lo que puedas. Si te saturas, tu pareja o acompañante puede hacerlo un rato.
- Delega lo que puedas. Si tienes pareja o acompañante, pídele que pasee al bebé, que te hidrate, que responda al wasap de la tía. Tú a lo tuyo.
- Pide ayuda para mejorar la postura. A veces el bebé mama sin parar porque no está bien agarrado y no extrae con eficiencia.
- Acuéstate con el bebé en la cama para facilitar el acceso al pecho y que puedas cerrar los ojos unos minutos.
- Si la desesperación te vence, dilo. A veces basta con que alguien te escuche para volver a respirar.
- Si a pesar de saberlo todo tienes miedo (que es altamente probable) y te ofrecen darle un poco de leche artificial, en caso de que aceptes, debes saber que esto no determinará tu lactancia.

Esta noche mala pasará. Aunque ahora parezca interminable, pasará. Y lo que estás haciendo —dar el pecho sin parar, ofrecer tu cuerpo como refugio, sobrevivir al caos...— es justo lo que tu bebé necesita para arrancar.

La buena noticia es que no todas las noches son así. Además, quizá te anime saber que, incluso la «noche de las vacas locas», no la estás viviendo sola. En este instante hay muchas otras madres (en otras habitaciones, en otras ciudades) viviendo lo mismo que tú. Y muchas de nosotras pasamos por ahí... y salimos.

Contradicciones entre profesionales: la gran sorpresa

Nadie te lo había advertido, pero ahí está y es una realidad: la habitación del hospital se puede convertir en una pasarela de batas. Cada persona que entra trae una sonrisa, una carpeta y una instrucción distintas a las de la que ha pasado antes:

- «¿El bebé ha mamado ya? Tiene que mamar cada tres horas».
- «No lo despiertes, ya mamará cuando tenga hambre».
- «Hay que apuntar cuántos minutos mama de cada pecho».
- «No cuentes el tiempo, es a demanda».
- «Sí, lactancia a demanda, pero cada tres horas».
- «Tiene que mamar cada dos horas de día y cada tres horas de noche».

Y tú mientras tanto con el bebé en brazos, el pecho al aire y la cabeza hecha un lío. Acabas de convertirte en madre y, sin previo aviso, también te tocará escuchar las opiniones de los sanitarios poco formados en lactancia. Porque resulta que no hay una sola manera de acompañar la lactancia. Hay escuelas, protocolos, experiencias personales, niveles de formación muy distintos y, a veces, simples opiniones disfrazadas de normas. Y, aunque todas esas personas quieran ayudarte, el resultado es que acabas con cinco versiones de lo mismo y una sensación cada vez mayor de que algo estás haciendo mal.

No lo estás haciendo mal. Lo que pasa es que esto confunde. Mucho. Porque una te sugiere una postura distinta, otra te dice que el bebé está perdiendo peso y una tercera insiste en que todo va fenomenal. ¿A quién haces caso? De ahí la importancia de lo que estás haciendo ahora, tener una base de información para saber a quién hacer caso. Quédate con quien te haga sentir segura y con las voces que te resuenen.

«¿Y qué hago si nadie parece tener conocimientos de lactancia o nada resuena?». Vale, puede pasar, no te lo niego. Así que lo primero es respirar. Y saber que no tienes la culpa por sentirte desconcertada o con miedo. Es lógico que en tal situación te sientas perdida o pequeña. Estás en medio de un sistema en el que creemos que los sanitarios han aprendido algo sobre lactancia y que sabrán ayudarnos en todo.

Lo segundo: pregunta sin miedo. Si dos personas te dicen cosas opuestas, puedes decirlo abiertamente: «Antes tu compañera me ha dicho justo lo contrario. ¿Me lo puedes explicar?». A veces, esa pregunta hace que la profesional reflexione y se tome un momento para valorar la situación contigo, no desde el discurso automático.

Lo tercero: busca coherencia. Si encuentras a una profesional que parezca tener formación específica en lactancia, intenta que sea tu persona de referencia. Que haya una línea clara. Si no la hay y todo es confuso, recuerda: tú eres la madre y es tu lactancia. Si sientes que algo no te cuadra, dilo. Si la duda persiste, puedes pedir una segunda opinión. O una tercera. O incluso esperar, si la situación lo permite. Porque no todo se resuelve en el minuto uno. A veces solo necesitas tiempo, silencio y observar a tu bebé con calma.

LO QUE REALMENTE AYUDA

- Que te escuchen antes de darte consejos.
- Que te expliquen sin imponer.
- Que te miren con respeto, no con prisa.
- Que te devuelvan el poder sobre tu cuerpo y tu bebé.

El peso y su evolución

El peso del bebé al nacer será algo que todo el mundo quiera saber como si fuera un dato clave. A partir de ahí, el control por la evolución del peso será fundamental para saber qué tal va la lactancia.

Te cuento: los bebés pierden entre un 7 y un 10 % de su peso los tres primeros días de vida.

Quizá pienses que eso es muy poco, pero te puedo asegurar que la pérdida de un 10 % de peso en un recién nacido es bastante.

¿A QUÉ SE DEBE ESTA PÉRDIDA DE PESO FISIOLÓGICA?

Pérdida de líquidos. Al nacer, el bebé presenta un exceso de líquido que se elimina de forma natural durante los primeros días a través de la orina, las heces y la transpiración. Si además ha nacido después de un parto inducido o una cesárea que ha durado muchas horas, quizá la pérdida de peso sea más rápida, casi de un 10 % entre el primer y el segundo día. Esto puede dar lugar a inicios de suplementaciones no necesarias.

Alimentación a base de calostro. En esta etapa, la alimentación del recién nacido se basa principalmente en el calostro, que no se caracteriza por ser muy calórico y, además, se sirve en pequeñas cantidades. La primera función del calostro es protectiva; la segunda, nutritiva. Por eso los bebés pierden peso hasta el tercer día, cuando sube la leche. Esta pérdida se suele mantener hasta el quinto día de vida. A partir de ese momento, lo ideal será que el bebé vaya ganando 20-30 g diarios[4] y que recupere el peso del nacimiento, como máximo, a los quince días. Es importante que sepas que la ganancia no es igual cada día, por lo que pesarlo de manera regular puede ser una fuente de información poco fiable.

[4] No aumentan estos gramos de manera perfecta y lineal: unos días son más, otros menos... Cuando valoramos el peso en las primeras semanas, es lo que esperamos que hayan ganado al dividir el peso obtenido por los días que tienen.

En esta etapa nos va muy bien evaluar las deposiciones del recién nacido. Cuando un bebé toma lactancia materna exclusiva, las deposiciones son predecibles y nos indican la ingesta de leche que realiza o, en su defecto, si le hace falta más.

Pipís y cacas del recién nacido

Si nunca has visto las deposiciones de un bebé, te pueden parecer raras e inesperadas. Las cacas de los recién nacidos y las de los adultos no tienen nada que ver. Durante los primeros días de vida, las del bebé van cambiando de aspecto a medida que se va alimentando y su sistema digestivo comienza a funcionar.

En el primer y segundo día, el bebé expulsa el meconio, la primera caca. Tiene un aspecto muy característico: es negra, espesa, pegajosa y sin olor. Está formada por restos de células, líquido amniótico y secreciones intestinales acumuladas durante el embarazo. Es completamente normal, y su expulsión indica que el intestino del bebé funciona bien. Recuerda que el calostro hace que la expulsión del meconio sea más fácil, ya que es como un laxante.

¿QUÉ ES EL MECONIO?

El **meconio** está formado por todas las sustancias que el bebé ha tragado y acumulado en su intestino durante la vida intrauterina. Sus principales componentes son:

- Células epiteliales desprendidas de la piel y las mucosas.
- Vérnix caseosa, esa capa blanquecina formada por agua y grasa, entre otras sustancias, que recubre y protege la piel del bebé en el útero.
- Líquido amniótico tragado durante el embarazo.
- Moco producido por el tracto digestivo.
- Bilirrubina procedente de la descomposición de glóbulos rojos.
- Restos de lanugo, ese vello fino que cubre el cuerpo del feto.
- Agua (constituye casi el 70-80 %).

Entre el tercer y cuarto día, el meconio va cambiando de aspecto y se transforma en la llamada «caca de transición». El color se aclara (es verde oscuro o marrón amarillento), la textura es menos pegajosa y el olor empieza a parecerse al de las heces normales del lactante. Este cambio refleja que el bebé está empezando a digerir la leche.

A veces, al cuarto día no hacen caca, y es totalmente normal si al quinto presenta las típicas deposiciones del recién nacido. De no ser así, es clave revisar con una profesional qué está pasando.[5]

A partir del quinto día, las heces se vuelven de color amarillo mostaza, grumosas y con un olor suave, similar al del yogur. Son las típicas deposiciones del lactante alimentado al pecho. En los bebés con lactancia materna exclusiva, suelen ser blandas o incluso líquidas, lo cual es normal a pesar de que, como te decía, puede sorprender. Esta textura no es diarrea, como pasaría en un adulto; es la caca perfecta que indica que el bebé está tomando leche materna.

Con relación a la orina, en los primeros días, la cantidad es pequeña, y puede verse más concentrada. En el segundo y tercer día, es frecuente observar en el pañal unas pequeñas manchas anaranjadas o rojizas llamadas «uratos». Son normales durante los primeros días de vida, y se deben a la concentración de la orina mientras el bebé aún toma pequeñas cantidades de leche.

Sin embargo, si siguen apareciendo después del cuarto o quinto día, puede ser una señal de que el bebé no está tomando suficiente leche o de que necesita mamar más a menudo. En ese caso, conviene consultar con una experta.

Día	Caca (tipo y cantidad mínima)	Pipí (aspecto y cantidad mínima)
1	1 de meconio	1 claro
2	1-2 de meconio	1-2 concentrados, pueden aparecer uratos
3	2-3 de meconio o caca de transición	3-4 concentrados, pueden aparecer uratos
4	2 cacas de transición o ninguna	4-6 de color claro y sin dejar manchas
5	2-3 cacas de color mostaza del tamaño de una cuchara sopera	6 o más sin manchas
> 6 hasta el mes	2-3 cacas de color mostaza o una después de cada toma	6 o más

Las horas oscuras

Nadie las anuncia. No salen en los libros ni forma parte de nuestro imaginario. Sin embargo, llegan. A veces a las pocas horas; en ocasiones, días más tarde. Pero casi todas las mujeres las transitan, de una forma u otra. Es ese instante en que la emoción del nacimiento empieza a desvanecerse y aparece el cansancio. Ese instante en que

[5] Especialmente si el bebé no ha tomado leche de fórmula. Cuando un bebé toma un suplemento, el ritmo deposicional puede cambiar. La orina debería, eso sí, mantenerse igual.

te quedas con tu bebé y, aunque estéis los tres (o los dos), te sientes extrañamente sola. Cuando parece que todo el mundo espera que estés radiante, pero por dentro te sientes enredada en una maraña de dudas, lágrimas, hormonas y miedo.

Y encima... la lactancia. Esa práctica que iba a ser natural, pero que ahora te parece un laberinto. Ese bebé que no se engancha como en los vídeos, que no suelta el pecho o que lo rechaza. Esas sensaciones nuevas que no sabes si son normales o señales de alarma. El pecho caliente, la camiseta húmeda, la posición que no encuentras, el llanto que no entiendes.

Las primeras horas no son solo físicas. Son también profundamente emocionales. Y nadie te había preparado para:

- Llorar sin motivo o con mil motivos a la vez.
- Sentirte feliz y desbordada al mismo tiempo.
- Querer hacerlo todo bien y no saber ni por dónde empezar.

Todo se amplifica: el sonido del pasillo, los relojes, los comentarios de los demás. Te puedes sentir observada, juzgada. O ignorada, que a veces duele más...

Y entonces llegan los pensamientos trampa:

- **«¿Y si no tengo suficiente leche?».**
- **«¿Y si no sé hacerlo?».**
- **«¿Y si lo estoy haciendo mal desde el principio?».**

Son pensamientos que, si nadie detiene a tiempo, se cuelan dentro y echan raíces. Y hacen que muchas veces se tomen decisiones con relación a la lactancia que quizá no habrías tomado en otro momento. Pase lo que pase, debes saber que las decisiones que tomes no son irrevocables, sino que siempre puedes cambiar de opinión y hacer todo lo contrario. ¡Nada está grabado a fuego!

También es habitual que tengas una maraña de sentimientos provocados por esa sensación de inseguridad:

- No eres menos madre por sentir eso.
- No eres débil.
- No estás fallando.
- Estás atravesando un momento profundamente humano, sensible y complejo.

Tu cuerpo acaba de hacer algo inmenso, y es posible que tu mente necesite tiempo para asimilar todo lo vivido. Además, tu bebé se está adaptando al mundo, a ti y a la lactancia; aunque sea natural, también él aprende.

TIP DE SUPERVIVENCIA

Pide ayuda antes de llegar al límite. Que alguien te escuche, te mire con respeto, te acompañe sin juzgar. O te recuerde que lo estás haciendo genial y que sí, es muy duro.

Rodéate de personas que sumen. Profesionales, pareja, amigas... que te hagan sentir fuerte, no cuestionada, y que estén a tu lado.

Sé amable contigo. Date permiso para no tenerlo todo claro. No se trata de hacerlo todo perfecto, sino de ir paso a paso, toma a toma, día a día.

Esas horas pueden ser oscuras... pero pasarán y saldrá el sol.

DESPUÉS DEL ALTA: ¿QUÉ HAY QUE TENER EN CUENTA EN CASA?

Salir del hospital con tu bebé es el momento más precioso, emocionante y terrorífico que puedas imaginarte. En especial con el primero, pues me atrevería a aventurar que con el segundo o el tercero (o más) de lo que tienes ganas es de volver a casa lo antes posible.

Allí seguramente te sentirás mucho mejor, más tranquila y cómoda, ya que sabemos que, en el hospital, lo que menos podrás hacer es descansar. Estar en casa es maravilloso, pero, al mismo tiempo, puede dar algo de miedo. Allí no tienes el comodín de la llamada a la comadrona o enfermera de planta. Sí, ese timbre mágico que está en todas las habitaciones y que consigue que en minutos tengas a una persona experta en bebés respondiendo a tus preguntas y despejando todos tus miedos.

Estos primeros días serán cruciales para tu lactancia, pues la mayoría de las dificultades se producen al inicio de esta. En esencia, son:

- Dolor al amamantar.
- Dificultades en la ganancia de peso del bebé.
- Las dos a la vez.

Estas circunstancias darán lugar a todas las dudas y los miedos que puedas tener: «¿Tengo leche suficiente?», «¿Mi leche alimenta?», «¿Mi pezón sirve para amamantar?», «¿Cuándo le saco el pecho?», «¿Me usa como chupete?»... Y te preguntarás: «¿Dónde está el bendito timbre del hospital?».

Esperando la subida de la leche o una ingurgitación

Habrás escuchado muchas cosas acerca de la subida de la leche, y quizá te habrán contado historias de terror: que si es muy doloroso, que si da fiebre, que si aparecen vómitos y hasta dolor de cabeza... Antes de que sigas leyendo, ya te digo que no sucede nada de esto y que todo es más fácil de lo que parece, al menos la subida de la leche.

Minutos después de que tu bebé haya nacido, saldrá la placenta, y esta circunstancia pondrá en marcha el proceso que dará lugar a la subida de la leche en aproximadamente las setenta y dos horas posteriores. ¿Esto es así tanto si ha sido un parto vaginal como una cesárea? ¡Pues sí!, como ya vimos en el capítulo anterior.

La subida de la leche es un proceso fisiológico en el que no hay grandes cambios en el pecho. Bueno, lo sentirás algo más caliente, pesado, con mayor volumen. Si te miras al espejo, verás un montón de venas que van desde la zona de las clavículas hasta la areola. Esta es una señal inequívoca de que el proceso está en marcha. Si por lo que sea la cosa se complica, puede aparecer una ingurgitación, que ya no es un proceso fisiológico, y es clave saber resolverlo lo antes posible. La ingurgitación no es solo el proceso de subida de la leche, es la retención de líquido en el pecho, un edema. El pecho está duro, tenso, caliente y muy doloroso. Quizá te cueste bajar los brazos, y acercar al bebé al pecho puede ser una tortura. Por ello, si te pasa, es clave que sepas resolverlo.

Para aliviar la ingurgitación, lo fundamental es mantener tomas frecuentes. Ofrécele el pecho a demanda, sin horarios, y asegúrate de que el agarre sea lo más eficaz posible. Si el pecho está tan lleno que el bebé no puede engancharse, antes de la toma realiza una presión inversa suavizante: con la yema de los dedos alrededor de la areola, aplica una presión firme y sostenida hacia las costillas durante unos dos o tres minutos, o hasta que veas que la areola está blanda y sale leche de forma espontánea. De esta manera, el edema retrocederá y la zona se ablandará. Esto facilitará el agarre y mejorará la extracción de leche.

Entre tomas, aplica frío local —compresas frías, gel u hojas de col refrigeradas— para reducir la inflamación y el dolor. Evita el calor, ya que puede aumentar la congestión y empeorar el edema. Si el malestar es muy intenso, puedes tomarte un antiinflamatorio compatible con la lactancia (como el ibuprofeno, salvo contraindicación médica o alergia), que te puede recomendar tu doctor o farmacéutico. Te ayudará a reducir el dolor y la inflamación, y no afectará a la producción de leche.

Con estas medidas, en dos o tres días deberías notar alivio. Si la molestia persiste, consulta con una profesional de lactancia.

Grietas

En el capítulo anterior ya he hablado de las grietas, pero ahora vamos a profundizar un poco más en ellas. Las grietas, como sabes, son heridas que aparecen en los pezones y que pueden tener un diámetro mayor o menor. En cualquier caso, son muy dolorosas y no hay por qué soportarlas o aguantarlas: debemos curarlas lo antes posible. La mayoría de las veces están relacionadas con la posición al pecho, un mal agarre o un frenillo corto, pero, mientras esto se revisa, hay que hacer algo con ellas.

Deben tratarse como cualquier herida en otra parte del cuerpo: lo importante es que estén limpias y secas. Sé que hay mil potingues para las grietas, y es posible que te den cosas como aceites, lanolinas, parches... Muchas veces nos hacen pensar que estas cosas serán una solución mágica, pero no, no lo son. Algunas pueden coadyuvar, pero otras entorpecen la curación. Las heridas en los pezones se limpian con agua y jabón neutro varias veces al día, se secan con papel y se dejan al aire el máximo tiempo posible para que se sequen.

SI TIENES MUCHO DOLOR O MIEDO Y NO AGUANTAS EL DOLOR

- Usa una pezonera de tu talla, quizá el dolor disminuya.
- Sácate leche en todas las tomas, ya sea a mano o con el sacaleches, y ofrécesela al bebé (difiere la lactancia temporalmente).
- Dale el pecho en algunas tomas y, en otras, haz la extracción a mano o con el sacaleches.

Estas medidas pueden ayudar, pero lo más importante es buscar la causa de las grietas y las mejores soluciones para que se curen lo antes posible y dejen de doler.

Señales de hambre del bebé

Los bebés se comunican y tienen el detalle de avisar cuando tienen hambre. Eso sí, estas señales solo durarán los primeros tres meses.

En la cultura popular se ha extendido la terrible frase «El que no llora no mama», lo que nos ha hecho pensar que lloran para comer, y que tenemos que esperar a que lo hagan para darles el pecho.

Y no veas lo que nos ha complicado la vida la dichosa frase...

Los bebés suelen dar muchas pistas antes de llorar y, cuando aprendemos a ofrecerles el pecho mucho antes de que lloren, las tomas suelen ser más relajadas.

Y ahora quizá pienses que es muy complicado detectar ese momento idóneo para poner al bebé al pecho; vale, a la primera quizá no aciertes, pero solo necesitarás tiempo y observación para aprender a leer las señales y ¡saber que existen!

Cuanto más relajado está el bebé y menos hambre tiene (señales tempranas), más se mantendrá en modo piloto automático, que no es más que una forma coloquial y muy gráfica de describir cómo el recién nacido, en las condiciones adecuadas, activa una serie de reflejos innatos que le permiten mamar sin que nadie tenga que enseñarle paso a paso qué debe hacer.

Este modo incluye una secuencia de comportamientos y reflejos instintivos que aparecen desde las primeras horas de vida, pero también pueden observarse durante las primeras semanas si se respeta el ritmo del bebé.

TIP DE SUPERVIVENCIA

Si tu bebé es especialmente nervioso, te duele cuando mama, te cuesta quitarle las manitas de la boca..., es muy importante que busques las señales tempranas de hambre. De esta manera estará mucho más relajado y hará la toma en piloto automático, lo que te garantiza más posibilidades de éxito.

A continuación te muestro una tabla con las señales de hambre más comunes.

No todos los bebés las expresan igual, pero te servirá como guía para observar al tuyo.

Tipo	Señales comunes	Qué hacer
Tempranas	• Movimientos de succión con los labios. • Giro de la cabeza buscando el pecho (reflejo de búsqueda). • Chasquidos con la boca. • Movimientos oculares bajo los párpados (si está dormido).	• Ofrécele el pecho en este momento. • El bebé está tranquilo, suele mamar en modo piloto automático y se agarra al pecho con facilidad.
Medias	• Manos en la boca. • Mueve la cabeza con insistencia. • Se agita o mueve brazos y piernas. • Emite sonidos suaves de incomodidad.	• Aún puedes ofrecerle el pecho antes de que se frustre y empiece a llorar, lo que complica el proceso. • No tienes mucho tiempo, intenta ir lo más rápido que puedas.
Tardías	• Llanto. • Piel enrojecida en la cara. • Tensión en todo el cuerpo y se arquea al acercarle al pecho. • Puede rechazar el pecho si está muy alterado.	• En este momento, el bebé tiene mucha hambre y está desesperado por comer. • Por más que tenga el pecho delante, es posible que no lo reconozca y que no sepa agarrarse para mamar.

Es probable que muchas veces, por una cosa u otra, llegues tarde a percibir las señales tempranas de hambre de tu bebé. Si eso pasa, tranquilidad, que tiene solución, y es importante resolverlo, pues, si está hambriento, no sabrá mamar: te golpeará el pecho con la cabeza, moverá la cara de lado a lado, será incapaz de dejar de llorar, cerrará la boca... Un desastre.

¿QUÉ PUEDES HACER?

Realiza una pausa técnica y tranquilízalo antes de volver a intentarlo. Detén el intento de agarre. Habla a tu bebé, cálmalo y cálmate, respira hondo. Un bebé alterado necesita bajar las revoluciones primero.

Usa tu voz y tu olor. Háblale con suavidad, cántale o haz un sonido rítmico. Tu voz le resulta familiar y tu olor lo calma.

Establece el contacto. Coloca al bebé en el pecho o sobre tu hombro, en la zona izquierda, para que te escuche mejor y sienta tu ritmo cardiaco y tu respiración.

Estimula el reflejo de búsqueda de forma indirecta. Cuando se calme un poco, acaríciale suavemente la mejilla o los labios con el pezón o con el dedo para ver si comienza a buscar.

Cuando esté tranquilo, deja que se acerque al pecho por sí mismo. Lo buscará de forma espontánea y te mostrará cuál de los dos quiere.

Si sigue sin agarrarse, ofrécele unas gotas de leche en la boca o póntelas sobre el pezón. Quizá lo motive a abrir la boca e interesarse por mamar.

Mantén la calma, no lo fuerces y, si es necesario, repite el proceso. Si no se agarra en ese momento, tranquilízalo e inténtalo de nuevo. Es un proceso de prueba-error.

Lo bueno es que, cuanto más tiempo pases con tu bebé —y es cuestión de días—, más fácil te resultará reconocer sus señales tempranas de hambre y reaccionarás con calma y rapidez.

Ritmo de las tomas

Te informo antes de empezar de que hemos sido engañadas, pues eso, ¡que conste acta! En el imaginario colectivo, los recién nacidos duermen y comen en ciclos de tres horas. ¡Menuda fantasía!

Vale, ahora que ya sabes parte de la verdad, vamos con el tema tomas en un contexto realista.

Los bebés tienen un estómago pequeño. Para que te hagas una idea, el tamaño es similar a su puño, ¡menos y nada! Pero es que durante el primer año de vida deben triplicar el peso del nacimiento y aumentar unos 25 cm de talla. ¿Y cómo pueden conseguirlo? Pues comiendo de manera frecuente a lo largo del día y de la noche. ¡Y es que no hay otra!

Te habrán dicho también que hay que acostumbrar a los bebés a no usar el pecho como chupete. Que mamar es solo eso, comer. Pero mamar va más allá, y esa parte que la mayoría denomina «usar el pecho como chupete» es una parte fundamental y necesaria de su crecimiento.

Te cuento un poco más sobre esto para que te sea más fácil entenderlo. La leche de cada mamífera tiene una composición única debido a las necesidades de crecimiento de la cría y a las necesidades de la madre. He elegido, para ejemplificarlo, unas mamíferas que tienen unas crías con necesidades muy diferentes: foca, vaca y rata. Y dos con crías que tienen necesidades muy parecidas: humana y gorila.

Componentes (por 100 ml)	Leche de humana	Leche de gorila	Leche de foca	Leche de vaca	Leche de rata
Energía (kcal)	~ 65-70	~ 70-80	~ 400-600	~ 60-66	~ 120-140
Grasas (g)	3,5-4,5	4-5	35-50	3,5-4	12-18
Proteínas (g)	0,8-1,2	1,8-2,5	10-12	3-3,5	8-12
Lactosa (g)	6,5-7	6-7	< 1	4,5-5	2-3

Tiempos	Leche de humana	Leche de gorila	Leche de foca	Leche de vaca	Leche de rata
Gestación	~ 280 días	~ 257 días	~ 240-365 días (según la especie)	~ 280 días	~ 21-23 días
Lactancia	2-7 años	3-4 años	4-50 días	1-2 años	17-21 días

Como ves, no todas las leches son iguales, ni por asomo. Y eso tiene una explicación muy interesante. Las crías que nacen con mayor madurez y que pueden valerse por sí mismas al poco de nacer, como los potrillos o los terneros, reciben leche mucho más concentrada en proteínas y grasas porque pasan ratos sin mamar y pueden seguir a su madre ahí adónde va. Por el contrario, las crías que nacen inmaduras, como las humanas, dependen del contacto y cuidado constante de su madre, y reciben una leche más diluida, alta en lactosa, pensada para ser ingerida con mucha frecuencia.

La leche humana, como puedes observar, es altísima en lactosa, bajísima en proteínas y con una cantidad moderada de grasa. Eso nos da pistas claras de lo que necesita una cría humana: acceso frecuente al pecho, tanto de día como de noche, para alimentarse y regularse. No está diseñada para tomas espaciadas ni para bebés que duerman del tirón muchas horas.

De hecho, nuestra leche es típica de especies que cargan con su cría todo el día. Se digiere rápido y no sacia durante muchas horas, porque está pensada para tomarse en múltiples ocasiones. Y aquí viene la parte interesante: mamar no es solo comer. Es regularse, consolarse, aliviarse, dormirse, sentirse en casa. Mamar es la herramienta con la que los bebés humanos se adaptan al mundo. Por eso, cuando nos dicen que el recién nacido se acostumbra al pecho o que lo usa como chupete, no están entendiendo cómo funciona el cuerpo de un bebé. No es que lo use como chupete: es que el pecho materno fue antes que el chupete.[1] Y esa succión no nutritiva es parte del desarrollo emocional, neurológico y digestivo de los bebés.

Así que volvamos al principio: el ritmo de las tomas no es cada tres horas. No lo es ni lo será. Pueden ser más frecuentes en unos momentos, más espaciadas en otros y agruparse durante ciertos periodos del día, como las «tomas en racimo»[2] del atardecer, que no son más que tomas extremadamente frecuentes. La lactancia materna no funciona con un reloj. Por ello, el mejor ritmo es aquel que responde a las señales del bebé, y eso implica, a veces, tomas cada hora. Todo esto forma parte del proceso. Así que, si tu bebé mama muy seguido, no estás haciendo nada mal. Es justo lo que necesita.

Tranquila, no toda la lactancia será así. A medida que el bebé crece, en especial cerca de los tres meses, esto cambiará. No tiene por qué espaciar más las tomas, pero será más rápido y efectivo para mamar, y, por eso a veces le dedicará minutos.

Qué hacer si el bebé no se despierta

Los bebés tienen que comer y dormir, por supuesto, pero es importante que coman de manera regular. A veces, sobre todo durante los primeros días o semanas de vida, algunos parecen no tener la intención de despertarse y solo duermen. Son como pequeñas marmotas que no muestran señales de hambre y que no se despiertan para comer ni insistiendo.

Y sí, aunque es cierto que el descanso es necesario, dormir no alimenta. Los bebés tienen que comer sí o sí, en especial los primeros días de vida, hasta que recuperen el peso del nacimiento.

Nada más llegar a casa, el cansancio del proceso del parto, la inmadurez de su sistema nervioso o una pérdida de peso importante pueden hacer que el bebé esté especialmente somnoliento y sea poco efectivo a la hora de mamar. En estas situaciones, no vale con esperar a que se despierte para la toma: hay que ser proactiva. Lo ideal es que haga entre ocho y doce tomas en veinticuatro horas, lo que es más o menos una toma cada dos o tres horas. Si no se despierta, tienes que despertarlo.

¿Y cómo se despierta a un bebé con eficacia?

Te ofrezco algunos trucos clave para que, si te pasa, lo consigas: desvístelo, cámbiale el pañal, acarícíale la es-

[1] El chupete se patentó en el año 1900.

[2] Quizá hayas oído hablar de la «hora bruja», tomas muy frecuentes al atardecer en las que parece que el bebé no se calma o no se queda satisfecho. Encontrarás más información en las páginas 226-227.

palda, háblale o colócalo piel con piel. Todo esto ayuda a que se active. Y si sigue con los ojos cerrados, pero logra prenderse al pecho, no pasa nada porque mame dormido. Lo importante es que lo haga de forma activa.

Y seguro que ahora tendrás otra pregunta: «¿Cómo sé si está comiendo de forma activa y mama lo que necesita?».

Vale, voy a darte pistas para que lo averigües:

- Después de dos o tres minutos de empezar la toma, escuchas con claridad el sonido de la deglución,[3] de manera continua y rítmica, más de diez veces seguidas.
- Sitúa la mirada en el mentón del bebé. Deberías ver que, al succionar y deglutir, su barbilla baja más despacio y de forma más pronunciada cuando traga, si lo comparas con el movimiento rápido de succión no nutritiva. Es un gesto sutil, pero, si te fijas, verás que hay una pausa, aunque mínima, entre la succión y la deglución. Esa pausa es el momento en que el bebé realmente está tragando leche.
- Si el bebé está comiendo de forma activa, notarás que tiene las mejillas redondeadas, y no hundidas como quién succiona de una pajita.
- Si al final de la toma parece tranquilo, abre las manos y tiene el cuerpo relajado y sin tensiones, es muy probable que haya mamado con eficacia.
- Durante el primer mes de vida, es posible que haga una caca después de cada toma, lo que te confirma que el bebé está comiendo bien.

[3] Si bebes agua de una botella con mucha sed y muy rápido, te resultará más fácil entender qué son los sonidos de deglución.

Si no lo tienes claro o crees que solo succiona pero no extrae leche, puedes ayudarte con una técnica muy sencilla: la compresión mamaria. Es algo extremadamente fácil de hacer y muy efectivo. Basta con sujetar el pecho con una mano, como si cogieras una hamburguesa gigante, enorme, con muchos ingredientes (ya sé que la comparación es poco glamurosa, pero es visual, ¿verdad?), e hicieras presión para que te entrara en la boca. El truco está en que, cuando haces esto sobre el pecho, facilitas que la leche fluya hacia el bebé sin que este haga más esfuerzo. Así, incluso si está un poco aletargado y le cuesta mamar, podrá recibir ese extra de leche que necesita. Es como si le dieras de comer a cucharaditas, una tras otra, una tras otra...

COMPRESIÓN MAMARIA

- En primer lugar, sujétate el pecho con una mano, colocando el pulgar por arriba y el resto de los dedos por debajo, como si formaras una C.
- Presiónalo con suavidad pero con firmeza, sin deslizar la mano ni causarte dolor.
- Mantén la presión mientras el bebé succiona. Esto permite que la leche fluya con facilidad.
- Cuando el bebé deje de tragar, suelta la presión, espera unos segundos y vuelve a comprimirlo.
- Puedes ir rotando la mano para vaciar diferentes zonas del pecho.

Este recurso es especialmente útil con bebés adormilados, con bajo peso o poca energía, ya que, al notar que la leche fluye más rápido, suelen activarse y mamar con ganas. Además, te asegura que está recibiendo leche, aunque no succione con mucha fuerza. Así que, si tu peque no se despierta solo, despiértalo tú. Si está al pecho, pero no tienes claro si come, haz compresión mamaria. Y si en algún momento dudas sobre si está recibiendo suficiente leche, busca apoyo profesional. Pero recuerda: tu bebé necesita comer; lo demás, incluido el sueño, puede esperar un ratito.

Qué hacer si el bebé no se agarra al pecho

Al inicio de la lactancia, cuando hay dificultades, muchas veces etiquetamos al bebé. Y no solo lo hacemos nosotras, también los sanitarios y los familiares que nos acompañan, lo que sin duda es un error. Los bebés nacen para mamar y, cuando no sucede eso, es por algo: «Es vago para comer», «Es perezoso», «No le interesa el pecho», «No quiere trabajar para comer», «Se ha acostumbrado a lo fácil», «Es muy listo, por eso prefiere el biberón»... Todo esto y más se dice cuando no mama con fuerza, no se despierta para comer, se duerme al pecho o directamente no parece mostrar interés por la alimentación. Pero ¿en serio se puede hablar de un bebé vago? ¿O es una forma de etiquetar algo que no entendemos?

No, los bebés no son vagos, ni interesados, ni perezosos, ni comodones. Cuando un recién nacido tiene dificultades para alimentarse, no lo hace queriendo. Si no come, es por un motivo, pues la alimentación es una necesidad básica. Un bebé nace con el instinto de buscar el pecho, de succionar y, por tanto, de sobrevivir. Por ello, cuando no lo hace, no busca o parece no esforzarse, lo más probable es que haya alguna dificultad detrás: una causa física, neurológica o del entorno.

¿Qué puede estar pasando si tu bebé no come o le cuesta hacerlo? Detrás de ese «No come» puede haber muchas cosas:

Una succión ineficaz: anquiloglosia (frenillo corto), tensión muscular, retrognatia (mandíbula inferior mucho más corta que la superior), paladar alto...

Cansancio extremo por alguna condición médica o del nacimiento: prematuridad, bajo peso, ictericia...

Dificultades respiratorias o digestivas: reflujo, infección...

Un entorno que no favorece la conexión: mucho ruido, prisas, separación, mucha ropa...

O simplemente **necesita tiempo** para madurar o ganar peso.

Llamar «vago» a un recién nacido invisibiliza la causa real, genera culpa y no resuelve la situación. Cuando a una madre le dicen que su bebé no tiene ganas o que es muy comodón y no quiere esforzarse, se le traslada la carga. Puedes sentir que estás haciendo algo mal o que tu recién nacido tiene un problema de carácter o actitud. Pero los bebés no manipulan ni eligen no comer por gusto. Si no lo hacen, es porque no pueden, no porque no quieran. Frente a un bebé que no come como se espera, lo importante es hacer una valoración completa. No asumir ni etiquetar, sino buscar la raíz del problema.

Qué hacer si el bebé se duerme al pecho

Una de las escenas más típicas durante las tomas es ver al bebé adormecido en el pecho de su madre, con esa carita de paz que parece decir: «Aquí estoy de maravilla, no molesten». Esto es lo esperable. Ya hemos visto que el pecho es mucho más que alimento: es calorcito, es seguridad, es olor a mamá, es el lugar donde los bebés se sienten en casa. Así que, claro, es lógico, normal y esperable que se relajen. Es lo que deben hacer y, a pesar de estar adormilados en el pecho, siguen comiendo a su ritmo. Solo que, en algunos casos, ya sea por el peso, por la edad gestacional o por motivos que desconocemos, el bebé no mantiene una succión activa al pecho; está pegado, pero casi no succiona o no traga.

¿Entonces? Pues aquí viene la clave: no se trata de que el bebé esté despierto durante toda la toma, con los ojos abiertos y espabilado, sino de que, cuando mame, su succión sea efectiva, es decir, que realmente consiga leche. Sabrás que mantiene una succión activa, a pesar de quedarse adormilado en el pecho, porque hará movimientos amplios y rítmicos desde la punta de la barbilla hasta la garganta, acompañados de degluciones que, si estás en silencio, podrás escuchar. Si ves a tu bebé haciendo esto, aunque tenga los ojos cerrados, todo va bien.

Es posible que te digan que, si el bebé está dormido y parece que no mama, hay que tomar medidas. Y aquí viene una advertencia importante: no es necesario ni recomendable hacerle cosquillas, pellizcarle los pies, soplarle en la cara o mojarlo con agua para que espabile. Imagínate que estás disfrutando de una buena comida y alguien empieza a darte pellizquitos en los pies o a mojarte la cara con un trapito: probablemente no te hará ninguna gracia. Pues a tu bebé tampoco. Si ves que tu pequeño está adormilado, limítate a observar: ¿succiona de forma activa? ¿Hace pausas y luego vuelve a succionar? Perfecto. ¿No lo hace?, pues buscamos soluciones menos molestas.

«Y si no gana peso o le cuesta mamar, ¿cómo lo consigo sin hacerle cosquillas, como me han dicho?» o «¿Qué hago si no sé si está comiendo?». Entonces es el momento de trabajar con tu bebé en equipo: ¿cómo? Con algo tan sencillo como las compresiones mamarias que te he contado antes. Y esto suele ser necesario solo en algunos casos, durante unos días o quizá semanas si hay complicaciones en tu lactancia, pero nada de hacerlo siempre.

¿Un pecho o dos por toma?

Es probable que hayas recibido —o vayas a recibir— recomendaciones contradictorias sobre si ofrecer uno o ambos pechos en cada toma. Y te adelanto algo: lo más seguro es que cada persona que te acompañe en este camino te diga algo distinto. Como ocurre con muchas cosas en la lactancia, no hay una única manera correcta de hacerlo, y al final tú decides qué opción se ajusta mejor a ti y a tu bebé. Yo, por mi parte, quiero explicarte por qué considero que ofrecer un solo pecho por toma suele ser lo más adecuado. Si lo que te cuento te resuena y tiene sentido para ti, adelante; si no, estás en tu derecho de ofrecer los dos. ¡Vamos allá!

La leche materna no es igual durante toda la toma, sino que va cambiando su composición a medida que el bebé succiona. Al principio, es más acuosa, contiene más lactosa y menos grasa, y su función principal es hidratar y saciar la sed. Es como si le ofreciéramos una sopa ligera: entra fácil, refresca y llena un poco el estómago, pero no alimenta en profundidad. A medida que sigue mamando, la leche se va enriqueciendo de forma natural. Aumenta su concentración de grasa y proteínas, convirtiéndose en un alimento más completo, más denso, más calórico. Es el equivalente al segundo plato que tomamos los adultos: más contundente, más nutritivo y con mayor poder saciante. Esta evolución no ocurre de forma brusca, sino de manera gradual, conforme la glándula mamaria va vaciándose.

Cuando se interrumpe la toma antes de tiempo o se cambia de pecho sin una necesidad real, el bebé puede quedarse con lo que podríamos llamar «dos platos de sopa»: dos inicios de toma con leche más líquida y menos grasa. Sí, se llenará momentáneamente, pero es muy probable que al rato vuelva a tener hambre, no porque mame poco, sino porque no ha llegado a acceder al contenido más nutritivo de la leche: ese final de la toma que le proporciona la energía que necesita para crecer y desarrollarse. Por eso, permitir que el bebé termine un pecho antes de ofrecerle el otro (si lo pide) suele ser la estrategia más eficaz. De esta manera garantizamos que tenga acceso a todas las fases de la leche: desde la más ligera y refrescante hasta la más rica y saciante.

Así que, en general, ofrecer un solo pecho por toma es una buena práctica: permite una alimentación más completa, ayuda a evitar problemas como el exceso de lactosa o la incomodidad digestiva, y se ajusta mejor a la forma en que el cuerpo materno produce y regula la leche. ¿La excepción? Cuando el bebé diga lo contrario; si tras terminar un pecho sigue mostrando signos claros de hambre, se le puede ofrecer el segundo sin problema. Porque, como siempre, la clave está en observar, escuchar y confiar. A medida que crezca, habitualmente sobre los tres meses, por lo general pedirá los dos pechos por toma.

¿Qué pecho le toca en cada toma?

Una de las preguntas más frecuentes cuando se da el pecho es: «Y ahora, ¿cuál toca?». Hay quien recomienda ponerse una goma en la muñeca o usar un imperdible en el sujetador para acordarse del último pecho que se ha ofrecido. Aunque estas estrategias pueden servir durante los primeros días, lo cierto es que no siempre son fiables y, a largo plazo, no resultan la forma más eficaz de decidir qué pecho ofrecer.

La producción de leche funciona según la demanda, pero también según el vaciamiento[4] del pecho. Cuanta más leche sacas, más leche produces. Por eso lo más lógico y natural es que el pecho que está más lleno sea el que el bebé necesite tomar. No hace falta más que tocarlo: pon la mano sobre ambos pechos, presiónalos suavemente y verás cuál está más turgente, pesado o firme. Ese será, en la mayoría de los casos, el que le corresponde. Porque no se trata de seguir un orden estricto, sino de ofrecer al bebé el que tenga más leche disponible en ese momento. Y esto puede cambiar de un día para otro, o incluso de una toma a otra, dependiendo de cuánto tiempo haya pasado desde la última vez que ha mamado y de cuánto ha tomado. Es una forma de seguir el ritmo del cuerpo y del bebé sin depender de marcas, trucos ni reglas externas.

La idea no es ir alternándolos sistemáticamente, como si se tratara de repartir turnos, sino de observar, tocar, valorar y decidir en función de la necesidad real. Así evitamos confusiones, favorecemos una producción equilibrada entre ambos pechos y, sobre todo, respondemos a lo que el cuerpo y el bebé nos están diciendo. Al final, no hay método más sencillo ni más exacto que ese pequeño gesto: poner la mano sobre el pecho y notar cuál pide ser vaciado. Porque el cuerpo sabe, y el bebé también.

¿El bebé se ha quedado satisfecho?

La pregunta del millón, porque claro, el pecho no tiene los mililitros marcados y el bebé no viene con un medidor de saciedad incorporado que nos indique que está lleno. Así que no

[4] Hablamos de «vaciar el pecho», pero en realidad el pecho no se vacía nunca. El volumen de leche puede fluctuar, pero no llega a cero. Por eso no te vas a quedar nunca sin leche; mucha o poca siempre habrá, hasta que se produzca un reflejo de eyección y el flujo aumente de nuevo.

es raro que pienses una y otra vez «¿Habrá comido suficiente?».

Durante la toma, lo que queremos ver y oír es a un bebé comprometido con su tarea: succión activa, movimientos de mandíbula amplios y ese sonido tan característico de cuando traga. No hace falta un concierto, pero sí que se oigan tragos frecuentes y rítmicos, sobre todo al principio de la toma, cuando la leche fluye con más fuerza. También ayuda observar si pasa de succionar rápido (fase de estimulación) a hacerlo más lento y profundo (fase de extracción). Esa transición indica que está recibiendo leche y que su cuerpo está trabajando para saciarse.

Y después de la toma... ¿qué?

PISTAS PARA SABER SI EL BEBÉ TOMA LO QUE NECESITA

- Suelta el pecho por sí mismo, sin necesidad de que nadie intervenga. Eso sí, puede tardar entre cuarenta y sesenta minutos en hacerlo.
- Se queda relajado, con las manos abiertas, el cuerpo blando y una expresión que podríamos definir como «borracho de leche». A veces, te regala una sonrisa y la leche se le cae por la comisura de los labios.
- Se duerme o se queda tranquilo y despierto, sin mostrar señales claras de querer seguir mamando. Pero atención, es posible que, si lo dejas en la cuna o lo apartas de tu cuerpo, se despierte y quiera seguir mamando. Sí, esto confunde un poco, pero es que el pecho es más que alimento.
- Hace pipí y caca con regularidad, según su edad. Un buen pañal sucio es muchas veces el mejor testigo de la efectividad de la toma.
- Aumenta de peso de forma adecuada. Aunque esto se ve con el tiempo, no al minuto de terminar la toma, es verdad que lo que esperamos es que el bebé vaya creciendo de manera adecuada, lo que es un mínimo de 20-30 g al día. Ten en cuenta que el aumento de peso no suele ser regular; habrá días que ganará de sobras y otros que casi no lo hará.

Pero ¿y si no estoy segura?

Bienvenida a la maternidad, donde la incertidumbre forma parte del camino. Es habitual tener dudas, sobre todo al principio. Si el bebé parece estar bien —moja los pañales, gana peso y está alerta y activo cuando le toca estarlo—, lo más probable es que lo estés haciendo genial. Aunque a veces no lo parezca, tu cuerpo y tu bebé suelen ser un equipo bastante sabio. Eso sí, si llora sin consuelo tras las tomas, no gana peso o las tomas son eternas y parecen no calmarlo, vale la pena consultar para revisar qué está pasando.

¿Eructo sí o eructo no? Esa es la cuestión

Para gustos, colores. Todas tenemos en la cabeza la típica imagen del bebé colocado sobre el hombro de un adulto mientras este no para de darle palmaditas en la espalda con la esperanza de que eructe. Es una imagen casi automática después de una toma, como si fuera algo obligatorio. Pero ¿del pecho sale aire?, ¿cómo puede tragar aire el bebé?, y lo más importante: ¿es necesario que eructe?

Lo primero que debe quedar claro es que del pecho no sale aire. La leche materna fluye sin introducir burbujas. Si el agarre del bebé es adecuado, el sellado con el pecho es tan eficiente que no debería haber entrada de aire. Por tanto, en condiciones óptimas, no sería necesario que eructase después de mamar. Claro, eso si todo va bien. Pero a veces hay margen de mejora: agarres poco profundos, posturas incómodas, bebés que pierden el sello con facilidad o que hacen chasquidos al mamar. En esos casos sí, es posible que traguen algo de aire. También puede que, si hay una producción muy abundante y el flujo de leche es muy rápido, trague demasiado deprisa y con incomodidad (a veces se aparta llorando), y en ese esfuerzo entra aire junto con la leche. Cuando el agarre se puede mejorar o el bebé tiene una dificultad para mantenerlo (como en caso de anquiloglosia, tensión en la mandíbula o una postura inadecuada), es probable que se generen tragos de aire. Y ahí puede ser útil ayudarle a expulsarlo.

¿Y cómo sé si necesita eructar?

Obsérvalo. Algunos bebés terminan de mamar tranquilos, relajados, incluso se quedan dormidos profundamente sin molestias. Si el tuyo se queda K.O., quizá no necesite eructar. Pero si ves que después de la toma está inquieto, se arquea, se queja o parece que algo le moleste, facilitar el eructo puede ayudarle. Y no, no hace falta darle palmaditas, como si estuviéramos tocando un tambor. De hecho, muchos bebés no las necesitan. Basta con mantenerlo en posición vertical sobre el pecho, en el regazo o apoyado en tu hombro durante unos minutos. El eructo, si tiene que salir, saldrá solo. Si no sale y el bebé está tranquilo, no pasa nada.

Además, hay algo que solemos pasar por alto: darle golpecitos al bebé o manipularlo mucho después de la toma puede sacarlo de ese estado de semisueño o tranquilidad en el que entra tras la lactancia. Si lo despertamos, es muy probable que vuelva a pedir el pecho, aunque solo quiera calmarse o volver a dormirse. Entonces empieza de nuevo la toma, vuelve a tragar un poco de leche, quizá algo de aire... y nos metemos en una especie de bucle eterno en el que no sabemos si mama por hambre o por necesidad de consuelo, si tiene que eructar otra vez o se habría dormido si lo hubiéramos dejado tranquilo.

Así que la respuesta es: eructo sí, si el bebé lo necesita; eructo no, si no lo pide su cuerpo. Como casi todo en la lactancia, se trata de observar, de leer al bebé, de adaptar las recomendaciones a lo que ocurre en realidad. Y de no hacer nada porque siempre se ha hecho así, sino porque tiene sentido en tu caso.

Vomitar y regurgitar no es lo mismo

Hay muchas cosas que una aprende durante el embarazo que nunca imaginó que necesitaría saber. Una de ellas es la diferencia entre vomitar y regurgitar. A simple vista, parecen lo mismo: sale leche y hay susto (nuestro y del bebé, a veces), pero no, no lo son. Saber diferenciarlos te ayudará a mantener la calma cuando tengas al bebé en brazos y, de pronto, suelte un chorro de leche por la boca (o por la nariz). Vayamos por partes.

Vomitar es un acto activo. Es decir, el cuerpo del bebé hace fuerza, su abdomen se contrae, su diafragma se mueve y... *¡boom!* Sale el contenido del estómago. Por lo general, hay señales claras: se pone rojo, hace muecas, se nota el esfuerzo. A veces el vómito es enérgico, sale disparado (lo que llamamos «vómito en proyectil») y puede parecer una escena de película. Esto no es tan común, pero, si ocurre de forma repetida, es importante consultarlo con el pediatra, y más si el bebé tiene menos de una semana.

Regurgitar, en cambio, es algo pasivo. La leche sube y sale casi sin que el recién nacido se entere. No hay esfuerzo, no hay mueca, no hay drama. Estás tan tranquila, con el bebé en brazos y, de pronto, notas que tienes la camiseta empapada (les encanta regurgitar cuando los tienes en brazos, con la cabeza en el hombro). O ves un hilito blanco saliendo por la comisura de su boca. O, directamente, cae una catarata silenciosa de leche. Eso es regurgitación.

¿Por qué regurgitan los bebés?

Porque su sistema digestivo es aún inmaduro. El esfínter esofágico inferior —la válvula que separa el estómago del esófago, también llamado «cardias»— aún no cierra del todo bien, así que la leche puede subir de nuevo por el esófago y volver a la boca. Esto es muy frecuente, sobre todo en los primeros meses de vida, y suele mejorar por sí solo con el tiempo, pero hay que ponerle paciencia, pues hay bebés regurgitadores natos que pueden estar hasta los ocho meses devolviendo leche. Que conste en acta que esto no les afecta en nada: son felices, crecen, pueden volver a comer justo después de regurgitar... Eso sí, tú vas a poner muchas (pero que muchas) lavadoras.

Vale, pero ahora que sabes lo que es fisiológico, hablemos de cuándo sí que hay que preocuparse. Como te decía, es importante que tengas en cuenta que, si estos vómitos aparecen a partir de la subida de la leche, sobre el tercer día, deberás acudir al pediatra lo antes posible. Si en cualquier momento el bebé vomita una toma (una), pero está feliz y sigue comiendo, no hay motivo de alarma. Por supuesto, si hay pérdida de peso, malestar evidente o vómitos en proyectil repetidos, conviene consultarlo para descartar otras causas.

Así que no, no es lo mismo vomitar que regurgitar, pero ambas cosas son esperables en algún momento de la vida del recién nacido. Lo importante es observar al bebé más allá del susto: si sigue mamando con ganas, moja pañales y parece satisfecho, probablemente no haya de qué preocuparse. Eso sí, ten a mano una buena reserva de camisetas para ti y ropita limpia para el bebé. Las vas a necesitar, ¡pues parece imposible que en un cuerpo tan pequeño quepa tanta leche!

Caca y pis: lo esperable y señales de alerta

La lactancia es un acto de fe. Nos toca pensar que de nuestro pecho sale la leche que el bebé necesita y, lo que parece más aterrador, sabe cuánta debe tomar. No es raro sentirse perdida o con poco control de la situación cuando empezamos con la lactancia.

El peso es algo que en el hospital controlan mucho y lo van evaluando, pero el miedo llega cuando te dan el alta y te tienes que ir para casa sin saber qué tal va todo. Y no, si te lo preguntas, comprar una balanza[5] para casa no es buena idea, aunque lo parezca. Puedes caer en la tentación de pesar a tu bebé una o varias veces al día, y eso no es nada recomendable. Para que lo entiendas, piensa en la asignatura que llevabas peor en el colegio, esa con la que literalmente tenías pesadillas. ¡Pues imagina un examen de esa materia cada día! Horrible, ¿verdad? Pues esto es lo que se siente cuando cada dos por tres pesas al bebé para ver su evolución. Esos resultados en la báscula no son del todo fiables, pues los recién nacidos no ganan peso de manera regular y, al no ser muy positivos, pueden llevarte a tomar decisiones precipitadas que no suelen favorecer la lactancia.

A partir del quinto día de vida, los pañales sucios deberían ir aumentando de forma estable y predecible. La observación diaria de la caca y el pis, al menos durante los primeros quince días, nos da pistas muy valiosas para entender qué tal va la lactancia sin necesidad de balanzas o agobios extra. Nuestro instinto, nuestras manos y nuestros ojos son herramientas poderosas cuando aprendemos a confiar propiamente en ellas.

¿Qué pasa después de las primeras semanas? Después del primer mes, el ritmo de las cacas suele cambiar. Muchos bebés que al principio hacían varias deposiciones al día empiezan a espaciar las cacas. Algunos incluso pueden pasarse días sin hacer, pero, si cuando las hacen son abundantes, de color amarillo mostaza y con buena consistencia, se considera normal en un bebé alimentado exclusivamente al pecho. En cambio, los pañales de pis deberían seguir apareciendo con regularidad: al menos cinco o seis mojados en veinticuatro horas sigue siendo un buen indicador de que está mamando lo suficiente.

Es importante recordar que no todos los bebés hacen caca cada día una vez se estabiliza la producción de leche. Su cuerpo puede aprovechar al máximo los nutrientes de la leche materna, generando menos residuos. Por eso lo que nos importa no es tanto la

[5] Solo te recomiendo tener en casa una balanza si tu bebé nace prematuro, para controlar la evolución de su peso.

frecuencia, sino el aspecto de la caca, cuando aparece, y que el bebé siga creciendo bien, esté activo y mantenga un buen tono muscular.

SEÑALES DE ALERTA

- Sigue haciendo cacas negras o muy oscuras a partir del cuarto día de vida.
- A partir del quinto día, las deposiciones del bebé son relativamente escasas (dos pequeñas o inexistentes).
- La orina es muy concentrada: huele fuerte, tiene un color muy amarillo o anaranjado y deja manchas en el pañal.
- Está muy adormilado y te cuesta despertarlo para comer, o nunca se despierta solo a partir del cuarto o quinto día de vida.
- Llora de manera inconsolable y parece no calmarse ni después de mamar.

¿Y si parece que algo no va bien?

Si los primeros días o semanas de vida el bebé no hace deposiciones; presenta cacas muy duras, secas o con sangre; parece incómodo o presenta dolor abdominal, es recomendable que consultes con un profesional de la salud. También debes buscar ayuda si deja de mojar los pañales, si la orina se vuelve cada vez más oscura o con manchas de color teja, o si notas que su estado general empeora. Por ejemplo, si está muy apático, no muestra interés por mamar y pasan las horas..., acude a un pediatra lo antes posible para que pueda evaluarlo.

¿En qué momento cambiar el pañal...? ¡Suerte!

Parece una pregunta sencilla, ¿verdad? Pues no lo es.

Cambiar el pañal puede considerarse una tarea básica, casi automática, hasta que tienes a tu bebé en brazos y te enfrentas al verdadero dilema: ¿cuándo es el mejor momento para cambiárselo? Porque, amiga, aquí no hay una ciencia exacta. Solamente hay arte y suerte.

Te informo del problema: cuando un bebé mama, hace caca mientras come o cuando finaliza la toma. Pero claro, a la vez se duerme al terminar. Entonces, si lo cambias después de mamar, lo más probable es que se despierte, vuelva a pedir el pecho y vuelta a empezar.

Entonces ¿qué hay que hacer? Lamento comunicarte que no existe una respuesta única, y seguro que durante tu lactancia lo intentarás de todas las maneras.

POSIBLES ESCENARIOS

Lo cambias antes de la toma. Piensas que así se relaja, mama tranquilo y luego se duerme. Pero a veces... ¡vuelve a hacer caca en mitad de la toma o al final! Y toca cambiarlo otra vez e interrumpir la toma, enfado del bebé incluido. Mal comienzo.

Lo cambias después de la toma. Muy bien. Has decidido que primero coma y luego lo limpias. ¿El problema? Que, justo después de mamar, muchos bebés se relajan tanto que... sí, exacto, hacen caca de nuevo. Y en ocasiones no una vez..., ¡dos!, ¡tres! En cuanto cierras el pañal, el bebé te mira con cara de: «Espera, que tengo otro regalito para ti». Y como está despierto, querrá más teta para dormirse.

Lo cambias durante la toma. También puede pasar. El bebé está mamando, se oye una explosión interna (de esas que parecen de adulto, no de bebé), y tú decides parar y limpiarlo. Él se enfada, llora porque le han cortado el momento de la comida, tú te pones nerviosa y, al final, ni la toma ni el cambio de pañal salen bien.

Lo cambias cuando se despierta. Se llama supervivencia y confianza plena en los pañales superabsorbentes.

Así pues, ¿cuál es la respuesta correcta? No hay una. Cada bebé tiene su estilo. Unos hacen pis o caca mientras maman, otros justo antes, los hay que justo después, y otros... cada vez que ven que les has puesto un *body* limpio. Así que la única recomendación realista es: haz lo que puedas, cuando puedas y con lo que tengas a mano.

¿Un consejo útil? Ten siempre un pañal de repuesto y una muda cerca. Porque hay una ley no escrita que dice que, cuando sales sin muda, el bebé hará un «caca-tsunami». Y si te atreves a decir eso de «Creo que hoy no ha hecho caca», el universo lo toma como un desafío personal. Así que sí: cambiar pañales es una aventura. Unas veces olerás cosas que jamás imaginaste. Otras necesitarás usar toallitas como si no hubiera un mañana. Pero también es uno de esos momentos en que miras a tu bebé, tan pequeñito y perfecto, y piensas: «Madre mía, cómo puede salir algo tan grande de alguien tan pequeño».

Verás que esto solo dura el primer mes aproximadamente. Tu bebé dejará de hacer tanta caca durante la toma, lo que sin duda facilita el proceso.

Aumento de peso

A partir del quinto día de vida, los bebés empiezan a ganar peso, y lo recuperan, idealmente, antes de los quince días. Los primeros tres meses ganan

20-30 g diarios. Lo cierto es que el aumento no es lineal, ni tampoco la progresión es tan cuadriculada. Por ejemplo: un día ganan 20 g, otro nada, al siguiente 30 g, después nada, luego 60 g... Es una forma de hablar, pero ten en cuenta que pesar cada día a tu peque o realizar una doble pesada no es la mejor idea.

Por si te preguntas qué es la doble pesada, consiste en pesar al bebé antes y después de la toma para ver qué cantidad de leche ha ingerido. Si por un momento te ha parecido una buena idea, ya te digo que no lo es: por ingerir 75 ml de leche, el bebé no ganará ese peso. Lo ideal es tener los pesos del alta, a los cinco u ocho días y sobre los quince días. Con esto podrás hacerte una idea de cómo va todo.

Si le está costando aumentar de peso, busca ayuda. Muchas veces en las revisiones solo se propone pesarlo de semana en semana, sin establecer cambios o revisar qué puede estar pasando, y esto no hace que gane peso. Cuando no lo gana o sigue perdiendo, hay que actuar. Es posible que lo primero que te venga a la mente sea que la lactancia ha terminado, pero no tiene por qué ser así. Algunos bebés necesitan un empujoncito, y sí, en determinados casos se establece una lactancia mixta.[6] La clave es saber cómo hacerlo, es decir, con qué darle la leche para que no se confunda ni deje de querer el pecho. Te cuento más sobre el tema en el capítulo «Otras lactancias: diferida, mixta y artificial».

Las visitas en casa

Recibir visitas tras el nacimiento del bebé puede ser una experiencia ambivalente. Por un lado, hay alegría compartida: personas que vienen con regalos, palabras bonitas y ganas de conocer al nuevo integrante de la familia. Pero, por otro, pueden convertirse en una carga emocional y física para una madre que está en pleno proceso de recuperación, adaptación y construcción del vínculo con su bebé.

Durante el posparto inmediato, es probable que te encuentres cansada o dolorida, y tus emociones pueden estar a flor de piel. Las hormonas fluctúan, el sueño escasea y el tiempo parece disolverse entre tomas, cambios de pañal y lágrimas, a veces del bebé, a veces tuyas. O a lo mejor te encuentras fabulosa y poderosa, pero justo por eso necesitas espacio y privacidad. En este contexto, cualquier estímulo extra puede parecer demasiado.

[6] La lactancia mixta, sobre la que encontrarás más información en el capítulo «Otras lactancias: diferida, mixta y artificial», es aquella en la que el bebé recibe una cantidad variable de leche materna y artificial.

¿QUÉ HAY QUE TENER EN CUENTA ANTES DE ABRIR LA PUERTA?

Disponibilidad emocional. Puede que no tengas ganas de hablar, de explicar cómo ha ido el parto o de aguantar comentarios que, aunque bienintencionados, duelen: «¿Ya tienes leche?», «Parece que se queda con hambre», «Podrías sacarlo un rato de la teta...».

Logística. A veces las visitas llegan en el peor momento: justo cuando acabas de dormirte, cuando el bebé necesita mamar o cuando por fin la casa está en silencio. Lo que para la visita es un ratito para conocer al bebé puede ser, para todos, una interrupción en el único momento de calma del día.

Tipo de visita. No todas son iguales. Están las que llegan, se sientan y esperan ser atendidas. Y están las que preguntan si hay algo que puedan hacer, ponen una lavadora o calientan un plato de comida. Las segundas son las que ayudan.

En este momento vulnerable, tu pareja tiene un papel fundamental como guardián de tu bienestar. Es quien puede y debe decir: «Hoy no es un buen día», «Necesita descansar», «Podéis venir media hora, pero que no sea justo después de comer». Es también quien filtra los comentarios y puede poner límites para que tú no tengas que hacerlo (y cargar luego con el sentimiento de culpa por haber sido una borde). Gestionar las visitas es un acto de amor: no hacia los invitados, sino hacia quien acaba de parir y necesita sentirse protegida, no invadida.

Y te estarás preguntando cómo poner límites a la familia, ¿no? Aquí entra una habilidad que cuesta muchísimo practicar, sobre todo cuando hay amor de por medio: marcar límites. Y no cualquiera, sino uno asertivo, claro y amable que proteja tu bienestar sin dañar la relación con los que te quieren. ¿Por qué cuesta tanto? Porque no queremos decepcionar. Porque nos preocupa que se molesten. Porque nos han enseñado que decir no es ser desagradecidas. Y porque, en pleno posparto, muchas veces no tenemos energía ni para contestar un mensaje, y mucho menos para gestionar las emociones ajenas. Pero aquí va algo importante: cuidarte también es cuidar el vínculo. Si te sobrepasas por complacer a otros, si permites visitas que no deseas o comentarios que te hieren, tarde o temprano aparece el malestar. Y el vínculo se resiente igual, solo que en silencio.

Cómo decir que no... sin decir no a secas. Se puede ser firme y amable a la vez. Te lo explico.

Frases para decir que no:

- «Estamos aprendiendo a organizarnos y aún estamos desbordados. Os avisamos cuando estemos listos para recibir visitas».
- «Nos apetece que conozcas al bebé, pero nos viene mejor hacerlo en un ratito corto. ¿Te parece media horita?».
- «Preferimos no recibir visitas por ahora, pero agradecemos mucho tu cariño. ¡Te mantendremos al tanto!».
- «Nos ayuda mucho cuando las visitas traen comida o nos echan una mano en casa. Si te animas, eres más que bienvenido».

Si estás en pareja, su rol es fundamental. No se trata solo de ayudar, sino de proteger. Que sea ella la que gestione algunas conversaciones, la que diga «Hoy no», la que haga de paraguas de ciertos comentarios y opiniones, para que tú no tengas que cargar con la culpa ni con el estrés. Ser pareja también es saber decir por ti lo que a ti te cuesta.

Y te preguntarás qué pasa si algún familiar se enfada, ¿no? Pues que se enfade. Respira. Esa emoción le pertenece a esa persona, no a ti. Tu trabajo no es complacer a todo el mundo: es cuidarte, cuidar a tu bebé y sostener tu salud mental. Si el vínculo es fuerte y sincero, aguantará ese límite. Si no lo es, quizá no merecía tanto espacio en un momento tan delicado.

Antes de terminar, no podemos olvidarnos de las visitas que viven lejos y se instalan en casa una temporada. Claro, hay de todo: familia que llega para ayudar y familia que directamente estorba. No es fácil, pero intenta valorar durante el embarazo si la persona que te propone ir a pasar unos días a tu casa jugará a tu favor o en tu contra. Si por lo que sea no puedes evitarlo y se va a instalar sí o sí, intenta hablar de este tema con tu pareja las veces que haga falta para que los dos estéis alineados o para que al menos, si te saturas, lo puedas decir sin más.

Las salidas a la calle

El día que decides salir a la calle con tu bebé y tu pecho —que es el otro protagonista— es, sin duda, un momento clave. Puede que, a la larga, hasta lo vivas como una de esas pequeñas grandes batallas de la maternidad. Porque vamos a decirlo claro: dar el pecho en casa es una cosa, pero darlo fuera es otra muy distinta.

En casa tienes tu sofá, tu cojín de lactancia colocado a la perfección, tus pezoneras por si las necesitas, la botella del agua a tu alcance, la manta del bebé, la muselina, el móvil, la serie a medias... ¡y hasta una luz con intensidad regulable! Pero, cuando decides salir, de pronto parece que el mundo entero te observa y que cada mirada en la calle es una lupa gigante enfocada en tu pecho. Y te nacerán dudas: «¿Y si no me apaño?», «¿Y si me miran raro?», «¿Y si me equivoco al colocarme?», «¿Y si no tengo donde apoyarme?», «¿Y si se me caen las cosas?».

El miedo forma parte del aprendizaje. Es más, es probable que las primeras salidas sean un poco caóticas. Puede que sientas que te falta una mano (o tres) o que montar todo tu centro de lactancia portátil en la calle es misión imposible. Y ahí te das cuenta de que a veces menos es más, y que salir de casa con un kit de lactancia de diez piezas no es del todo práctico.

¿La buena noticia? Que llevas la comida incorporada.[7] La leche está contigo, siempre a la temperatura perfecta, lista para servir en cualquier momento. ¡No necesitas calentarla, ni enfriarla, ni esterilizar biberones! Aunque ahora lo veas complicado, con el tiempo dar el pecho fuera de casa se convierte en algo mucho más sencillo. Te acabas apañando, vas encontrando las posturas que te resultan más cómodas y, poco a poco, todo fluye. Eso sí, un consejo que vale oro: si las primeras veces te da miedo o vergüenza, no te lances sola a la aventura. Sal acompañada por alguien de confianza, alguien que también haya dado el pecho o lo esté dando. Tener cerca a otra persona que sabe lo que es buscar un banco en el que sentarse, encontrar la posición que no te deje la espalda destrozada y recolocar el sujetador de lactancia sin parecer un pulpo en apuros... eso, créeme, es un alivio enorme.

Al principio, salir de casa con el bebé y dar el pecho fuera puede parecer como preparar una expedición a la Antártida, pero con el tiempo todo se simplifica. Tu mochila se aligera, tu confianza crece, y un día, sin darte cuenta, te verás en una terraza con tu bebé enganchado al pecho, disfrutando de un café y pensando: «Pues no era para tanto...». Así que respira hondo, sal de casa y siéntete poderosa. ¡Porque lo eres!

Extraer y conservar la leche

Extraer leche no es tan complicado como parece, pero tiene sus truquitos. Cuando hablo con madres sobre este tema, siempre digo lo mismo: «No es cuestión de exprimir el pecho como si fuera una naranja, sino de encontrarle el ritmo». Puedes hacerlo con las manos o usar un sacaleches manual o eléctrico. Si decides hacerlo a mano, te recomiendo que pienses en cómo lo haría tu bebé: no es un apretón fuerte, sino más bien un movimiento suave, rítmico, como si le dieras un masajito al pecho. Al principio quizá te cueste un poco, pero, con la práctica, mejora.

Si usas un sacaleches, es importante que estés cómoda, que el embudo se ajuste bien a tu pecho y que no sientas dolor. Porque no, no debería doler. Lo bueno del sacaleches es que puedes regular la fuerza y el ritmo, y algunas madres lo encuentran más rápido, pero no hay una forma mejor que otra: la mejor es la que a ti te funcione.

Y luego viene la gran pregunta: «¿Qué hago con la leche, una vez extraída?». Aquí es donde entra en juego la conservación.

La leche materna es un alimento in-

[7] Algunas mujeres prefieren ofrecer al bebé un biberón de su leche extraída cuando salen de casa.

creíble, vivo, lleno de nutrientes y defensas, pero, para que mantenga sus propiedades y no se estropee, hay que guardarla bien.

Siempre recomiendo tener claras algunas cuestiones básicas:

- Si la dejas a temperatura ambiente (hasta 25 °C), aguanta bien unas cuatro horas.
- En la nevera (en la parte más fría), puede durar hasta cuatro días.
- En el congelador, se mantiene hasta seis meses.

Ah, si ya has descongelado la leche, no la vuelvas a congelar. Una vez descongelada, puedes tenerla veinticuatro horas en la nevera, no más. Y si el bebé ha empezado a tomarla, te recomiendo que deseches lo que sobra después de dos horas. Así que sí, puedes extraerte y guardar leche para cuando la necesites. Es una herramienta más, no una obligación. Hay madres que nunca lo hacen, para otras forma parte de su práctica diaria y algunas que solo se la extraen y la guardan de vez en cuando. Como siempre, tú decides.

Dónde conservas la leche	Tiempo máximo
A temperatura ambiente (hasta 25 °C)	4 horas
En la nevera (a 4 °C o menos)	Hasta 4 días
En el congelador (–18 °C o menos)	Hasta 6 meses (mejor menos de 3)
Descongelada en la nevera	24 horas
Empezada por el bebé	2 horas

La leche congelada o refrigerada puede tomar colores o aspectos raros. Que no te sorprenda, pues no tiene nada que ver con la leche de vaca.

Quizá tenga un tono azulado o incluso rojo (si hay sangre),[8] verde..., y lo más destacable es que se formarán capas. Parece cortada, pero nada más lejos de la realidad.

La leche materna forma capas y, cuando se mezcla, se vuelve más homogénea.

¿Cuándo y a quién pedir ayuda?

Ojalá no hiciera falta incluir este apartado, pero la realidad es que muchas veces es necesario. Porque no todas las lactancias son sencillas desde el inicio. Porque no siempre todo fluye. Porque en ocasiones hay dolor, dudas, frustración o una necesidad urgente de respuestas.

Pedir ayuda no es rendirse, no es fallar, no es no saber ser madre. Es

[8] Sí, el bebé puede tomar leche con restos de sangre. Quizá te parezca un poco asqueroso, pero para él no es un problema, y sigue siendo óptima para tu peque. En las deposiciones pueden aparecer hilos negros, la sangre digerida, pero eso es todo.

justo lo contrario: es ejercer tu derecho a ser acompañada, a recibir información clara y apoyo real. Y aunque muchas veces nos han hecho creer que tenemos que poder con todo solas, la lactancia no es una prueba de resistencia.

En ocasiones, cuando surgen dudas o dificultades en la lactancia, puede parecer que lo más sencillo es acudir al primer profesional de salud que tengamos cerca. Sin embargo, no todos los sanitarios tienen formación actualizada ni experiencia en lactancia materna, y eso puede llevar a recibir consejos contradictorios o poco útiles. No es raro que una madre consulte con varias personas antes de dar con alguien que realmente la ayude. En muchos casos, es necesario recurrir a profesionales especializados, como las IBCLC, o incluso a asesoras de lactancia formadas y con experiencia. Lo importante es que recibas una atención que te acompañe, respete tus decisiones y te ofrezca soluciones prácticas.

Entonces ¿cuándo pedir ayuda? ¿Y a quién pedírsela? Pues la respuesta no puede ser más fácil: a alguien que sepa de lactancia. Parece obvio, pero no siempre lo es.

No todas las personas del entorno sanitario están formadas en lactancia, y no toda la información que circula por ahí es correcta o está actualizada. Por eso es tan importante que puedas buscar a profesionales con formación específica: asesoras de lactancia, consultoras IBCLC, grupos de apoyo, matronas con conocimientos actualizados o profesionales de la salud con experiencia en acompañar lactancias reales (de esas con noches sin dormir y preguntas sin respuesta).

Busca a quien te escuche sin juzgarte. A quien no te diga qué hacer, sino que te ofrezca opciones para que puedas elegir lo que mejor se adapte a ti, a tu bebé y a tu vida. Estas son las situaciones más comunes, y te indico a quién te debes dirigir en cada caso para pedir ayuda:

Situaciones habituales	A quién puedes consultar
Tienes dolor al amamantar (y no, insisto, no debería doler).	Matrona formada en lactancia, IBCLC, asesora de lactancia. Si hay mastitis, ginecóloga o médica de familia formada en lactancia.
Tienes grietas, obstrucciones o sospechas de mastitis.	Médica, matrona, IBCLC, asesora de lactancia.
El bebé no gana peso.	Pediatra, matrona, IBCLC.
El bebé se frustra, se suelta, no mantiene el agarre o hace ruidos al mamar.	Matrona, logopeda neonatal, fisioterapeuta o IBCLC.
Sientes que algo no va bien, aunque no sepas exactamente qué pasa.	Matrona, IBCLC, asesora de lactancia, grupo de apoyo.

Situaciones habituales	A quién puedes consultar
Te sientes abrumada, agotada.	Psicóloga perinatal, asesora de lactancia, grupo de apoyo.
Necesitas entender mejor lo que está pasando.	Matrona, IBCLC, asesora de lactancia, grupo de apoyo.

A pesar de que te recomiendo diferentes profesionales, verás que no todos los sanitarios están formados en lactancia. Es así de triste, una realidad que puede sorprender y desconcertar. A los sanitarios se les forma e instruye muy poco sobre este tema. Dependerá de su motivación personal que quieran formarse de manera específica. Puedes tener suerte y recibir una atención y un trato excelente, pero también puede pasar que no sepan darte una respuesta. En ese caso, te tocará llamar a muchas puertas, ser muy pesada y perseverante hasta dar con la persona que os pueda acompañar. La lactancia es un camino, a veces lleno de curvas y piedras, y ninguna mujer debería recorrerlo sola.

Los días oscuros

Hay días en los que todo parece fluir: el bebé mama bien, tú estás tranquila, las tomas son agradables e incluso te sientes poderosa. Y luego están esos otros días. Aquellos en los que duele, en los que sientes que no puedes más, en los que dudas de todo. Días en los que te preguntas si esto de la lactancia es para ti, si tu leche es suficiente, si lo estás haciendo bien o si estás fallando.

Y quiero decirte algo muy importante: esos días son frecuentes. La lactancia no es un camino de rosas ni un cuento de hadas. Es un proceso, lleno de momentos bonitos, sí, pero también de incertidumbre, de cansancio, de dudas, de subidas y bajadas.

No estás sola en esto: todas las madres tienen sus días oscuros. Y muchas veces, en esos días, lo que más necesitamos es escucharnos, parar y recordarnos por qué hacemos lo que hacemos.

A veces, esos días oscuros pueden coincidir con momentos concretos: un brote de crecimiento del bebé, un dolor que no se resuelve, la vuelta al trabajo, un comentario fuera de lugar o simplemente el cansancio acumulado. En otras ocasiones no hay un motivo claro. Y está bien. Está bien llorar. Está bien decir «Hoy no puedo más». Está bien sentir que necesitas ayuda.

Si algo he aprendido en estos años es que los días oscuros no duran siempre. Aunque cuando estás dentro parece que no acabarán nunca, poco a poco todo se recoloca. A veces, la solución está en un pequeño cambio: pedir ayuda, mejorar el agarre, descansar, darte permiso para parar. Y otras veces solo es cuestión de tiempo, de paciencia y de confiar.

La lactancia es un maratón, no una carrera de velocidad. Y, como en todo maratón, habrá días en los que la vista sea espectacular y otros en los que el camino esté lleno de piedras. Pero créeme: incluso en esos días oscuros, sigues haciendo lo mejor para tu bebé. Y para ti. Si alguna vez sientes que no puedes más, si te agobian las dudas, si te invade la tristeza, busca apoyo. Llama a alguien de confianza, a una amiga, a la asesora de un grupo de apoyo. Porque a veces solo necesitamos que alguien nos diga: «Lo estás haciendo bien, es normal sentirse así, esto también pasará».

COSAS QUE PUEDEN PASAR

Sé que eres de las personas que se preparan para la lactancia con toda la ilusión del mundo. Por algo estás leyendo este libro: te estás informando, quizá incluso has hecho algún curso específico sobre el tema.

Estoy segura de que en las redes sociales sigues cuentas especializadas en lactancia y maternidad, has buscado o quieres buscar el cojín de lactancia perfecto, organizas tu entorno (unos, fiambreras con comida rica; otros, pasear al perro), tal vez hasta has escrito tu plan de parto con el deseo profundo de que todo fluya, de que todo vaya bien... Y todo eso tiene un valor enorme. Prepararse, sin duda, ayuda. El conocimiento da seguridad, da poder.

Pero también hay que decirlo: incluso con todo eso, hay cosas que se nos escapan. Y ahí quiere acompañarte este capítulo. Porque hay veces en las que, a pesar de todo, las cosas no salen como imaginabas. Sí, a pesar de tus ganas, de tu compromiso o de tu preparación.

No siempre hay una razón clara, no siempre se puede prevenir. A veces simplemente suceden cosas, la vida. Cosas de esas que no salen en los libros, ni en los cursos, ni en las fotos bonitas de las redes sociales. Y lo cierto es que duele. Porque cuando algo tan importante, tan deseado y tan íntimo no encaja, duele. Confunde.

A veces te hará dudar de ti, como si el problema fueras tú. Como si, por no lograr lo que te habías propuesto, hubieras fallado. Pero no es así. No es que no lo hayas hecho bien. No es que te falte amor, ni empeño, ni fuerza. Es que, a veces, hay circunstancias externas que complican el camino. Que lo desvían. Que lo hacen más largo o más empinado y dificultan llegar a la meta.

De nuevo te tengo que decir que este capítulo no está aquí para asustarte, ni para anticipar catástrofes, ni para contarte todo lo que podría salir mal. Porque tampoco hay soluciones mágicas.

Lo que encontrarás es un espacio para exponer con honestidad esas dificultades que a veces aparecen. Porque también existen. Porque hay inicios complejos, lactancias que duelen, caminos que no siguen la línea recta que soñaste. Y, aun así, si lo deseas, puedes buscar otra manera. Tal vez distinta, tal vez más lenta, tal vez con ayuda, con ajustes, con nuevas decisiones.

Porque esto no va de hacerlo perfecto. Va de hacerlo posible. De encontrar un modo que tenga sentido para ti, incluso si no se parece en nada al que habías planeado. Y si al final decides cambiar de dirección, parar o reinventar el camino, eso también está bien. Lo importante es que lo hagas desde la información, el respeto y la libertad. Y, sobre todo, sin culpa.

Separación del bebé

Cuando imaginamos el inicio de la lactancia, solemos visualizar ese primer contacto mágico del que hemos estado hablando: el bebé sobre el pecho, el calor de su cuerpo, su olor, esa primera búsqueda torpe pero instintiva del pecho. Imaginamos estar juntos, piel con piel, con tiempo y sin interrupciones. Y ojalá así sea. Pero a veces no ocurre.

Por eso es importante prepararse también para otro escenario: el de la separación. No porque lo deseemos ni porque queramos asustarnos, sino porque puede pasar. Y saber qué hacer si eso sucede nos da poder. Nos permite actuar, decidir y sostener la lactancia, incluso cuando todo se complica un poco. Las separaciones pueden ser breves o largas, esperadas o totalmente inesperadas. Puede que el bebé necesite cuidados especiales, que tú necesites recuperación o que los protocolos del centro no sean tan respetuosos como esperabas. Sea cual sea la razón, la separación no tiene por qué implicar el fin de la lactancia. Solo significa que haremos las cosas de otra manera.

¿QUÉ HACER SI PASA?

Mantén el contacto, en lo posible. Incluso si el bebé está ingresado, intenta hacer piel con piel tan pronto como puedas. Aunque aún no sea capaz de mamar, tu pecho sigue siendo su lugar seguro. Y tú también necesitas ese contacto reparador.

Extráete la leche pronto y con frecuencia. Si tu bebé no puede mamar, tu cuerpo necesita saber que hay un recién nacido que necesita leche. Por eso hay que iniciar la extracción lo antes posible, idealmente dentro de las primeras horas tras el parto; cuanto antes, mejor. Al inicio puede ser manual y, una vez suba la leche, con un sacaleches, si es posible doble.

Busca apoyo. No tienes que saber hacerlo todo sola. Puedes pedir ayuda al personal sanitario, a una asesora de lactancia, a tu pareja, a quien tengas cerca. Sácate la leche acompañada, habla de lo que sientes, rodéate de gente que entienda lo importante que es la lactancia para ti, pero también lo difícil que puede resultar en este contexto.

No midas el éxito por el inicio. Un inicio difícil no determina el resto de tu lactancia. Muchas se inician con dificultades: separación, sacaleches y lágrimas..., pero pueden acabar siendo largas y normativas. Otras no, y eso también está bien saberlo. Lo importante es que sepas que puedes seguir, que vale la pena intentarlo.

Cuida tu cuerpo y tu ánimo. Es el posparto, eres vulnerable y, además, estás separada de tu bebé. Es un momento muy intenso. Permítete sentir lo que sientas. Llora si lo necesitas, enfádate si hace falta, pero no te culpabilices. Haz lo que puedas, y, si un día no puedes, tampoco pasa nada.

Prepararse para la lactancia también es esto: saber que a veces los planes no salen como queremos, pero aun así podemos encontrar caminos nuevos. Porque la lactancia no siempre comienza con un agarre perfecto. A veces empieza con una madre preguntándose: «¿Y ahora qué hago?». Si eso pasa, ojalá alguien esté ahí para decirle: «Estamos contigo. Vamos paso a paso».

Prematuridad

Dar a luz a un bebé prematuro es una experiencia para la que los padres no están preparados. El bebé soñado y anhelado desaparece, la felicidad se aplaza y el futuro es una incógnita demasiado grande. Los padres pueden sentirse perdidos ante la fragilidad de su bebé. Parece que nada está en sus manos, que no pueden hacer mucho por él, que solo pueden confiar en los médicos y en los medicamentos. Pero ¿es así?

Aunque no hay causas concretas por las que se produzca un nacimiento prematuro, en España y en el resto de los países occidentales se apuntan varios factores como causantes de los nacimientos prematuros: las técnicas de reproducción asistida, los partos múltiples, el estrés laboral, los problemas de salud en la madre o el retraso de la maternidad. En los países en vías de desarrollo, por el contrario, la prematuridad obedece a complicaciones derivadas de la falta de seguimiento médico durante el embarazo y el parto.

Cada año nacen aproximadamente quince millones de niños prematuros en el mundo, y la cifra va en aumento. De estos, más de un millón mueren debido a complicaciones, y es la primera causa de muerte en los niños menores de cinco años a nivel mundial. Para muchos de los bebés prematuros que logran sobrevivir tampoco será fácil, ya que pueden padecer secuelas que les influyan toda la vida.

La tasa de supervivencia de los bebés prematuros a nivel mundial es muy dispar, ya que depende de la situación económica de cada país. Sin embargo, más de tres cuartas partes pueden salvarse gracias a una atención sencilla y a ofrecer, por ejemplo, una serie de servicios sanitarios esenciales durante el parto y el periodo posnatal a todas las madres y todos los lactantes: administrar inyecciones de esteroides prenatales, aplicar la técnica del Método Madre Canguro,[1] fomentar la lactancia materna y administrar antibióticos para tratar las infecciones del recién nacido.

Según la edad gestacional en la que el bebé nace, se habla de un tipo de prematuridad o de otro. Cuánto más prematuro sea el recién nacido, más cuidados requerirá.

En el siguiente cuadro te muestro los distintos tipos de prematuridad que existen:

Edad gestacional	Tipo de prematuridad
Menos de 28 semanas	Prematuridad extrema
Entre 28 y 31 semanas	Muy prematuro
Entre 32 y 33 semanas	Moderadamente prematuro
Entre 34 y 36 semanas	Prematuro tardío

Las necesidades básicas de un bebé prematuro

Un bebé prematuro, evidentemente, quizá necesite atención médica, pero también necesita a su familia. Y a lo mejor parece que tú no puedes proporcionar nada a tu hijo prematuro, pero no es así.

Los niños prematuros no disponen de reservas de grasa corporal, así que no pueden regular su temperatura. Pierden el calor con mayor facilidad, lo que podría provocarles una hipotermia, poniendo su vida en peligro. Necesitan más energía y cuidados para conservar el calor, por eso se les pone en incubadoras, pero no desdeñemos el piel con piel como si fuera algo menor. El pecho puede regular la temperatura y elevarla o disminuirla según la que presenta el cuerpo del bebé.

Los prematuros pueden tener dificultades a la hora de alimentarse de-

[1] El Método Madre Canguro (MMC) es una técnica que se usa para cuidar bebés prematuros (o a término) que consiste en el contacto piel con piel con la madre, la pareja u otro cuidador para, como hemos visto, regular su temperatura, favorecer la lactancia, fortalecer el vínculo e impulsar el desarrollo, ya que el adulto actúa como si fuera una incubadora natural.

bido a que la coordinación de su reflejo de succión y deglución no está del todo desarrollada; además, su prematuridad también influye en el depósito de grasa de sus mejillas, lo que puede dificultar el agarre y la extracción de leche. En algunos casos necesitan una ayuda adicional para alimentarse, y es posible que requieran una sonda naso u orogástrica durante una temporada para garantizar que el proceso de alimentación sea seguro.

Por último, muchos niños prematuros empiezan a respirar de forma autónoma desde que nacen, pero otros necesitan reanimación o cuidados extra. Si sus pulmones no han terminado de desarrollarse y les falta surfactante —una sustancia que ayuda a que los pulmones del bebé no se colapsen y puedan abrirse bien para respirar—, son de gran ayuda los corticoesteroides, un medicamento que, si es posible, se administra a la madre días u horas antes del nacimiento y ayuda a que maduren sus pulmones.

Los bebés prematuros pueden sufrir complicaciones durante el parto y en los días inmediatamente posteriores. Casi uno de cada cinco de los que pesan menos de dos kilos al nacer padece ese problema. Además, pueden sufrir lesiones cerebrales debido a la falta de oxígeno. Tampoco podemos olvidar que el riesgo de infecciones hospitalarias es más alto en los prematuros, puesto que su sistema inmunitario no está totalmente desarrollado.

¿Cómo varían las necesidades de un bebé prematuro según la edad gestacional?

No todos los bebés prematuros tienen las mismas necesidades. El grado de prematuridad marca grandes diferencias en su desarrollo, en su capacidad para alimentarse y en la forma en que se inicia y se acompaña la lactancia. Comprender estas diferencias ayuda a ajustar las expectativas, a preparar mejor el entorno y a ofrecer a las familias una mirada realista pero esperanzadora.

TIPOS DE PREMATURIDAD

Prematuridad extrema (menos de 28 semanas)

Estos bebés nacen cuando aún les quedaría una buena parte del desarrollo intrauterino. Sus órganos son muy inmaduros y suelen requerir cuidados intensivos avanzados, incluyendo soporte respiratorio y nutrición parenteral. En esta etapa aún no están presentes los reflejos coordinados de succión, deglución y respiración, por lo que no es posible la alimentación oral.

Muy prematuro
(de 28 a 31 semanas)
A esta edad gestacional, el desarrollo ha avanzado, aunque la inmadurez sigue siendo significativa. La alimentación suele iniciarse por sonda, y la leche materna juega un papel fundamental por sus beneficios inmunológicos y digestivos. En muchos casos se introduce la succión no nutritiva (estar al pecho o al chupete sin extracción de leche) para favorecer la futura coordinación de succión-deglución.

El contacto piel con piel suele ser posible si el bebé está estable y forma parte del cuidado centrado en el neurodesarrollo.

Moderadamente prematuro
(de 32 a 33 semanas)
En este rango, muchos bebés son capaces de realizar la succión nutritiva al pecho, aunque este proceso depende de la estabilidad clínica y del desarrollo de cada niño. Algunos ya logran mamar, pero pueden cansarse con facilidad o succionar de forma poco eficaz, por lo que es habitual combinar el pecho con leche materna extraída o sonda mientras se establece la lactancia.

En el caso de los bebés que aún no pueden comer por la boca, el calostro puede administrarse en volúmenes muy pequeños en la cavidad oral, como parte de la llamada «calostroterapia», debido a su efecto inmunológico y protector. La paciencia, la observación cercana y el acompañamiento son clave, y el contacto piel con piel continúa siendo un apoyo importante para el avance.

Prematuro tardío
(de 34 a 36 semanas)
Aunque en apariencia pueden parecer casi a término, estos bebés todavía presentan un grado de inmadurez neurológica y energética que puede dificultar la lactancia. Es frecuente que se duerman durante la toma, que su succión sea menos coordinada o que pierdan más peso del esperado. Por ello a veces requieren un apoyo temporal con leche materna extraída hasta que adquieren la fuerza y el ritmo necesarios para mamar de forma eficaz. Con el acompañamiento y la vigilancia adecuada, suelen lograr una lactancia exclusiva en las semanas posteriores. Es importante no subestimar sus necesidades solo porque «Ya casi estaba». El contacto piel con piel, la vigilancia del agarre y la evaluación del peso y de las tomas son fundamentales.

Cada bebé prematuro avanza a su ritmo. La lactancia puede comenzar de forma indirecta, a través de la extracción y del contacto, y consolidarse semanas después, pero eso no la hace menos valiosa ni menos real. El cuerpo de la madre produce una leche que se adapta justo a ese momento de su desarrollo. El vínculo también se teje desde ahí: desde la espera, desde el deseo, desde el cuidado constante, incluso cuando el inicio no es como se esperaba.

Acompañar a un bebé prematuro en su camino hacia el pecho es también un acto de confianza en el cuerpo, en el tiempo y en todo lo que la lactancia puede ser, incluso cuando no empieza en los brazos.

¿Cómo puedes facilitar la lactancia si tu bebé es prematuro?

Nadie espera que su bebé nazca antes de tiempo. Durante el embarazo, imaginamos su llegada al mundo como un proceso que tendrá lugar cuando toque, y la lactancia como algo que comenzará en brazos, con el bebé mamando en cuanto nazca. Pero a veces los planes cambian. Los prematuros pueden necesitar cuidados especiales, y el inicio de la lactancia puede verse afectado, pues aún no están del todo preparados.

PAUTAS PARA FACILITAR LA LACTANCIA DE UN BEBÉ PREMATURO

Tu leche es la que tu bebé necesita. La leche de una madre que ha dado a luz antes de tiempo se adapta a las necesidades de su hijo: tiene más proteínas, inmunoglobulinas, grasas y minerales, y está diseñada para proteger y ayudar a madurar el cuerpo del bebé prematuro. Incluso aunque aún no pueda mamar directamente y lleve sonda, tu leche es una intervención médica de primer nivel.

Inicia la extracción cuanto antes. Si el bebé no puede mamar directamente al nacer, es clave empezar a extraer calostro lo antes posible, de forma ideal en las primeras horas. Al principio, la extracción de leche suele hacerse a mano, extrayendo gotitas que se recogen en jeringas o vasitos. Esas primeras gotas son valiosísimas y, si el equipo médico lo permite, pueden administrarse al bebé por sonda o en la boca, aunque aún no esté mamando.

Extráete de forma frecuente. Durante los primeros días y semanas, para mantener y aumentar la producción, te recomiendo que te extraigas leche unas ocho veces al día, sí, también por la noche. El sacaleches se convierte en un gran aliado; aunque al principio puede parecer algo frío o ajeno, es una herramienta muy potente. Lo importante es tener acompañamiento, apoyo y comprensión.

Practica el contacto piel con piel, siempre que puedas. Este método no solo es posible en muchos casos de prematuridad, sino que ofrece enormes beneficios: ayuda al bebé a regular su temperatura, su respiración y su frecuencia cardiaca, pero también estimula la producción de leche y favorece que, cuando esté preparado, se acerque al pecho y empiece a mamar. Sin duda, contribuye al bienestar de ambos.

Comprende que será un proceso progresivo. Los bebés prematuros no siempre pueden coordinar bien la succión, la deglución y la respiración, y necesitan aprender poco a poco. A veces lamen, se acercan, huelen. En ocasiones solo descansan sobre el pecho. Cada uno sigue su ritmo. Lo importante es ofrecerle oportunidades sin presión.

Cuenta con apoyo especializado. La lactancia en bebés prematuros no siempre encaja en los consejos generales. Si te encuentras en esta situación, el apoyo de una asesora de lactancia o de profesionales con formación específica puede marcar una gran diferencia. Si puedes elegir a esa persona antes del parto (en caso de que sepas que tu bebé será prematuro), es muy buena idea: casi a diario, valorará tu lactancia y comprende las necesidades particulares de estos bebés.

Cuídate. Aunque toda la atención estará puesta en el bebé, tú también estás viviendo una experiencia intensa y transformadora. La extracción, la espera, la preocupación..., todo eso pasa por tu cuerpo y tu corazón. Tu bienestar también importa e influye en la lactancia. Así que, en la medida de lo posible, cuídate y deja que te cuiden, pues en unas ocasiones este proceso puede durar días y, en otras, convertirse en un maratón que se prolongará durante meses.

Pensar en estas cosas durante el embarazo no es ponerse en lo peor, sino abrir la mirada. Debes saber que, aunque el inicio no sea como lo soñabas, hay caminos posibles. La lactancia con un bebé prematuro puede ser distinta, sí, pero también profundamente poderosa, íntima, valiente y transformadora. Y empieza, muchas veces, con una madre que se informa por si acaso. Como tú.

¿Hablamos de los frenillos cortos?

Sí, hablemos. Porque parece que se ha puesto de moda hablar del frenillo... y no, no es una moda. Un frenillo corto o anquiloglosia se da cuando el tejido que une la lengua al suelo de la boca es más corto, más grueso, menos elástico o está insertado en un lugar que limita el movimiento de la lengua. Y esa pequeña variación anatómica, que a veces pasa desapercibida, puede tener un gran impacto. En especial en la lactancia, pero también en otros aspectos, como la masticación, la deglución de sólidos, el habla, la respiración...

La lengua es la gran protagonista en el acto de mamar. Se encarga de crear el sello, movilizar el pezón y generar la presión positiva sobre el pecho para extraer la leche. Si no puede moverse bien, todo se complica. Puede haber dolor en los pezones, grietas persistentes, tomas interminables, bebés que se frustran al mamar o que no ganan peso. Y, cuando todo eso ocurre, es habitual que la madre dude de sí misma, que piense que está haciendo algo mal... cuando en realidad la causa es un obstáculo físico que nadie ha detectado.

No, el frenillo corto no es una excusa ni una invención reciente. Es una condición real, con implicaciones reales, que durante mucho tiempo ha estado invisibilizada por la cultura del biberón. Antes, cuando se presentaban dificultades en la lactancia, lo más simple era concluir: «Dale un biberón y ya está». Por si dudas, los bebés con frenillo corto también pueden tener problemas en la alimentación con biberón.

Como te comentaba, no solo afecta a la lactancia. Puede interferir en la alimentación complementaria por los problemas para mover los alimentos dentro de la boca y por la dificultad de tragar sólidos (¿te cuesta tragar las pastillas? Podría ser por un frenillo corto...).

También influye en el desarrollo del habla. Esto no se verá hasta que el niño tenga cuatro o cinco años, pero marca la vida de muchos, ya que no pueden pronunciar sonidos en los que la lengua tiene que situarse detrás de la encía superior.

En la respiración también puede interferir, pues, al no elevarse la lengua en reposo, las estructuras nasales no se desarrollan de manera óptima y se mantiene la respiración por la boca.

Además, perturba el descanso nocturno, ya que, al dormir con la boca abierta, la lengua se seca, se producen apneas o mayores despertares... Pero eso no significa que todos los frenillos requieran intervención ni que haya que correr a cortarlos todos en cuanto se sospeche algo. Antes de decidir nada, lo primero es valorar la situación.

No hay un solo síntoma que por sí mismo confirme un frenillo corto. Lo que nos orienta es un conjunto de señales que se dan tanto en el bebé como en la madre. Aquí van algunos indicios importantes que se pueden observar durante la lactancia:

EN EL BEBÉ

- Le cuesta mantener el agarre al pecho o al biberón y se suelta constantemente.
- Hace chasquidos o ruidos con la lengua mientras mama.
- Presenta ictericia los primeros días, a pesar de que mama con frecuencia.
- Suele atragantarse o toser durante la toma.
- Muestra frustración al mamar, se arquea, llora o parece enfadado con el pecho.
- Realiza tomas eternas, pero sigue con hambre o no gana el peso que debería.
- Presenta regurgitaciones muy frecuentes o reflujo.
- Tiene gases o malestar digestivo intenso.
- Pone la lengua en forma de corazón cuando llora o cuando intenta levantarla.
- En reposo, es incapaz de levantar la lengua hasta el paladar o duerme con la boca abierta.

EN LA MADRE

- Tiene dolor persistente al dar el pecho, aunque haya un buen agarre aparente.
- Presenta grietas que no mejoran con el transcurrir de los días.
- Muestra los pezones deformados tras la toma (aplastados, en forma de pintalabios).
- Tiene ingurgitación extrema los primeros días, obstrucciones o mastitis recurrentes.
- Su producción de leche es irregular: baja o muy alta.
- Se siente frustrada, cansada o le cuesta establecer la lactancia.
- Siente que algo no va bien.

Entonces ¿qué hago?

- Consigue una buena observación de la toma, por si hay aspectos que puedan mejorar respecto a la posición y el agarre. Si todo está bien, busca un buen diagnóstico y acompañamiento, pues muchas lactancias pueden reconducirse.
- Solicita una evaluación completa, idealmente realizada por profesionales formados en anquiloglosia, para que le miren la boca al bebé, pero también cómo mama, y que te escuchen para saber cómo estás.
- No todo frenillo necesita cortarse. A veces, con las técnicas de agarre adecuadas o una visita al fisioterapeuta para que revise las estructuras de la cabeza y el cuello, la situación mejora notablemente.
- Si se realiza una frenotomía, es fun-

damental el seguimiento posterior: ejercicios de movimiento lingual, apoyo en el agarre y acompañamiento emocional.

Lo difícil es esto: reconocer cuál sí y cuál no. Y ahí es donde entramos en un terreno complejo. Porque no siempre es fácil encontrar profesionales que sepan evaluar un frenillo correctamente. Algunos solo miran si la lengua puede salir de la boca (que ya te digo que es un error) o tocan el paladar, pero no analizan el movimiento funcional. Otros dicen que no puede ser el frenillo si el bebé gana peso. Algunos niegan la existencia del problema, mientras que otros recomiendan cortes sin una evaluación completa ni el seguimiento adecuado.

Y, en medio de todo eso, estás tú. Con tu bebé, tus dudas, tu dolor o tu preocupación, buscando respuestas que a veces tardan en llegar.

SI TE ENCUENTRAS EN ESTA SITUACIÓN

Confía en lo que sientes. Si consideras que algo no va bien, si hay dolor, si la lactancia no fluye, pide una valoración completa con un buen especialista.

Busca profesionales formados. La evaluación de un frenillo implica mirar la boca, pero también observar cómo mama el bebé, cómo mueve la lengua, qué signos hay en el pecho de la madre, cómo se siente la familia.

Recuerda: Aunque el camino a veces sea largo y confuso, pide ayuda. Quizá tengas que buscar más de una opinión o visitar distintas especialidades (pediatría, logopedia, cirugía pediátrica, asesoría de lactancia...), pero vale la pena que lo hagas acompañada.

El bebé que no gana peso. Suplementación: cuándo y con qué

Uno de los momentos más angustiantes en la lactancia es cuando nos dicen: «El bebé no gana peso». Esta frase tiene un peso enorme. Cae como un jarro de agua fría sobre una madre que se ha entregado a la lactancia con toda su voluntad, esfuerzo y cuerpo. Y entonces surgen grandes preguntas: «¿Tengo que suplementar?», «¿Con qué?», «¿Cómo?», «¿Durante cuánto tiempo?», «¿Y qué pasa con mi lactancia?». Vamos por partes, que todo es más fácil si lo vemos punto por punto.

¿Cuándo es necesario suplementar?

La suplementación no siempre es necesaria, pero en algunos casos puede ser imprescindible para proteger la salud del bebé o sostener la lactancia mientras se busca el origen del problema existente. Estas son algunas de las situaciones en que puede valorarse la suplementación:

- Pérdida superior al 10 % del peso al nacer, en especial si hay signos de deshidratación, ictericia o letargo.
- Falta de recuperación del peso del nacimiento después de quince días.
- Ganancia insuficiente de peso (menos de 20-30 g/día en las primeras semanas).
- Hipoglucemia los primeros días.
- Producción de leche materna claramente insuficiente.
- Enfermedades en el bebé o en la madre que dificulten la succión o la producción de leche.
- Sospecha de succión ineficaz (por ejemplo, por un frenillo corto).
- Prematuridad, bajo peso al nacer o condiciones médicas que requieran ingestas más controladas.

La suplementación no es un fracaso. Es una herramienta terapéutica que puede estar o no de paso, pero quizá no sea un final.

¿Con qué tipo de leche se suplementa?

Quizá aquí te sorprendas, pues no es raro pensar que, cuando debemos ofrecer un suplemento, hay que recurrir sí o sí a la leche artificial, y ya te adelanto que no es así.

- **Leche materna extraída.** Es siempre la primera opción si quieres y se puede extraer en cantidad suficiente.
- **Leche de fórmula.** Cuando no se dispone de suficiente leche materna extraída o la situación lo requiere, puede ser necesaria la leche de fórmula. Esto no tiene por qué arruinar tu lactancia. Si se acompaña adecuadamente, puede ser una medida solo temporal.

¿Con qué suplementar?

Si antes te decía que, cuando pensamos en suplementación, nos viene a la mente la leche de fórmula, al plantearnos cómo dar la leche, solemos pensar en un biberón, ¿no? Pues depende del caso. Estas son algunas opciones:

- **Vasito o jeringa.** Ideales en recién nacidos y para pequeñas cantidades de leche.
- **Sonda-dedo o sonda al pecho.** Permiten mantener el estímulo de succión al pecho mientras el bebé recibe suplemento.

- **Biberón.** Puede usarse si no hay alternativa o si la familia lo prefiere. En estos casos, es fundamental ofrecerlo de manera respetuosa mediante el método Kassing.[2]

¡Ah! Y lo importante no es solo con qué, sino cómo se acompaña. Suplementar no es solo dar más leche. Es posible que necesites a alguien que te acompañe en esta situación que estáis viviendo, pues es un momento de incertidumbre, miedo o tristeza, y es importante hacerlo sin juicio, sin prisas y con un plan claro.

¿Y qué pasa con la lactancia, se acaba? No tiene por qué. Para proteger la lactancia, hay que acompañarla activamente y entender qué está pasando.

PISTAS

- Valora la causa del bajo peso: ¿es un problema de producción, succión, técnica, salud del bebé...?
- Establece un plan de extracción si así lo deseas y puedes hacerlo.
- Asegúrate de que el bebé reciba estímulo suficiente al pecho.
- Revisa de forma frecuente la situación para ajustar debidamente el plan.

Sé que la suplementación da mucho miedo, pero no es el enemigo. El problema es cuando se receta sin más, sin dar información o sin ningún tipo de acompañamiento. O cuando se convierte en una solución definitiva sin haber investigado antes qué pasaba con esa lactancia.

A veces es necesario suplementar solo unos días; en ocasiones, durante semanas. En algunos casos, puede mantenerse un suplemento parcial a largo plazo.

Ninguna de estas opciones es un fracaso. La meta no es evitar la suplementación a toda costa, sino que el bebé y la madre estén bien, y que la lactancia, sea del tipo que sea, se viva con sentido, seguridad y satisfacción.

[2] En el capítulo «Otras lactancias: diferida, mixta y artificial» te cuento cómo dar el biberón con este método.

Preguntas y respuestas rápidas, pero no por ello menos importantes

¿Cómo sé si mi bebé tiene hambre o sueño?

Durante los primeros meses de vida, el bebé no puede decir con palabras qué es lo que necesita, pero su cuerpecito habla por él.

Cuando tiene hambre, antes del llanto aparecen las señales tempranas que ya hemos visto: mueve la cabeza hacia un lado y hacia el otro buscando el pecho, se chupa las manos o los deditos, hace sonidos con la boca o intenta succionar. Estas son las mejores oportunidades que tendrás para ofrecérselo, porque está tranquilo y se prenderá mejor.

En cambio, cuando lo que necesita es dormir, suele ralentizar sus movimientos, se frota los ojos o las orejitas, bosteza y puede mostrarse irritable sin razón aparente. Si esperamos demasiado, puede romper a llorar, y le costará conciliar el sueño.

Con el transcurrir de los días, irás aprendiendo a reconocer estas pequeñas señales y te resultará más sencillo responder a sus necesidades antes de que empiece a llorar. Eso sí, sea hambre o sueño, recuerda que la teta sirve para todo.

¿Debo despertar al bebé para comer?

En las primeras semanas de vida, el bebé necesita alimentarse con frecuencia para crecer y mantener el nivel de energía. Por eso, si no gana o bien pierde peso, o duerme demasiado, es recomendable que lo despiertes y le ofrezcas el pecho. Más adelante, cuando el pediatra confirme que está ganando peso y se alimenta bien, ya no será necesario que sigas haciéndolo; podrás dejarlo dormir y amamantarlo a demanda.

Cada bebé tiene su propio ritmo y, poco a poco, verás más claro cuándo necesita comer y cuándo solo quiere descansar.

¿Qué pasa si vomita después de comer?

Es muy común que el bebé regurgite un poco de leche después de alimentarse. Su sistema digestivo aún es inmaduro y, al combinarse con el movimiento o el aire que traga mientras succiona, es normal que devuelva un poco de leche (aunque a veces parezca mucha).

Si está tranquilo, moja bien los pañales y sigue creciendo, no hay motivo de preocupación. Sin embargo, si el vómito es en forma de proyectil, ocurre de forma repetida o parece molesto y no aumenta de peso, conviene consultar con el pediatra para descartar alguna otra causa.

¿Puedo bañarlo después de darle el pecho?

Sí, puedes bañarlo después de comer sin problema, pues el baño no representa ningún peligro. De hecho, a muchos bebés les resulta una experiencia muy relajante. Después del baño suelen quedarse más tranquilos y predispuestos al sueño.

¿Por qué tiene tanto hipo?

El hipo en el bebé es algo completamente normal y muy frecuente. Aparece porque su diafragma aún es inmaduro. No le causa dolor ni incomodidad, aunque nos pueda parecer exagerado. Muchas veces se le pasa solo, pero, si te inquieta y quieres ayudarlo, puedes ofrecerle un poco de pecho o cambiarlo de posición con suavidad. No es necesario medicarlo ni interrumpir la toma.

EL ENTORNO

La lactancia materna es mucho más que un acto fisiológico y biológico: es una experiencia profundamente humana en la que convergen factores familiares, políticos, sociales, económicos y sanitarios. Esto va de lo que tú quieras conseguir, pero con apoyo de todo lo demás.

Desde la familia, necesitamos apoyo emocional, ayuda, comprensión y acompañamiento para transitar los primeros días y meses de esta etapa. La presencia de la pareja, los familiares o las redes cercanas que ofrezcan un respaldo y alivien las cargas cotidianas puede marcar la diferencia entre una lactancia sostenida y una que se abandona por agotamiento o falta de orientación.

El entorno social también juega un papel determinante. La percepción cultural de la lactancia, las expectativas de género, la normalización o no de amamantar en espacios públicos y las políticas laborales de conciliación influyen directamente en la vivencia de las madres lactantes. Una sociedad que protege el amamantamiento y lo reconoce como un derecho tanto de la madre como del bebé fortalece prácticas saludables y humanizadas.

Desde la perspectiva económica, la lactancia es una herramienta poderosa que contribuye a la equidad y la salud pública. A la vez que reduce los gastos familiares en alimentación infantil, disminuye los costos sanitarios asociados a enfermedades prevenibles y fomenta una crianza más conectada y respetuosa.

Sin embargo, las barreras económicas persisten cuando el retorno precoz al trabajo, la necesidad de pagar servicios privados de atención, la falta de prestaciones adecuadas o la ausencia de políticas de apoyo impiden sostener la lactancia todo el tiempo deseado.

Y no menos importante: el entorno sanitario debe ser un pilar de información y contención. Los profesionales de la salud actualizados, el acompañamiento respetuoso y el acceso a asesorías adecuadas permiten a las madres tomar decisiones informadas y sentirse seguras durante todo este proceso.

Un sistema sanitario que comprende la lactancia como parte esencial del desarrollo temprano y el vínculo familiar contribuye a construir sociedades más sanas y conscientes.

> **La lactancia se teje entre todos.
> No es algo de madre y bebé, es de todos.**

El papel de la pareja en la lactancia

Cierto es que la lactancia es tuya y de tu bebé, y que los demás pintan poco, al menos por lo que a decisiones se refiere. Es cierto que a lo largo del libro te he estado dando protagonismo, pero la realidad en la toma de decisiones en la lactancia es mucho más compleja.

Porque detrás de cada una hay un contexto: una historia personal, una situación económica, una red de apoyo (o su ausencia), una cultura, una idea de maternidad... y, muchas veces, una pareja.

La presencia o ausencia de pareja y su manera de implicarse pueden transformar por completo la experiencia. Pueden facilitarla, reforzarla, hacerla sostenible. O, por el contrario, entorpecerla, generar inseguridad y minar la confianza en el proceso. Ya ves que el papel de la pareja es fundamental.

En muchas ocasiones, cuando alguien pregunta «¿Y qué puede hacer la pareja, si no tiene pecho?», demuestra una visión muy limitada del proceso de lactancia. Es como si dar de mamar fuera solo una cuestión de tener leche; como si el resto del día (y de la noche), las emociones, los cuidados, las decisiones, la logística y el agotamiento no contaran. Sí que cuentan. Y mucho. Una pareja implicada puede marcar la diferencia. No se trata de que «ayude» (un verbo que ya va pidiendo jubilación, porque implica que la responsabilidad principal es de la madre y que el otro miembro de la pareja solo colabora), sino de que se corresponsabilice del cuidado del bebé. Que sea parte activa de la crianza. Que entienda que el cuidado del bebé y de su pareja es su tarea, y que su rol no es accesorio, sino central. Hay muchos detalles que hacen que esta pareja sea extraordinaria, y no, no es fácil.

LA PAREJA EXTRAORDINARIA

La pareja que observa. Una pareja atenta observa sin invadir. Ve cómo te sientes, cómo se adapta el bebé, cómo fluyen las tomas. Detecta si algo no va bien sin culpar, sin resolver por su cuenta, sin querer arreglar lo que aún no entiende. Observa con empatía y se informa, te pregunta, lee y escucha.

La pareja que sostiene. Sostener a alguien no significa tomar el control, sino permitirle descansar, respirar, recomponerse. Significa decir «Estoy aquí» de mil formas distintas: con un vaso de agua cuando empieza la toma, con un masaje en la espalda en una noche difícil, con una palabra de aliento cuando te sientes incapaz. Significa proteger el espacio de la lactancia, filtrar las visitas, defender las decisiones, ofrecer silencio cuando hace falta y abrazos cuando todo se derrumba.

La pareja que normaliza. La pareja que comprende que la lactancia no es solo alimento, sino también consuelo, vínculo, regulación emocional y corporal, no se siente excluida por no tener pechos ni siente celos del bebé. Entiende que ese bebé no solo se vincula con quien da el pecho, sino también con quien canta, pasea, duerme a su lado, cambia pañales y calma cuando mamá necesita un rato a solas.

Y no, no es fácil. Y toca ponerse las pilas, hablar, leer, acompañar, preguntar, validar y estar presente en el día a día. No es fácil encontrar el lugar ni saber qué hacer..., pero ¿quién dijo que esto sería fácil?

¿Y si la pareja no está implicada? Cierto, no siempre su presencia es sinónimo de apoyo. Algunas generan más presión que consuelo, opinan sin preguntar, juzgan las decisiones, presionan para introducir biberones o dejar la teta, se sienten desplazadas o reclaman atención, como si también fueran recién nacidos. Y esto no lo escribo desde el reproche, sino desde la necesidad de señalar que el puerperio puede ser tan exigente que no hay espacio para egos. La persona que ha gestado y está lactando necesita cuidados, punto. Y si la pareja no puede o no quiere darlos, al menos debería procurar no restar en el proceso. Porque muchas mujeres dejan la lactancia no porque no quieran seguir, sino porque están agotadas y no encuentran la forma de sostenerlo todo solas. Porque su pareja no ha sido el apoyo que esperaban, y eso también hay que decirlo.

Cuando la pareja también es madre

En las parejas de dos mujeres, el escenario puede ser exactamente el mismo, pero pueden pasar cosas que no se dan en el marco de una pareja hetero y cis, ya que quizá aparezcan escenarios diferentes. En algunos casos, todo será al uso: una asume la lactancia, y la otra, los demás cuidados. Pero también puede ocurrir que ambas quieran amamantar. Si es así, se puede explorar la posibilidad de una lactancia, compartida o inducida. No hay una única manera correcta de hacerlo. Lo importante, una vez más, es que la experiencia sea vivida desde el respeto y la complicidad.

He acompañado casos de parejas de mujeres en la que la no gestante decidió inducir[1] la lactancia para amamantar al bebé que gestó su compañera. Suele ser un proceso largo, desafiante, con altibajos emocionales, pero profundamente enriquecedor. Lo suelen vivir como un proyecto común, como una forma de conectar ambas con el bebé. En otros casos, he visto cómo una de las madres se ocupaba de casi todo lo demás: baños, porteo, noches enteras de arrullo y canciones, porque la otra estaba agotada por un posparto complejo. Nadie echaba en falta el reparto equitativo porque estaban alineadas en lo esencial: el bienestar del bebé y el de la madre lactante.

También hay parejas en las que un hombre trans o una persona no binaria amamanta o está presente como pareja de la persona que lo hace. En estos casos, las barreras sociales y sanitarias pueden ser aún mayores. El desconocimiento, los prejuicios o la falta de información pueden hacer que el acompañamiento cueste más. Por eso es tan importante visibilizar estas realidades, escuchar sin presuponer y garantizar espacios respetuosos e inclusivos.

Y, por supuesto, no todas las mujeres tienen pareja. Algunas han elegido la maternidad en solitario. Otras han perdido a su pareja, se han separado o han tenido que alejarse de una relación peligrosa. Sea cual sea la circunstancia, las madres monomarentales (sí, insisto en usar el término «monomarental») se enfrentan al reto de la crianza y la lactancia con una carga extra: la de no contar con un segundo adulto en casa que comparta decisiones, responsabilidades o desvelos. Eso no significa que estén solas, sino que su red de apoyo tiene que construirse de otra manera. Puede estar formada por amigas, vecinas, abuelas, doulas, asesoras de lactancia, grupos de crianza o cualquier otra figura que sume. Porque nadie debería criar en soledad. Y porque, si bien la figura de la pareja puede resultar clave, también puede ser sustituida por una comunidad que sostenga con amor y presencia.

Recuerdo a una madre soltera que vino a consulta tras un parto muy complicado. Había decidido tener a su hijo sola, por elección, pero no imaginaba lo difícil que sería estar sola cada noche, cada brote de crecimiento, cada crisis de lactancia. Le costaba pedir ayuda, no quería parecer incapaz. Sin embargo, cuando empezó a dejarse acompañar por su hermana y una amiga muy cercana, todo cambió. Siguió amamantando, no porque no le costara, sino porque al fin alguien le preparaba comida caliente y le decía cada día: «Lo estás haciendo muy bien».

Los hermanos

Volver a casa con un bebé en brazos y tener a otro hijo (o más) en el umbral, esperando, puede ser emocionante

[1] Inducir la lactancia es el proceso mediante el cual una mujer estimula la producción de leche materna cuando no ha pasado por un embarazo reciente. Se puede lograr mediante estimulación del pecho, extracción frecuente o apoyo médico y hormonal, permitiendo alimentar a un bebé con leche materna aunque no se haya gestado.

y abrumador al mismo tiempo. Hay que contener las emociones, gestionar las expectativas y, en muchos casos, hacerlo todo mientras una aún se está recuperando del parto o la cesárea.

Muchas veces nos sale de dentro la madre leona que nos hace ver al que hasta el momento era nuestro único hijo[2] como un peligro para el recién nacido. Adoras al mayor, pero sus manos te parecen enormes; sus pies, desmedidos; sus abrazos, demasiado fuertes; y su entusiasmo por acercarse al recién nacido te asusta más de lo que quieres admitir. De repente te descubres haciendo de barrera, filtrando cada gesto, anticipando cada movimiento, con el corazón dividido entre proteger al pequeño y no herir al mayor. Porque lo miras y en esos ojos aún encuentras a tu bebé, a ese que hasta hace nada era tu mundo entero y ahora necesita aprender a compartirte. Tú también estás aprendiendo a dividir tu atención, a confiar, a soltar un poco, a respirar antes de intervenir, a permitir que se conozcan, que se descubran.

La teta puede estar en medio de todo esto, y a menudo se convierte en causa de celos. La escena típica es esta: te sientas con el bebé en el pecho y, de pronto, aparece el mayor con un libro; tiene una rabieta, formula una pregunta existencial que debe ser respondida al instante o detectas su necesidad urgente de mimos. Y aquí comienza el funambulismo emocional y corporal: sostener al bebé, contener al mayor, seguir respirando, no gritar, no llorar, no sentirte culpable... y conseguir que ninguno de los dos se sienta desatendido. ¡Casi nada! Por eso, muchas veces la pregunta es: «¿Qué hago para que mi hijo mayor no lo pase mal cuando le doy el pecho al pequeño?». Y la respuesta no es única, pero hay algunos principios básicos: incluir, anticipar y validar.

PRINCIPIOS BÁSICOS

Incluir. Si el mayor quiere subirse al sofá, que lo haga. Si quiere sentarse en tu regazo mientras das de mamar, intenta hacerle un hueco a tu lado. Si quiere mirar cómo mama el bebé, explícale qué está pasando. Cuéntale que él también tomaba leche[3] de pequeñito, y que ahora el bebé necesita su leche. No como una excusa para que entienda y se aguante, sino como una forma de integrar lo que está viendo.

Hay criaturas que incluso quieren volver a mamar, algunas lo ha-

[3] He escrito «leche» con toda la intención. Quizá sea tu segundo o tu tercer bebé, pero tu primera lactancia y todas las experiencias que le puedas contar con o sin teta son maravillosas.

[2] Esto también te puede pasar si tienes sobrinos cerca. Hasta el momento has sido la tía guay que los ha cuidado, les has dedicado horas y, de alguna manera, han sido tus niños.

cen. Otras lo intentan y descubren que ya no les interesa. No te asustes. A estas actitudes las llamamos «regresiones», pero son solo una forma de adaptación.

A veces, volver a pedir teta, a usar pañal o a hablar como un bebé no es más que una forma de decir: «Yo también necesito que me mires, que me sostengas, que me cuides».

Anticipar. Antes de dar el pecho, puedes decirle al mayor: «Voy a darle teta al bebé. ¿Quieres que te lea un cuento mientras tanto?» o «¿Quieres sentarte conmigo y me cuentas qué has hecho hoy?». No es necesario interrumpir el momento con el bebé, sino ampliarlo para que quepan todos. También puede ayudar tener lo que se conoce como «caja de las tomas»: un cesto con cuentos, juegos tranquilos o actividades que solo se usen en los momentos de lactancia. De ese modo, en lugar de percibir la teta como una barrera, el mayor la asociará con tiempo compartido.

Validar. Hay que ser capaz de poner en palabras lo que siente el hermano mayor. Aunque sea incómodo. Aunque desgarre un poco el corazón. Porque, si no lo decimos, no desaparece: se transforma en berrinches o silencios largos. Decir «Entiendo que estés enfadado, es difícil tener que esperar» o «Te veo triste, ¿quieres un abrazo?» es una forma de demostrarle que le sigues viendo, le sigues queriendo, no ha perdido su lugar. No siempre se puede estar disponible para todo, pero se puede cuidar la conexión. Y eso, a veces, es más poderoso que estar veinticuatro horas al día disponible.

Y sí, de nuevo, pide ayuda. Es clave que los abuelos o los tíos planteen actividades, salidas, juegos, novedades... que entretengan al mayor y que esto te dé un poco de aire y espacio. Los primeros días son los más complicados. Poco a poco, todo mejora.

¿Qué hacer si formamos un tándem?

La lactancia en tándem, amamantar a dos hijos de distintas edades al mismo tiempo, es una experiencia tan intensa como desconocida para muchas personas. Algunas madres llegan al tándem por decisión, otras no logran (ni desean) destetar al mayor antes de que nazca el bebé y las hay que pensaban que el mayor dejaría de mamar... pero no. Y entonces, un buen día, se encuentran con un recién nacido en un pecho y un niño en el otro. Es tierno. Es poderoso. Y puede ser agotador.

¿Está bien dar el pecho a dos?

Sí, está bien. Y sí, es seguro. El cuerpo humano puede producir leche para más de un niño a la vez. Lo que pasa es que, durante mucho tiempo, no se hablaba de ello. Aún hoy, cuando se menciona, muchas veces se hace en voz baja, con cierta culpa o miedo a ser juzgada.

Pero la realidad es que el tándem es una opción válida. No hay una edad tope para mamar. No hay una norma universal que diga que, si ya camina, ya no puede tomar teta. Cada díada[4] (o tríada, en este caso) encuentra su ritmo.

¿Cómo se organizan las tomas en estos casos?

Esta es una de las preguntas más frecuentes. La respuesta: «Como quieras y como mejor funcione para tu familia». Hay madres que establecen turnos, es decir, primero el bebé y luego el mayor. Otras prefieren amamantarlos a la vez o asignar un pecho a cada uno. Algunas reservan ciertos momentos del día para el mayor, como antes de dormir. Otras solo ofrecen si el mayor lo pide. No hay una fórmula correcta.

El recién nacido debería tener prioridad si presenta algún tipo de dificultad, en especial los primeros días. Asegúrate de que mama con frecuencia, hace el mejor agarre posible y va tomando la leche que necesita. Pero ten en cuenta que, en la práctica, muchas veces el mayor es la gran ayuda en este proceso, el que soluciona las molestias de la subida de la leche o calibra al alza la producción.

¿Y si el mayor quiere mamar todo el tiempo?

Es bastante común que, al ver que el bebé mama constantemente, el mayor quiera hacer lo mismo. La mayoría de los hermanos mayores maman más que el recién nacido. ¡No paran! De hecho, muchas veces dejan de comer sólidos una buena temporada y solo quieren mamar. No es raro, al contrario, diría que es esperable y, de hecho, mejor que lo sepas, pues es de esas cosas que sorprenden mucho.

Y claro, no siempre mama por hambre; muchas veces es por necesidad emocional. Intenta reconectar contigo, asegurarse de que sigue teniendo su lugar. Puedes acompañar ese deseo sin tener que decir que sí a todo. Es válido poner límites amorosos: «Merendamos un poco y luego puedes hacer teta un ratito» o «Vamos a leer juntos mientras doy teta al bebé y luego tú tomas un poco». Porque sí, hay días en que hacer tándem es hermoso y otros en los que quieres salir corriendo.

¿Qué pasa con el cuerpo?

Lo digo sin rodeos: amamantar a dos puede ser demandante física y emocionalmente. No se trata tan solo de dar más leche, sino de sostener más vínculos. Hay más manos pidiendo, más bocas buscando, más cuerpos tocando el tuyo. Algunas mujeres sienten rechazo cuando el mayor mama. Les molesta la sensación, la saliva, el roce. Una veces se culpa a las hormo-

[4] Se define díada como «Pareja de dos seres o cosas estrecha y especialmente vinculados entre sí». Poco más que añadir.

nas, otras solo es el agotamiento o la necesidad de espacio. Si te pasa, no estás sola. Busca estrategias: acorta las tomas, elige horarios más tranquilos, explícale al mayor cómo te sientes sin culpa ni drama, destétalo... Tu bienestar también importa. Mucho.

¿Y la mirada de los demás?

Hacer tándem a menudo implica desafiar normas sociales que dicen que la teta no toca a partir de cierta edad. Puede ser difícil amamantar al mayor en público, incluso hablar del tema con familiares. Aparecen comentarios como: «¿Todavía le das? ¡Eso es vicio!», «Dale espacio al bebé, que es el que lo necesita». O algo peor: «Tomar teta es de bebés, y tú eres mayor. ¿Eres un bebé pequeñooo?», «Eso es caca, los mayores no hacen estas cosas».

Y sí, ellos se enteran y pueden modificar su comportamiento según estos comentarios desafortunados. Hay que marcar límites a los adultos y pedirles que no hagan este tipo de afirmaciones fuera de lugar. Tú decides cómo gestionar la exposición: si quieres contar que haces tándem o no, si quieres normalizarlo o vivirlo en la intimidad. No hay una única forma correcta. Lo que importa es que tú y tu mayor lo viváis con tranquilidad.

¿Y si un día quiero destetar al mayor?

También puede pasar. A veces, el cuerpo dice basta. A veces, las emociones saturan. A veces, la madre simplemente no puede más.

Destetar en medio de un tándem no es un fracaso, es una decisión legítima. Puedes hacerlo de manera progresiva, acompañándolo con explicaciones adaptadas a la edad del niño mayor, con mucha contención. Recuerda que no se trata de quitar, sino de transformar la relación. La teta es una herramienta. No es la única forma de amar. Si llega el momento de dejarla, tú y tu hijo mayor encontraréis nuevas maneras de conectar y comunicaros.

Los abuelos

Los abuelos llegan a la crianza con una mezcla explosiva: toneladas de amor, una mochila llena de experiencia y, muchas veces, un manual propio que no se parece demasiado al que tenemos en casa. Son un apoyo fundamental para muchas familias y, en ocasiones, una fuente constante de opiniones no solicitadas.

Pero ¿qué pasa cuando su forma de entender la crianza y la lactancia choca con la nuestra? Entre el «Yo te crie así» y el «Eso ahora ya no se hace». Casi todas las familias han oído frases de este estilo:

- «Tú tomaste biberón y mírate, saliste bien».
- «Ese niño llora porque lo tienes demasiado en brazos».
- «¿Otra vez al pecho? Lo vas a malcriar».
- «Déjalo dormir solo. Si no, se va a acostumbrar».

En algunos casos, lo dicen desde el amor. En otros, desde el miedo. Pero casi siempre desde la experiencia de haber criado en una época muy distinta, en la que las decisiones se tomaban bajo una lógica muy concreta: había que sobrevivir, no había tanto acceso a la información y muchas veces la maternidad se vivía en soledad y sin cuestionamientos.

La clave para no entrar en guerra —y piensa que puede ser una herramienta útil cuando los abuelos opinan— es contextualizar. Ellos criaron como pudieron, con lo que sabían. Muchas veces no tuvieron alternativa: la teta no se ofrecía como primera opción, los pediatras recetaban leche artificial desde el primer llanto y la idea de educar era mucho más rígida. El puerperio no se nombraba, el cansancio se silenciaba y los sentimientos se guardaban. Por eso, cuando ven que una madre de hoy dice «Estoy cansada, me duele el pezón, necesito que alguien me cuide», no siempre saben qué hacer. No encaja con lo que vivieron. A veces, se sienten desplazados. En ocasiones, culpables. Así que sí: puede ayudar mucho verlos como personas que están sanando su historia.

Y ¿qué hacer cuando no respetan nuestras decisiones? Lo primero que debes saber es que marcar límites no es faltar al respeto. Una cosa es que opinen, otra que decidan por ti. Si ves que constantemente te corrigen, se burlan de tus elecciones o intentan cambiar lo que tú haces con tu bebé (por ejemplo, ofrecerle biberón a escondidas o apartarlo del pecho «porque ya lleva mucho rato»), es necesario hablar. Puedes decir cosas como:

- **«Entiendo que tú lo hiciste de otra forma, pero ahora esto es lo que necesitamos».**
- **«Sé que lo dices con cariño, pero este tema lo estamos manejando de otra manera, y me duele que me lo digas».**
- **«Gracias por preocuparte. Lo estoy haciendo a mi manera».**

Unas veces no hace falta explicar nada. Otras, ayuda. Todo dependerá del vínculo que tengas con esa persona y de cuánto desgaste emocional estés dispuesta a asumir.

¿Y si quieren ayudar, pero no saben cómo? Aquí podemos reconectar desde otro lugar, no desde la discusión, sino desde la colaboración. Muchos abuelos quieren ayudar, pero no saben cómo hacerlo en esta nueva lógica de lactancia a demanda, colecho, porteo y respeto. No saben dónde ubicarse. Si tienes energía y ganas, inclúyelos:

- Pídeles que se encarguen de la comida (y que sea algo que te guste mucho).
- Pídeles que salgan a pasear con el mayor o saquen al perro.
- Pídeles que te laven y planchen la ropita del bebé.
- Pídeles que se queden un rato con el recién nacido, cuando tú decidas, para que puedas ducharte o tumbarte.

En definitiva, el truco (el de siempre) está en que te pregunten qué necesitas en lugar de asumirlo por ti, y que escuchen y respeten tus decisiones, aunque no las compartan.

Los abuelos pueden ser un sostén emocional enorme si respetan los límites. Crean un vínculo muy especial con los nietos: pueden ofrecer calma, sabiduría práctica y una mirada serena que a veces nos falta entre pañales y tomas infinitas. No se trata de que sean iguales a nosotros ni de que lo entiendan todo, sino de construir un nuevo espacio en el que ellos no críen, pero acompañen. En el que su historia sea escuchada sin que pese sobre la nuestra. En el que puedan amar a sus nietos sin que eso implique repetir viejos patrones. Y, si eso no es posible con todos, está bien reconocerlo. Hay abuelos ausentes, críticos o incluso dañinos. No todos los vínculos se pueden salvar. Poner distancia también puede ser una forma de autocuidado legítima.

¿CÓMO INCLUIR A LOS ABUELOS SIN QUE INTERFIERAN EN LA LACTANCIA?

Explica las decisiones que has tomado y que deseas seguir con amabilidad (si quieres). Por ejemplo, «No le doy agua porque, con la leche materna, ya la toma. ¿Lo sabías?». A veces una pequeña explicación desarma grandes debates.

Asígnales tareas claras y útiles. No esperes que te lean la mente, es más fácil que expongas lo que necesitas.

Pedirles que te preparen la comida, que salgan a pasear con el hermano mayor, que realicen determinadas tareas domésticas o que te acompañen a una cita médica puede hacer que se sientan necesarios y evitar que entren en el terreno de la lactancia.

Establece límites amables pero firmes. Frases como «Gracias, lo estamos haciendo así porque nos funciona, pero lo tendré en cuenta» marcan el terreno sin caer en la confrontación.

Celebra lo que hacen bien. Un «¡Qué suerte tiene el bebé de contar con una abuela como tú!» puede suavizar futuras conversaciones difíciles. Agradecer lo que aportan refuerza el vínculo.

No entres en debates eternos. A veces es mejor cortar por lo sano: «No quiero discutir este tema. Confía en mí». Educar a los abuelos también cansa, y tu energía es limitada.

La relación con las amigas

La maternidad tiene la habilidad de mover todas las piezas del puzle. Cambia tu cuerpo, tus horarios, tus prioridades... y también tus relaciones. Algunas amistades se fortalecen. Otras se enfrían. Algunas desaparecen sin dejar rastro. Y otras, inesperadamente, se convierten en un salvavidas en medio del caos. La relación con las amigas durante la lactancia puede ser un reflejo de quiénes éramos antes, de quiénes somos ahora y, a veces, de lo que ya no encaja.

Están las amigas de toda la vida, esas que te han visto con resaca, con lágrimas, con sueños locos, con amores intensos. Y ahora te ven con el pecho fuera, ojeras y un bebé que no para de mamar. Algunas se adaptan a tu nuevo ritmo con una naturalidad sorprendente. Aceptan que las conversaciones se pausen para cambiar un pañal, que ahora tus planes dependan de si has dormido dos horas o seis y que te emociones hablando de cacas, portabebés o mastitis. Otras no saben muy bien qué hacer con esta nueva versión de ti. No entienden por qué hablas tanto de lactancia. O por qué ya no tienes tiempo ni ganas de lo que antes te gustaba, ni ropa sin manchas de leche. Y eso también está bien.

Ten en cuenta que la maternidad es una gran fábrica de vínculos nuevos. Las personas que conociste en una reunión de lactancia, en el grupo de crianza o en la sala de espera del pediatra de pronto se convierten en tu red de apoyo más real. Porque te entienden sin necesidad de que les expliques nada. Porque saben lo que significa estar agotada, dar teta cada dos horas o llorar por sentirse desbordada. Porque, si tú no puedes salir, se sientan contigo en el suelo del salón mientras das el pecho. A veces, esas amistades nuevas son tan intensas como las que llevan veinte años contigo. Porque han surgido al mismo tiempo que tú has renacido como madre.

Y sí, no te lo voy a negar, algunas amigas se alejan, no saben acompañarte o no tienen hijos y sienten que no eres la misma, pues esperan a la de antes y no terminan de aceptar a la actual. No siempre se produce un conflicto. A veces es el paso del tiempo, la distancia emocional o la falta de puntos en común. Y no te diré que no duela. Duele que esa amiga del alma no entienda que no puedes ir de fiesta, que no sepa que dar el pecho también implica renunciar a planes, dormir poco y priorizar.

Y algo que no podemos olvidar es que la lactancia también puede ser un tema difícil entre amigas. Hay quienes sienten o directamente te dicen que estás obsesionada. Otras te juzgan por lo que has elegido, pues seguramente no hubiera sido su opción. Las hay que se sienten incómodas porque su experiencia fue distinta —más corta, más difícil— o no fue. Algunas se sienten atacadas cuando hablas de tus decisiones, o te preguntan con cierta sorna: «¿Todavía le das teta?». O no entienden por qué has cambiado tanto y por qué ahora hablas menos de otras cosas y más de pezones y agarres. Aquí también es útil recordar que no todas las personas pueden acompañarnos en todas las etapas. Y eso no significa que no hayan sido valiosas. Solo que quizá ya no están donde estás tú.

Pero terminemos con un apunte positivo: también están esas amigas que cuidan, que no juzgan, que no dan consejos si no los pides. Que te mandan comida al puerperio y que son capaces de acompañarte mientras lloras sin intentar arreglar nada. Que por la mañana te escriben un wasap —«¿Cómo estás?»— y esperan la respuesta de verdad. Amigas que te recuerdan quién eras antes y te celebran como madre ahora.

Elegir pediatra

Una de las primeras cosas que te tocará, si puedes, es elegir al profesional que velará por la salud de tu bebé. Y no es poca cosa. El pediatra no solo revisa percentiles, mide fiebres o receta jarabes. También puede ser un gran apoyo (o una gran piedra en el zapato) en tu camino con la lactancia. En los grados sanitarios casi no se habla de lactancia materna. Es habitual que los profesionales no estén formados o que usen su experiencia para dar consejos u opiniones acerca de tu lactancia, por lo que no siempre se basan en la evidencia científica más reciente. Y sí, es importante que sepa de lactancia o que sea capaz de derivaros a otros profesionales que tengan conocimientos sobre la materia. Porque la lactancia no va por otro lado ni es un asunto aislado del resto del desarrollo del bebé. Un pediatra que entiende de lactancia sabe que:

- Un bebé que mama a menudo y no aguanta tres horas sin mamar es normal.
- La leche materna no es nunca de mala calidad ni deja de nutrir a los seis meses.
- No hace falta acostumbrar al bebé al biberón por si acaso.
- Si es necesario ofrecer un suplemento, la primera opción es la leche materna extraída, y no hay razón, si no quieres, para que sea en biberón.
- La subida de peso debe analizarse en contexto, siguiendo tablas hechas con lactantes amamantados.
- Lo que tú quieras hacer o conseguir, al igual que tu bienestar emocional, cuenta.

¿Y si no sabe de lactancia o no lo puedes escoger? No todas las personas tienen la posibilidad de elegirlo. A veces no hay otro en tu zona, no puedes pagarte uno privado... No pasa nada. Puedes conseguir ayuda de otras fuentes. Si tienes conocimientos de lactancia y seguridad, solo hace falta que tu pediatra:

- No obstaculice tu lactancia.
- Respete tus decisiones, aunque no las comparta.
- Te escuche cuando hables y le cuentes lo que te preocupa.
- Y, sobre todo, que consiga que te sientas segura y se posicione con lo que decidas.

Como te decía, si sabes o intuyes que tu pediatra no tiene conocimientos sobre lactancia, busca apoyo complementario —asesoras, IBCLC, grupos de apoyo a la lactancia...— y deja que el pediatra haga de patólogo si tu bebé enferma.

Este pequeño listado que te muestro a continuación no pretende examinar al profesional, sino ayudarte para que te sientas más segura, sepas qué esperar y detectes si hay sintonía entre lo que necesitas y lo que el pediatra te puede ofrecer.[5]

PREGUNTAS PARA EL PEDIATRA

«¿Qué opinas sobre la lactancia materna a demanda?». ¿Lo ve como algo natural o como un mal hábito?

«¿Hasta qué edad recomiendas dar el pecho?». La respuesta ideal es: «Todo el tiempo que madre y bebé quieran».

«¿Cómo valoras si un bebé está comiendo suficiente si solo toma pecho?». Un buen profesional hablará de crecimiento, signos de saciedad, desarrollo..., no solo del número de tomas o de si el bebé aguanta más de tres horas sin comer.

«¿Qué opinas del colecho?». Si responde con horror, se está metiendo en temas de crianza que no le tocan.

«¿Cuándo recomiendas iniciar la alimentación complementaria?». La respuesta actualizada es: «A partir de los seis meses si el bebé se sostiene con ayuda, hace la pinza con los dedos, muestra interés por los alimentos y, cuando se lleva comida a la boca, ya no la escupe.

«Si tengo problemas con la lactancia, ¿puedo consultarte o prefieres que lo vea con una IBCLC/comadrona/experta en lactancia?». Esto te dará pistas sobre su apertura de miras respecto a otros profesionales y te evitará plantearle preguntas para las que quizá no esté preparado.

El día a día: rutinas, ¿sí o no?

En la maternidad todo el mundo opina. Uno de los temas que más aparecen —después de la lactancia, el sueño, el chupete y los brazos— son las rutinas. Que si hay que establecerlas cuanto antes, que si sin rutina no hay paz, que si el bebé necesita saber qué viene después... En parte es cierto:

[5] Puedes plantear las preguntas de manera indirecta o bien, según lo que te explique y recomiende, quizá seas capaz de ir respondiéndote tú misma sin necesidad de convertir el momento en un interrogatorio.

a medida que los niños crecen, cierta previsibilidad les puede aportar seguridad. Pero no olvidemos algo importante: las rutinas son un invento adulto que nos genera tranquilidad. Tenemos rutinas porque el sistema nos obliga: trabajar, comer a determinadas horas, cumplir horarios, cuadrar actividades. Las necesitamos para no desbordarnos, para llegar a todo. Pero los bebés..., los bebés solo tienen una obligación: crecer y aprender. Y para eso no necesitan un horario, sino un entorno que los sostenga.

A veces logran adaptarse a nuestra rutina o nosotras a la suya, y otras veces es imposible, sobre todo en aspectos como el sueño o la alimentación, en los que sus necesidades fisiológicas no tienen nada que ver con los relojes. Un bebé puede tener hambre cada hora, puede dormir en tramos cortos, puede necesitar brazos a las cuatro de la mañana... Y no porque no sepa dormir solo o del tirón, sino porque su desarrollo está en otro punto.

El entorno, por tanto, tiene un papel clave. A veces la pareja insiste en organizar la vida del bebé. O los abuelos, que preguntan si ya tiene un horario. O las amigas, que se sorprenden porque todavía no sigue una rutina. Incluso algunos pediatras recomiendan estructurarlo todo desde los primeros días. Pero antes de que el entorno opine, pensemos: ¿es realmente necesario? ¿O estamos intentando adaptar al bebé a un sistema que no ha sido hecho para él?

Esto no significa que haya que vivir en el caos. Las repeticiones diarias, los pequeños rituales —el baño, el paseo, el pecho antes de dormir...— pueden ofrecer anclajes afectivos y predictibilidad sin imponer horarios rígidos. Lo importante es que surjan de la observación del bebé, no de la agenda del mundo adulto.

Cada familia encuentra su equilibrio. Unas funcionan mejor con estructuras y otras con espontaneidad. Pero es bueno recordar que no todas las rutinas son necesarias ni su ausencia es problemática. Los bebés no vienen con un reloj, y tal vez eso sea una buena invitación para que nosotras también aprendamos a soltarlo un poco.

OTRAS LACTANCIAS: DIFERIDA, MIXTA Y ARTIFICIAL

Cuando durante el embarazo se pregunta a las mujeres si querrán dar el pecho a su bebé, un 94%[1] dice que sí. Esta prevalencia en la intención de mantenerla cambia y, a los tres días de dar a luz, solo un 88% sigue amamantando. Pero las cifras no mejoran, y a los seis meses solo un 41% de las mujeres aún da de mamar a su bebé. Por tanto, al final la lactancia mixta es la forma de alimentación más común. Además, ya hemos hablado de las dificultades que podrás encontrarte en tu lactancia y, por más que tu deseo en este momento sea amamantar a tu bebé, es importante que tengas ciertas nociones acerca de la lactancia mixta y artificial. Este libro está pensado para que lo leas durante el embarazo, y es posible que tengas un plan o una idea clara de qué quieres hacer respecto a la alimentación de tu hijo, pero, como te comentaba al inicio, existen factores y situaciones que no podemos controlar en los que será necesario tener manga ancha y capacidad de adaptación.

Recuerda que en la introducción te he invitado a aparcar la competición de ser la mejor madre. Se trata de que dispongas de alternativas al plan que tengas pensado o que cuentes con información por si necesitas o quieres saber más sobre la lactancia mixta o artificial.

Independientemente de la alimentación por la que optes, debemos hablar del tema del chupete, de su uso, sus riesgos y cómo puede influir en la lactancia. El chupete es un elemento común en muchas familias. Puede parecer inofensivo y de extrema necesidad, pero es importante que tengas cierta información sobre él antes de introducirlo en la rutina de tu bebé. Este capítulo no pretende decirte que lo uses o no, sino ofrecerte datos y reflexiones para que tomes decisiones conscientes y adaptadas a tu situación.

---

[1] Las cifras se parecen a las del estudio de Jager de 2012, «Obstáculos para la lactancia materna», una encuesta mundial sobre por qué las mujeres comienzan y dejan de amamantar, que señalaba que el 94% deseaba comenzar a amamantar; el 88% lo hizo, pero solo el 41% llegó a los seis meses. M. Jager, K. Hartley, J. Terrazas y J. Merrill, «Barriers to Breastfeeding – A Global Survey on Why Women Start and Stop Breastfeeding», en *Midwifery*, 2012.

Chupete: sí o no

Hay objetos que parecen imprescindibles en la lista de cosas para el bebé: el carrito, la cuna, los *bodies*... y el chupete. Es curioso cómo, incluso antes de nacer, ya hay chupetes esperando en cajitas regalo de esas que te dan en el centro de salud o en el supermercado de confianza. La sociedad parece tenerlo claro: un bebé sin chupete es como una taza sin asa. Pero ¿y si te dijera que no todos los bebés lo necesitan? ¿O si te dijera que puedes decidir si vas a ofrecérselo o no? Al final, el chupete es un invento de los adultos para calmar al recién nacido sin el pecho y, evidentemente, el bebé no sabe de su existencia.

El uso del chupete es, ante todo, una cuestión de crianza. No es una obligación ni una herramienta mágica que soluciona todos los males del recién nacido. Solo es una opción más, con sus pros y sus contras. Y, como todas las decisiones en la crianza, esta también es tuya. Eso sí, debes saber que no es recomendable introducir el chupete durante las primeras semanas de vida. Durante este periodo, el bebé necesita tiempo para adaptarse a la alimentación y aprender a agarrarse correctamente al pecho, un proceso que puede parecer sencillo, pero que requiere coordinación y práctica.

Además, durante las primeras semanas, el uso del chupete puede generar sensación de saciedad en el bebé, y esto puede provocar que siga succionando sin pedir el pecho. Cuando lleva puesto el chupete, su cuerpo reacciona liberando una hormona llamada «colecistoquinina» (CCK), que tiene un efecto muy importante: le aporta sensación de saciedad, es decir, hace que se sienta lleno. La CCK se libera tanto en el intestino como en el cerebro, y, además, avisa al cerebro de que ya ha comido suficiente. Esto explica por qué, si el bebé usa el chupete demasiado pronto, puede sentirse lleno y saltarse una toma, pues puede quedarse satisfecho incluso sin haber recibido toda la leche que necesita, lo que a la larga quizá haga que se salte tomas o que reciba menos alimento del necesario. Por eso los expertos recomiendan esperar entre cuatro y seis semanas antes de introducirlo para que primero se establezca la lactancia y el bebé aprenda a alimentarse correctamente.

Por otra parte, la succión del chupete es diferente a la del pecho; si el bebé lo usa demasiado pronto, puede confundirse y alterar la forma en que se agarra y succiona, causando dolor o provocándole dificultades para extraer la leche de manera eficiente. Por eso posponer el chupete durante las primeras semanas no es un capricho ni una regla estricta, sino la forma de asegurarnos de que la lactancia se establece de manera sólida y de que el bebé recibe suficiente alimento. Luego, si decides ofrecérselo, podrás hacerlo con seguridad, sabiendo que tu hijo ya ha adquirido la forma de alimentarse y calmarse.

Y, como todo en la vida, es una lotería. Seguro que habrá amigos y familiares que te cuenten que le ofrecieron el chupete a su bebé los primeros días o semanas y que no le pasó nada. Claro, puede ocurrir, pero al igual que en la lotería, si compras un número, tienes la oportunidad de que te toque... Es improbable, cierto, pero no me negarás que puede pasar.

PROS DEL CHUPETE DESPUÉS DE LAS PRIMERAS SEMANAS DE VIDA

- El empleo del chupete puede calmar al bebé en momentos de estrés, dolor o necesidad de succión no nutritiva.
- En algunos casos, puede ayudar al bebé a dormirse o a mantenerse tranquilo en un entorno nuevo o en situaciones complejas, como en el coche.
- En caso de lactancia mixta o artificial, su uso se ha relacionado con una leve disminución del riesgo de muerte súbita del lactante.

CONTRAS DEL CHUPETE

- Si se introduce demasiado pronto, el chupete puede interferir con el establecimiento correcto de la lactancia. La recomendación general es esperar al menos unas cuatro semanas, hasta que la lactancia esté perfectamente instaurada.
- Su uso prolongado, en especial más allá del primer año, puede interferir en el desarrollo oral o dificultar la retirada más adelante.
- A veces se convierte en un elemento de dependencia más para dormir, lo que no siempre es práctico si se le cae a menudo.

Entonces ¿qué hago?

Si decides usar el chupete, perfecto. Si decides no usarlo, también está bien. No hay una respuesta correcta sobre este tema. Lo importante es saber por qué y cómo se hace. Úsalo con cabeza, no como un parche para todo. Entiende que no es obligatorio.

Si decides ofrecerle el chupete a tu bebé, que sea a partir de la cuarta o sexta semana, cuando ya conozcas un poco mejor a tu peque y la lactancia esté más establecida.

Y recuerda: hay bebés que lo rechazan, que lo escupen con cara de «¿Esto qué es?». Y no pasa nada. Simplemente no lo necesitan. El chupete no es la clave del éxito ni el enemigo que hay que abatir. Es solo una herramienta más. Tú decides si quieres usarla o, por el contrario, optas por no utilizarla.

Cómo darle la leche al bebé. Tetinas: flujos, tipos y qué tener en cuenta

Aunque ahora, durante el embarazo, quizá pienses que esto de las tetinas es un tema lejano o incluso innecesario si pretendes dar el pecho, lo cierto es que muchas familias, en algún momento de la lactancia, se plantean ofrecer leche materna o de fórmula en biberón. Ya sea porque se proyecta una lactancia mixta, porque mamá vuelve al trabajo o porque un día, por lo que sea, alguien le va a dar una toma al bebé, entender cómo funcionan las tetinas puede marcar la diferencia.

Vamos a desmontar mitos y aclarar conceptos: la tetina es la parte del biberón que succiona el bebé. Es lo que sustituye a la areola y el pezón. Parece simple, pero no todas son iguales ni todos los bebés succionan de la misma manera de un biberón. Y aquí está el primer punto clave: elegir una tetina adecuada no es cuestión de moda ni de marca, sino de necesidades y del momento en que la uses.

Las tetinas se clasifican según varios criterios.

SEGÚN LA FORMA DE LA PUNTA

- **Redondeada.** La clásica, en forma de cereza y enorme.
- **Anatómica o fisiológica.** Tiene una forma algo aplastada en uno de los lados.
- **Regular.** También llamada «de base ancha y boca plana». Sería la más recomendable en todos los casos, pues permite que el bebé cierre la boca y no crea presión en la zona de la encía, lo que puede interferir, cuando crece, en la erupción dental y su posicionamiento.

Antes de que me lo preguntes, no, no hay ninguna que sea idéntica al pecho. Ninguna. Algunas marcas prometen que son iguales o que se hacen a medida del pecho. Una tetina nunca será un pezón y una areola ni el sustituto de la madre, se mire por donde se mire.

SEGÚN LA FORMA GENERAL DE LA TETINA

- **Base ancha con tetina triangular:** ideal.
- **Base ancha con tetina anatómica o alargada:** mejor evitarla.

- **Base estrecha con tetina triangular:** puede funcionar con bebés que tengan dificultades de succión.
- **Base estrecha con tetina anatómica o alargada:** es mejor evitarlas, ya que pueden interferir en la adaptación bucal del bebé.

En tercer lugar, las tetinas también se pueden clasificar según el material con el que están elaboradas, que principalmente son la silicona y el látex. Veamos cuáles son las características de cada una de ellas:

SEGÚN EL MATERIAL

- **Silicona.** Más resistentes, lisas y transparentes. No suelen oler ni deformarse.
- **Látex.** Más blandas, de color amarillento y olor característico. Son más elásticas, pero se deterioran antes. En los últimos años cada vez se recomiendan menos, pues pueden generar alergias en bebés con sensibilidad al látex.

También se clasifican según el flujo, y ya te digo que aquí no hay uniformidad, pues cada fabricante establece el suyo. El flujo es la velocidad a la que la leche sale por el agujero de la tetina. Y, como te decía, este es uno de los puntos que provocan más dolores de cabeza.

SEGÚN EL FLUJO

- **Lento.** Ideal si quieres mantener una lactancia mixta y que se reduzca el riesgo de que el bebé rechace el pecho. Es decir, no se frustra en el pecho ni prefiere el biberón.
- **Medio o rápido.** Pensado para bebés más mayores o que solo toman leche de fórmula.
- **Variable.** Permite ajustar la salida de leche según cómo coloques la tetina en el biberón.

Si lo que quieres o necesitas es ofrecer leche en biberón, pero deseas mantener la succión al pecho, es mejor que elijas una tetina de flujo lento, para que al bebé no le resulte más fácil el biberón que el pecho.

El flujo rápido puede hacer que la leche caiga demasiado deprisa, el bebé se frustre en el pecho y lo acabe rechazando. Porque, no nos engañemos, tanto los adultos como los niños buscamos nuestra comodidad. En un biberón, el bebé recibe leche más rápido y en mayor cantidad. Esto puede generar frustración en el bebé y algunos optan por dejar el pecho.

OTROS ASPECTOS QUE HAY QUE TENER EN CUENTA

- **La edad del bebé es orientativa, no una norma.** No hay que cambiar de flujo o tetina porque lo indique la caja. El flujo en el pecho no cambia por más que el bebé crezca.

- **La clave es observar al bebé.** Si tose, se atraganta, hace ruidos al tragar, arquea la espalda o se enfada al tomar el biberón, puede que la tetina no sea la adecuada.

- **La técnica de alimentación importa tanto como la tetina.** Si quieres mantener la lactancia, te recomiendo que uses el método Kassing: biberón horizontal, pausas frecuentes y dejar que el bebé marque el ritmo.

Lactancia diferida

Cuando pensamos en lactancia, la imagen que nos suele venir a la cabeza es la de un bebé acurrucado en brazos, succionando del pecho de su madre. Pero la realidad, como casi todo en la maternidad, es mucho más amplia, flexible y, por suerte, adaptable.

La lactancia diferida es esa gran desconocida que muchas veces llega sin haber sido invitada. Otras es una decisión voluntaria y consciente. Consiste en alimentar al bebé con leche materna sin que mame directamente del pecho. Es decir, la leche se extrae con un sacaleches o de forma manual, y se ofrece con un vasito, jeringa, cuchara o biberón.

¿Y por qué alguien optaría por una lactancia diferida? Hay muchas razones. Algunas nacen del deseo y otras, como te decía, de la necesidad:

- Porque el bebé no se agarra al pecho o la lactancia te genera dolor y no encuentras soluciones.
- Para controlar con exactitud la cantidad de leche que ingiere tu peque en cada toma.
- Porque quieres compartir la exigencia y la experiencia de la alimentación con tu pareja.

En todos estos casos, la leche materna sigue siendo una opción, aunque no se dé directamente del pecho. Y esto es lo importante: no existe una única forma de amamantar. Lo esencial es que funcione para ti y para tu bebé.

¿Y cómo se hace? El arte de la lactancia diferida tiene un componente técnico: disponer de un sacaleches, si puede ser doble,[2] mantener unos horarios de extracción rutinarios y contar con conocimientos acerca del almacenaje de la leche materna, aunque hay que tener en cuenta el componente emocional.

Porque sí, en este tipo de lactancia también se puede sentir frustración, cansancio o incluso duelo.

CLAVES

Sacar la leche. Si tienes la posibilidad, lo mejor es empezar con un sacaleches eléctrico y terminar de forma manual.

Al principio suele hacerse con bastante frecuencia (cada dos o tres horas aproximadamente), sobre todo si el objetivo es establecer la producción de leche como si el bebé estuviera mamando.

Guardar la leche. Puedes conservarla a temperatura ambiente durante unas horas, en nevera hasta cuatro días y en el congelador varios meses.

Dar la leche. Depende de la edad del bebé, de su capacidad para succionar y de lo que resulte más cómodo para todos, pero se suele optar por darla en biberón.

A veces la lactancia diferida es una etapa transitoria: hasta que el bebé puede mamar, hasta que mejora la situación por la que se ha planteado, hasta que madre y bebé lo deseen... En ocasiones, se mantiene a largo plazo. Ambas opciones son válidas.

Cabe recordar que, aunque pueda parecer más complicado, muchas madres han conseguido prolongar la lactancia diferida y vivir una experiencia preciosa con ella. Al final, dar el pecho no es lo mismo que alimentar con el pecho. Lo primero es una acción física; lo segundo, una experiencia emocional y afectiva.

Algunas cosas que nadie te dice, pero creo que deberías saber si te planteas una lactancia diferida, son las siguientes:

- El sacaleches quizá haga que te sientas mal. Algunas madres comentan que se sienten «vacas lecheras». Sacarse leche a menudo puede ser poco glamuroso.

[2] Son los que permiten estimular de manera más eficaz el pecho y, por tanto, conseguir más leche.

- Es probable que necesites ayuda: pareja, familia y profesionales que te orienten.
- Y sí, puedes cansarte del proceso, y no siempre es fácil que el bebé quiera volver a mamar.

VENTAJAS

Control de las tomas. Te permite saber con precisión cuánta leche materna toma el bebé, lo que puede aportar tranquilidad en determinadas etapas o situaciones.

Ayuda cuando la lactancia directa no es posible. Es una alternativa valiosa si hay dificultades de agarre, dolor, prematuridad, separación del bebé u otras circunstancias que te impidan dar el pecho directamente.

Participación de la pareja o familia. Pueden alimentar al bebé con leche materna, lo que favorece el apoyo y el reparto de cuidados si es necesario.

Continuidad de la lactancia. Aunque no haya succión directa, el bebé sigue recibiendo los beneficios nutricionales e inmunológicos de la leche materna, lo cual, como ya hemos visto, es muy beneficioso.

DESVENTAJAS O RETOS

- **Dedicación y constancia.** Extraerte leche con regularidad, limpiar el sacaleches y gestionar el almacenamiento requiere un esfuerzo considerable. Persevera en las extracciones para asegurarte de que mantienes la producción de leche.
- **Dependencia del sacaleches.** La producción de leche depende en gran parte de la eficacia del extractor, que idealmente debería ser doble para mantenerla, y será necesario sostener una frecuencia de extracción adecuada.
- **Riesgo de disminución de la producción.** Si las extracciones no son suficientes o se espacian demasiado en el tiempo, la producción de leche puede verse seriamente disminuida, lo que puede comprometer el seguimiento de la lactancia.
- **Mayor carga logística y mental para la madre.** Para algunas mujeres, llevar una planificación de las extracciones, las tomas, la conservación y el transporte de la leche puede resultar agotador y poco flexible.

Lactancia mixta

La lactancia mixta es una forma de alimentar al bebé que combina leche materna y leche artificial (fórmula).

Y no, no es un fracaso, no es rendirse, no es ni chicha ni limoná; es una opción perfectamente válida y, en muchos casos, una herramienta útil para continuar con la lactancia en contextos difíciles. Y puede ser una elección o una necesidad, pero, como te decía al inicio, es la manera más habitual de alimentar a los bebés en el mundo.

Porque sí, si el bebé toma un biberón con leche de fórmula durante el día, se considera mixta. La combinación entre ambas y las cantidades que recibe pueden variar según el momento, las necesidades y los objetivos que tengas.

¿Cuándo se recurre a la lactancia mixta? Hay muchas situaciones en las que puede plantearse:

- Cuando tienes una baja producción de leche y no puedes mantener una lactancia exclusiva.
- Si el bebé no gana peso como se espera y es necesario un suplemento que no puede ser de leche materna.
- En casos de separación temporal, como la vuelta al trabajo (si no quieres o no puedes extraer leche) o una hospitalización.
- Cuando decides no hacer lactancia exclusiva, por el motivo que sea.
- Durante el proceso de relactación (recuperar la producción tras haberla perdido).
- Como paso intermedio hacia el proceso de destete.

VENTAJAS

Flexibilidad. La lactancia mixta permite adaptar la alimentación del bebé a diferentes momentos y necesidades.

Reducción del estrés. Puede disminuir la presión sobre ti si estás preocupada por tu nivel de producción o te sientes agotada física y emocionalmente.

Participación de la pareja o familia. Otras personas pueden alimentar al bebé, lo que a veces resulta práctico o deseado.

Mantenimiento de la lactancia. Muchas veces, la lactancia mixta permite seguir ofreciendo pecho en lugar de abandonarlo definitivamente.

Transición suave al trabajo o al biberón. Si te reincorporas a tus actividades, puede ser una forma gradual de adaptación.

DESVENTAJAS O RETOS

Riesgo de disminución de la producción de leche. Si el pecho se estimula menos, la producción puede bajar. Por eso, si quieres mantener la lactancia, es importante que sigas dando el pecho con frecuencia o que te extraigas leche con regularidad.

Confusión tetina-pezón. Algunos bebés pueden tener dificultades para succionar bien del pecho si introduces biberones desde muy pronto.

Organización y planificación. Preparar los biberones, conservar la leche o calcular las tomas puede ser más complejo que dar solo pecho o solo biberón.

Carga mental. Algunas madres sienten culpa o frustración por no dar lactancia exclusiva, aunque esto no debería ser así (pero somos humanas, ¿no?). Recuerda: la lactancia natural, la diferida, la mixta o la artificial son opciones válidas; no te agobies.

¿Y si opto por la lactancia mixta? Pues perfecto, no necesitas pedir permiso a nadie.

Lo ideal es contar siempre con asesoramiento profesional para hacerlo de una forma que se adapte perfectamente a tus objetivos, por ejemplo, si luego quieres volver a la lactancia exclusiva o buscas seguir dándole el pecho el mayor tiempo posible.

RECOMENDACIONES BÁSICAS

- Da siempre el pecho antes que el suplemento. Así estimularás la producción y al bebé le quedará claro que el alimento está en el pecho.
- Si das suplemento, que sea la mínima cantidad necesaria, adaptada al momento.
- Si puedes, extráete leche después de algunas tomas para mantener o incrementar la producción.
- Observa al bebé y a ti: si ambos estáis bien, lo estás haciendo genial.

La lactancia no tiene que ser todo o nada. Existen el gris, el «A ratitos», el «Como puedo» y el «Así nos va bien». Y en ese espacio se encuentra la lactancia mixta. Un espacio real, habitable, lleno de matices y decisiones.

Lactancia artificial

Tal vez este apartado no pensabas leerlo. O quizá lo haces a desgana, pues es lo último que te gustaría. Porque tienes claro que quieres dar el pecho, y no hay plan B... Pero a veces la realidad nos lleva por otros caminos. Quizá no es algo que quieras ni esperabas esto en este libro...

Lo sé, así que vamos a hablar con calma de esta realidad, porque no es una rendición ni un fracaso. Es una posibilidad. Y, en muchas ocasiones, una tabla de salvación.

¿Qué es la lactancia artificial?

Es la alimentación del bebé exclusivamente con leche de fórmula. Se prepara con agua y polvo siguiendo indicaciones específicas (sí, las del bote) y se ofrece con biberón.

Aunque no sea leche materna, es una forma válida de alimentar a tu bebé. Y no, no tienes que justificarla ni ante el mundo ni ante ti. Decidir cómo alimentar a tu criatura forma parte de tu maternidad. Y tú estás al mando. Te estarás preguntando por qué algunas madres pasan a la lactancia artificial, ¿no?

Pues los motivos son variados. No hay uno solo, y todos son válidos:

- Porque la lactancia se ha vuelto dolorosa, física o emocionalmente.
- Porque hay una baja producción de leche que no mejora a pesar de intentarlo todo.
- Porque el bebé no gana peso y los suplementos son cada vez más frecuentes.
- Porque necesitas volver al trabajo y no puedes o no quieres extraerte leche constantemente.
- Porque la experiencia de la lactancia no ha ido como pensabas y no quieres seguir sufriendo.
- Porque la mixta no funciona y el bebé rechaza el pecho.
- Porque es lo que se ajusta mejor a tu vida, tu salud mental y las necesidades de la familia.

POSIBLES VENTAJAS

Alimentación compartida. Cualquier persona puede alimentar al bebé, lo que te permite descansar, delegar y compartir.

Mayor libertad de movimiento. No necesitas estar presente físicamente ni preocuparte por sacarte leche si estás fuera.

Puede generar alivio y tranquilidad. Tras una lactancia complicada o frustrada, se convierte en una tabla de salvación para algunas mujeres.

DESVENTAJAS O RETOS

Es más cara. Económicamente, hay que considerar el precio de la fórmula, los biberones, las tetinas, los esterilizadores...

Requiere cierta logística. Preparar, calentar, limpiar y llevar todo lo necesario para dar la leche puede ser engorroso, sobre todo de noche o durante las salidas.

No aporta los componentes vivos de la leche materna. Aunque la fórmula está diseñada para nutrir bien, no contiene anticuerpos ni cambia su composición según las necesidades del bebé.

Puede generar culpa o duelo. En especial si la decisión viene impuesta o al principio no era la deseada.

Una duda habitual es: «¿Qué fórmula es mejor o cuál elegir?». La ley española y el Codex Alimentarius europeo regulan los nutrientes máximos y mínimos que debe contener la leche de fórmula. Y los fabricantes se ciñen a ello. Es cierto que verás precios muy diferentes y productos llamativos añadidos a la leche: prebióticos, probióticos, HMO (oligosacáridos que imitan a los de la leche humana), DHA (ácido graso omega-3), hierro, etc. Algunos están pensados para acercarse un poco más a la leche materna. Pero ojo: no hay pruebas concluyentes de que estos extras marquen una gran diferencia en la salud del bebé sano. Si puedes y quieres pagar una fórmula con más componentes, está bien. Pero si tu opción es una fórmula básica, también es una buena opción.

¿Qué tipos de leche hay?

Verás que esto va de números, y que cambia según la edad del bebé:

- **Fórmula tipo 1 (inicio).** Indicada desde el nacimiento hasta los seis meses. Su formulación pretende acercarse a la composición de la leche materna en cuanto a proteínas, grasas, vitaminas y minerales.
- **Fórmula tipo 2 (continuación).** Utilizada desde los seis hasta los doce meses. Contiene una mayor cantidad de hierro añadido y otros micronutrientes para adaptarse al crecimiento y al inicio de la alimentación complementaria.
- **Fórmula tipo 3 (crecimiento).** A pesar de que se recomienda a partir de los doce meses, es una leche innecesaria, pues contiene muchos azúcares añadidos.

CÓMO ELEGIR LA LECHE DE FÓRMULA

- Lo primero que debes hacer es consultar con tu pediatra o farmacéutico si tienes dudas o si tu bebé tiene alguna condición especial, como alergia a la proteína lactobovina (APLV), estreñimiento, reflujo, etc.
- Escoge la que puedas mantener en el tiempo: esto incluye la disponibilidad en tu zona y el precio.
- La última palabra es de tu bebé: el sabor de cada marca es diferente, y no a todos les gusta la misma. Además, tiene que sentarle bien.

¿De qué está hecha la leche artificial?

Aunque en la etiqueta veas palabras complicadas y nombres que parecen sacados de una clase de bioquímica, son sustancias parecidas a las que hay en la leche materna. Como te decía, es un producto alimentario regulado y formulado para parecerse, en la medida de lo posible, a la leche materna. ¿Significa eso que es igual a la leche materna? Pues no del todo. La leche humana es un fluido vivo, dinámico y adaptado a cada bebé, algo que, hoy por hoy, no puede copiarse. Pero la leche artificial proporciona los nutrientes necesarios para que el bebé crezca y se desarrolle correctamente en caso de que no reciba leche materna.

¿Cómo se elabora la leche artificial?

La mayoría de las fórmulas infantiles se elaboran a partir de leche de vaca o cabra, aunque modificada para que sea digestible y adecuada para un bebé. Esto es lo que ocurre en el proceso:

- Se ajusta la composición de la leche animal elegida:
  - Se reduce la cantidad de proteína para que sea más parecida a la leche humana, ya que la de vaca o cabra tienen demasiadas proteínas para un bebé.
  - Se modifican las grasas y se agregan aceites vegetales para conseguir un perfil de ácidos grasos similar al de la leche humana.
  - Se añaden hidratos de carbono, normalmente en forma de lactosa, el azúcar natural de la leche (algunas fórmulas contienen otros azúcares si el bebé no tolera bien la lactosa).
- Se enriquece con vitaminas, minerales y otros nutrientes, como hierro, zinc, vitamina D, calcio, etc.
- Algunas fórmulas incorporan otros elementos.
- Una vez está todo listo, se seca y pulveriza, y se convierte en leche en polvo. Cada vez más hay marcas que preparan la leche en pequeños briks unidosis para que no sea necesario mezclar el polvo con agua.

portan, sobre todo cuando hablamos de seguridad y salud.

¿Cómo se prepara un biberón de forma segura?

Preparar un biberón puede parecer algo sencillo, y lo es..., pero tiene sus trucos. No es solo agua y polvo. Como con tantas cosas de bebés, los detalles importan, sobre todo cuando hablamos de seguridad y salud.

Así que aquí te muestro una guía clara, paso a paso, para que preparar un biberón no se convierta en una fuente de dudas.

GUÍA PARA PREPARAR UN BIBERÓN DE FORMA SEGURA

Lávate bien las manos antes de tocar biberones, tetinas o polvos. Es la barrera más sencilla y efectiva contra los gérmenes. Mantén los biberones limpios y secos.

Vierte agua potable y caliéntala:

- Utiliza agua del grifo. Si no es potable, usa agua embotellada.
- Calienta el agua hasta al menos 70 °C. Esto es importante: a esta temperatura se eliminan posibles bacterias que pueda contener el polvo de fórmula, pues, aunque venga sellado, no es estéril.
- No uses agua fría o templada directamente del grifo, aunque parezca más cómodo.

Añade primero el agua y luego el polvo:

- Pon el agua en el biberón y luego la fórmula. Así garantizas que la proporción sea correcta.
- Usa el cacito que viene en el bote (cada marca tiene sus medidas, no lo cambies). Nivélalo con un cuchillo limpio o con el borde del bote sin prensar el polvo.
- Sigue las indicaciones del fabricante: normalmente es un cacito por cada 30 ml de agua.
- Es muy importante que sigas las instrucciones de reconstitución. Si pones más polvo del necesario, podrías sobrecargar los riñones del bebé. Si pones menos polvo y más agua, no se alimentará de manera adecuada. La medida correcta no es negociable.

Mezcla bien:

- Cierra el biberón con su tapa y agítalo bien hasta que no queden grumos.
- Lo puedes agitar, mezclar, revolver o batir... da un poco igual. El tema de que las burbujitas provocan gases al bebé es un mito.

Comprueba la temperatura:

- La leche debe estar templada cuando se la ofrezcas al bebé (sobre unos 37 °C). No tiene por qué estar más caliente.
- Puedes dejar que se enfríe un poco o poner el biberón tapado bajo el chorro de agua fría del grifo

- Para comprobarla, pon una gota de leche de fórmula en la cara interna de tu muñeca: debes sentirla tibia, no caliente.

Dale el biberón... y no lo guardes después:

- La leche preparada debe usarse en la siguiente hora. Si el bebé no se la termina, no la guardes para la siguiente toma.
- Si necesitas preparar biberones para llevar, hazlo en el momento (si te es posible) o conserva el agua caliente por separado y añade el polvo justo antes de dárselo.

Y recuerda: una vez abierto el bote, la leche de fórmula tiene una caducidad de un mes; si la usas después de ese tiempo, habrá perdido sus propiedades.

¿Y si uso una fórmula lista para tomar?

Algunas marcas ofrecen leche líquida ya preparada. Es más cara, pero más práctica y algo más segura, pues es estéril. Con esta leche solo tienes que abrir, verter y calentar (si quieres). Una vez abras el bote, guárdalo en la nevera y úsalo en un máximo de veinticuatro horas.

¿Puedo cambiar de marca?

Sí, cambia de marca si ves que la elegida no le gusta al bebé o no le sienta bien. Habla con tu farmacéutico para que te dé opciones más adecuadas.

Noto cambios digestivos en mi bebé, ¿es normal?

No es raro que en los primeros días haya más gases, un color de caca distinto o incluso algo de estreñimiento leve. Sin embargo, si observas reacciones inusuales —erupciones, sangre en las heces, no tolera las tomas o llora mucho, etc.—, consulta con el pediatra lo antes posible.

¿Seré una mala madre si no le doy el pecho?

No, en ningún caso serás una mala madre si no das el pecho a tu bebé. Así que repite conmigo:

No. No lo serás.
No se es mala madre por no dar el pecho.
No se es mala madre por no poder.
No se es mala madre por no querer.
No se es mala madre por poner tus límites.

La maternidad está llena de decisiones que a veces duelen, que a veces pesan, que a veces nadie entiende. Pero no existe una única manera de ser buena madre. No es una fórmula exacta ni un molde en el que haya que encajar. Ser buena madre no va de cumplir expectativas ajenas, va de estar ahí, de cuidar, de sostener, de mirar con amor, aunque a veces no puedas con todo.

La lactancia es importante, sí. Tiene beneficios, sí. Pero no es una medalla ni una medida para clasificar a las madres. Es una forma de alimentar, de criar, de estar cerca. Pero no es la única. Y no da más valor a quien la elige ni menos a quien no la vive o la deja. Ningún biberón te quita el derecho de llamarte «madre», con todo lo que eso significa. A veces, la presión social, los mensajes repetidos, las comparaciones... hacen que creas que fallaste si no diste el pecho. Que no hiciste todo lo que podías. Pero ¿sabes qué? Hiciste lo que podías con lo que tenías. Con la información, el apoyo, el cuerpo y las emociones que te tocaron ese día. Y eso, eso también es amor. Amor real, del que cuida sin condiciones.

Si llegas a esa pregunta —«¿Seré una mala madre si...?»—, párate un momento. Respira. Y mírate con los ojos que usarías para hablar a tu mejor amiga. Esa que lo está dando todo, aunque nadie lo vea. Esa que se levanta cada noche, que duda, que llora, que se esfuerza por hacerlo bien. Mírala con cariño, háblale bien... Porque esa eres tú, y te mereces hablarte con respeto.

SPOILERS: MEJOR SABERLO PRONTO QUE TARDE

En general, los *spoilers* no nos gustan. ¿A que no te gusta nada que te cuenten el final de una película? Cuando alguien te adelanta la trama o te desvela ese giro inesperado que el director había reservado para el clímax, sientes que te han robado parte de la experiencia y no lo vives igual. Queremos descubrir qué pasa por nosotras mismas, sorprendernos, emocionarnos, incluso equivocarnos.

Pero creo que hay cosas en la vida que, si las sabes de antemano, pueden cambiarlo todo. Y una de ellas es la lactancia. Porque aquí, al contrario de lo que sucede en el cine, los *spoilers* no solo no estropean la experiencia, sino que la mejoran. Saber lo que puede pasar, conocer las dificultades habituales, identificar lo que es normal y lo que no, puede marcar la diferencia entre vivir la lactancia con confianza o sentirse desbordada.

Muchas madres me dicen que ojalá les contaran antes de parir que los primeros días no siempre son fáciles, que puede que les duelan los pezones, que quizá al principio el bebé no se agarre bien, que podrían necesitar ayuda, que llorar no significa fracasar, que dar el pecho no duele cuando todo va bien, pero que, si duele, no tienen que aguantar. Que es normal tener dudas a todas horas, que tener leche no siempre implica ver chorros saliendo del pecho, que el recién nacido mama muchas veces, incluso cada hora, que se despierta por la noche y que eso es lo esperable, no un error suyo... Hemos ido viendo estas situaciones a lo largo de los capítulos, pero aún hay mucho por contar. Ya sé que este libro está pensado para las primeras semanas de vida y que quizá demasiada información te abrume... Solo quiero que pienses que, si te cuento todo esto, no es para asustarte, sino para prepararte, para que vivas con menos culpa, menos confusión y más claridad. La idea no es adelantarte la película, sino ofrecerte herramientas para que puedas escribir el guion y, por tanto, conocerlo a fondo.

Y es que hay *spoilers* que empoderan y te ayudarán a saber que no estás sola y, lo más importante, que no tienes que hacerlo todo perfecto. Que no existe una única forma de amamantar. Incluso si decides dejar de dar el pecho, mereces apoyo y respeto. Muchas mujeres se sienten desbordadas en algún momento, y no hay una única realidad ni un único camino. Pero, sobre todo, que tú y tu bebé tenéis que encontrar vuestro ritmo. Y que está bien pedir ayuda para conseguirlo. Así que sí, en la lactancia, los *spoilers* son bienvenidos. No porque vayan a darte todas las respuestas, sino porque te permitirán hacerte las preguntas adecuadas. No porque vayan a contarte cómo será tu historia, sino porque te mostrarán que no hay una sola manera de transitarla. Y que saber, entender y anticiparte puede marcar la diferencia entre sentir que todo va mal o comprender que todo eso también forma parte del camino.

Causas de dolor frecuente: obstrucciones, mastitis aguda y subaguda

Al principio del libro ya hemos visto diversas situaciones de dolor que se pueden producir durante los primeros días y las primeras semanas después del nacimiento del bebé. Pero fuera de esta etapa también pueden producirse situaciones dolorosas.

No te asustes, porque en la mayoría de los casos tienen solución rápida y puedes sentirte mejor en horas. Toca aprender a diferenciar cuál es cuál y ponerse manos a la obra si te acechan.

¿Qué es una obstrucción?

Imagina que tienes un pequeño atasco en uno de los conductos por donde sale la leche. Se trata de una zona que se inflama, y la leche queda retenida. La obstrucción puede producirse por varias razones.

MOTIVOS DE OBSTRUCCIÓN

Agarre mejorable del bebé al pecho. Si no se agarra del todo bien, puede que no consiga drenar completamente algunas zonas.

Compresión del pecho. Un sujetador muy ajustado o la forma en que duermes pueden presionar un conducto y retener la leche.

Saltarse las tomas o espaciarlas mucho. Sí, el pecho no es un almacén, es una fábrica, y puede guardar un poco de leche. Pero cuando este «poco» se transforma en demasiado y no se drena el pecho con frecuencia, la leche puede bloquear un conducto.

Producción excesiva de leche. A veces se produce más de la que el bebé toma, no consigue drenar de manera efectiva el pecho, y esto puede generar obstrucciones mamarias.

¿Cómo sé si tengo una obstrucción o es otra cosa?

Por los síntomas sabrás de qué se trata. Recuerda que, si tienes dudas, debes consultar lo antes posible con una profesional. De manera habitual, cuando tenemos una obstrucción en el pecho, lo que se nota es:

- Una zona dura en la glándula o un bulto definido en el pecho.
- Dolor localizado en la zona, que puede ser leve o más intenso cuando el bebé mama.
- Es posible que la leche salga con menos facilidad de ese pecho, lo que puede hacer que el bebé se enfade o esté molesto mientras mama de ese pecho.
- Y lo más importante y lo que lo diferencia de otras situaciones: por lo general, no suele haber fiebre, ni malestar, ni el pecho se observa enrojecido.

¿Qué puedo hacer si tengo una obstrucción?

Lo ideal es que, cuando sientas que algo no va del todo bien, te pongas manos a la obra, pues es la mejor manera de solucionar el problema lo antes posible. Hay varias cosas que puedes probar en casa:

CONSEJOS EN CASO DE OBSTRUCCIÓN

Masajea suavemente la zona. Mientras el bebé mama o cuando te extraigas leche, masajea la zona dura con movimientos suaves y circulares, dirigiendo el masaje hacia el pezón.

Ofrece ese pecho primero. Deja que el bebé mame primero del pecho donde sientes la obstrucción para que lo drene lo mejor posible. Importante: asegúrate de que el agarre sea correcto para que el pecho se drene adecuadamente.

Cambia de posición al amamantar. Prueba diferentes posturas para que el bebé dirija la lengua y la mandíbula a la zona afectada. Quizá sea necesario que hagas posturitas en la cama.

Extráete leche después de la toma. Si notas que el pecho no está completamente drenado, extráete un poco de leche a mano o con un sacaleches.

Aplica frío entre las tomas. Una compresa fría o algunas hojas de col pueden ayudar a reducir la inflamación y el dolor.

Toma antiinflamatorios. Si no tienes alergias, puedes tomar antiinflamatorios[1] compatibles con la lactancia. Te ayudarán a solucionar la obstrucción y tendrás menos dolor.

[1] Recuerda que la página web de cabecera de una madre lactante, creada por sanitarias expertas y expertos en lactancia, es <e-lactancia.org >.

¿Cuándo debo buscar ayuda profesional por una obstrucción?

Si después de entre veinticuatro y setenta y dos horas de probar estas medidas no notas mejoría, el dolor empeora o aparece fiebre, es importante que consultes con:

- Tu matrona: profesional de referencia durante el posparto y la lactancia.
- Tu médico de cabecera: puede evaluarte y derivarte si es necesario.
- Una IBCLC: profesionales especializadas en problemas de lactancia que pueden ofrecerte una evaluación detallada y un plan de acción personalizado.

¿Qué es la mastitis aguda?

La mastitis aguda es una inflamación del tejido mamario que a menudo (pero no siempre) está causada por una infección bacteriana. Puede desarrollarse a partir de una obstrucción que no se ha resuelto, pero también puede darse por otras razones, como una grieta en el pezón por donde se introducen las bacterias.

¿Cómo sé si tengo mastitis aguda?

Los síntomas de la mastitis aguda suelen ser más intensos que los de una simple obstrucción, e incluyen:

- Dolor intenso y constante en una zona del pecho.
- Enrojecimiento, calor e hinchazón en esa zona.
- Un bulto duro y sensible.
- Fiebre generalmente alta, por encima de los 38 °C, pero a veces, cuando está empezando, solo hay febrícula.
- Síntomas similares a los de la gripe: escalofríos, malestar general, cansancio, dolores musculares...

¿Qué hacer si creo que tengo mastitis aguda?

¡Es importante actuar rápido si sospechas de mastitis aguda!

- Continúa amamantando: aunque te duela, es importante que sigas vaciando el pecho afectado para ayudar a eliminar la infección y reducir la inflamación. Ofrece ese pecho primero en cada toma.
- Aplica frío después y evita el calor.
- Descansa mucho y bebe abundante líquido.
- Si el dolor es muy intenso, puedes tomar analgésicos compatibles con la lactancia (como paracetamol o ibuprofeno), siguiendo las indicaciones de tu médico.
- Consulta a tu médico de cabecera o a tu matrona lo antes posible, y más si a las veinticuatro horas de la aparición de la fiebre ves que la cosa no mejora.

¿A quién debo acudir si creo que tengo mastitis aguda?

- Tu médico de cabecera es la primera persona a la que debes acudir para que te evalúe y te recete el tratamiento adecuado si es necesario.
- Tu matrona puede identificar la mastitis y trabajar en coordinación con tu médico.
- Urgencias (si los síntomas son muy graves): si tienes fiebre muy alta, mucho malestar general o el dolor es

insoportable, no dudes en acudir a urgencias.

¿Qué pasa con la mastitis subaguda?

A veces solo sientes dolor al amamantar o entre las tomas. A diferencia de la mastitis aguda, la fiebre alta y los síntomas gripales suelen estar ausentes, pero percibes un dolor agudo, como si te clavasen agujas en el pezón.

¿Cómo sé si tengo una mastitis subaguda?

Los síntomas pueden ser más sutiles, pero pueden incluir:

- Dolor persistente en una zona: puede ser un dolor constante, quemazón o sensibilidad que no desaparece en unos días.
- Una zona se siente sensible al tacto o tienes sensación de pesadez.
- Sensación de calor.
- Puede haber episodios de obstrucción recurrentes en la misma zona.

¿Por qué se produce la mastitis subaguda?

Las causas pueden ser variadas y, a veces, difíciles de identificar con precisión:

- Resolución incompleta de una obstrucción o mastitis: un proceso anterior que no se ha solucionado completamente.
- Inflamación crónica debido a un agarre incorrecto persistente: la succión ineficaz del bebé a largo plazo puede inflamar el tejido mamario y crear esta alteración bacteriana.
- Factores individuales: asociados al uso de antibióticos en el parto o después.

¿Qué puedo hacer si creo que tengo una mastitis subaguda?

Aunque los síntomas sean menos intensos, es importante abordarla para evitar que se convierta en un problema mayor o que afecte a tu bienestar y a la lactancia:

- Consulta con tu matrona o con una IBCLC: evaluará tus síntomas y la técnica de lactancia, y te ofrecerá estrategias específicas.
- Revisa y corrige el agarre del bebé: asegúrate de que se prenda correctamente al pecho para un vaciado eficiente.
- Comprueba si el pecho se drena de manera frecuente.
- Aplica frío y evita el calor.
- Considera el uso de antiinflamatorios (como ibuprofeno) bajo supervisión médica.

¿Cuándo debo buscar ayuda profesional para una mastitis subaguda?

Es importante buscar ayuda si:

- El dolor persiste durante días o semanas a pesar de las medidas caseras.
- Los síntomas empeoran o se vuelven más molestos y entorpecen las tomas.

¿A quién debo acudir en caso de mastitis subaguda?

- Tu matrona: evaluará la situación y te ofrecerá consejos sobre la técnica de lactancia y el manejo de los síntomas.

- Una IBCLC: te evaluará y derivará si es necesario.
- Tu médico de cabecera: si los síntomas no mejoran o hay sospecha de una infección secundaria, puede ser necesario un tratamiento antibiótico.

Emociones

La lactancia es mucho más que el acto físico de alimentar. Puede ser un momento de conexión intensa..., pero también de agotamiento, confusión, culpa o tristeza. Muchas madres viven emociones difíciles y no lo cuentan por miedo a ser juzgadas. Otras lo cuentan... y no las comprenden. Por eso es tan importante saber que todo lo que sientes importa. Que no eres débil ni menos madre. Que estás viviendo una etapa intensa en la que el cuerpo y la mente están viviendo un gran cambio. Aquí te presento algunas experiencias emocionales que muchas mujeres atraviesan durante la lactancia.

DMER (reflejo disfórico de eyección de leche)

¿Qué puedes sentir?

Al iniciar una toma, justo cuando empieza a bajar la leche, puedes experimentar una sensación intensa de tristeza, vacío, ansiedad o irritabilidad. Dura solo unos segundos o pocos minutos.

Muchas madres dicen cosas como: «Siento un bajón horrible de golpe», «Es como si todo se pusiera gris por unos instantes». No se trata de una emoción causada por lo que piensas o sientes en ese momento, sino por un reflejo fisiológico.

¿Qué lo causa?

Se cree que está relacionado con una bajada repentina de la dopamina justo antes de la eyección de leche, cuando esta comienza a fluir y, en paralelo, aumenta la oxitocina. No tiene nada que ver con tus ganas de dar el pecho ni con tu salud mental en general.

¿Qué puedes hacer?

- Poner nombre a lo que sientes.
- Probar técnicas de distracción durante la toma: música, respiración, aromaterapia...
- Si es muy intenso o te impide seguir amamantando, consulta con una experta en lactancia.

¿A quién acudir?

- Psicóloga perinatal para verificar que sea DMER.
- Matrona o enfermera familiar para normalizar la situación.
- Asesora de lactancia formada en DMER.

Tristeza, soledad y miedos varios

¿Qué puedes sentir?

A veces, simplemente no te sientes bien. Estás cansada, irritable y por momentos piensas que no estás disfrutando como deberías. Te da miedo hacerlo mal, fallar a tu bebé o no estar a la altura. Incluso rodeada de gente, puedes sentirte muy sola. Y llega la culpa.

¿Qué lo causa?

La falta de descanso, el cambio hormonal, la enorme responsabilidad que implica cuidar a un bebé y la falta de apoyo real. Muchas madres sienten esto, aunque no lo digan.

¿Qué puedes hacer?

- Rodéate de personas que te escuchen sin juzgarte.
- Prioriza tu autocuidado: come, duerme. Darte un descanso también es cuidar a tu bebé.
- Nombra lo que sientes. Decirlo en voz alta, escribirlo o compartirlo puede aliviar.
- Busca aliadas: un grupo de apoyo, otras madres que hayan pasado por lo mismo...

¿A quién acudir?

- Grupos de apoyo a la crianza o lactancia (presenciales u online).
- Psicóloga perinatal.
- Amigas, pareja, familia: pídeles lo que necesitas, no esperes a que lo adivinen.

Fobia de impulsión (pensamientos intrusivos)

¿Qué puedes sentir?

De repente, y sin querer, aparece un pensamiento aterrador: «¿Y si se me cae el bebé al suelo?», «¿Y si le hago daño sin querer?». Son imágenes o ideas que asustan muchísimo y que no reflejan lo que realmente quieres hacer. Sientes culpa y miedo. Piensas: «¿Qué me pasa?».

¿Qué lo causa?

Son pensamientos obsesivos, comunes en el posparto, provocados por la ansiedad y el cansancio extremo. No indican que vayas a hacer daño al bebé, sino que estás saturada, sensible, y que necesitas ayuda.

¿Qué puedes hacer?

- Lo primero: no estás sola. Muchas madres sienten estas cosas.
- Habla con alguien que no te juzgue. Cuéntalo.
- El tratamiento psicológico puede ayudarte muchísimo a gestionarlos y reducirlos.

¿A quién acudir?

- Psicóloga especializada en maternidad o salud mental perinatal.
- Matrona o médico de familia, para que te deriven si hace falta.
- Asociación de apoyo a la salud mental materna. En muchos países existen redes especializadas.

Depresión posparto

¿Qué puedes sentir?

No disfrutas de nada. Estás agotada, no tienes ganas de levantarte, lloras sin saber por qué. No te reconoces. Te molesta tu bebé o te cuesta conectar. Y encima te culpas por sentirte así. Puede aparecer en las primeras semanas o meses después del parto.

¿Qué lo causa?

Se desconocen las causas exactas. Lo importante es que no es culpa tuya. Es una enfermedad real, frecuente y con tratamiento.

¿Qué puedes hacer?

- Habla con tu matrona, médico o psicóloga.
- No te aísles. Aunque no tengas fuerzas, trata de conectar con alguien de confianza.
- El tratamiento puede incluir apoyo emocional, terapia y, en algunos casos, medicación compatible con la lactancia.

¿A quién acudir?

- Profesional de salud mental (psicólogo o psiquiatra perinatal).
- Tu centro de salud: pide que valoren tu estado.
- Grupos de apoyo para madres con depresión posparto.

Agitación por amamantamiento

¿Qué puedes sentir?

Quizá notes rechazo, irritación o incluso rabia cuando tu hijo mama. A veces aparece en lactancias prolongadas, cuando estás embarazada de nuevo o solo en algunas tomas. Sientes que no lo soportas más, aunque sigues queriendo amamantar. Notas rechazo o incluso violencia cuando te pide el pecho o está mucho rato mamando.

¿Qué lo causa?

No sabemos muy bien por qué aparece esta sensación tan desagradable. Suele estar relacionada con el cansancio acumulado y la necesidad de espacio personal. Es una señal de que quizá necesitas poner algunos límites, cuidar tu cuerpo o plantearte si ha llegado el momento de hacer cambios.

¿Qué puedes hacer?

- Habla de lo que sientes sin vergüenza.
- Prueba a acortar las tomas o distráete mientras das el pecho.
- Escúchate: si estás pensando en destetar, es válido hacerlo de forma amorosa y progresiva.

¿A quién acudir?

- Asesora de lactancia o IBCLC experta en destete.
- Psicóloga perinatal, si el malestar emocional es muy intenso.
- Grupos de apoyo a la lactancia y crianza.

La hora bruja y cómo superarla

Quizá ya hayas oído hablar de «la hora bruja». Si no, es mejor que sepas qué es antes de que te pille por sorpresa: no es un mito ni una exageración. La hora bruja existe, y la viven muchos bebés y muchas madres cada día, en especial al atardecer. Durante esas horas, por lo general entre las seis de la tarde y las diez de la noche (aunque cada bebé tiene su reloj), los recién nacidos pueden mostrarse más inquietos, irritables o desconsolados. Lloran con frecuencia, parece que no encuentran la postura, se retuercen al pecho o lo piden y lo sueltan una y otra vez. Este momento puede ser agotador y frustrante, y suele coincidir con el cansancio acumulado del día. No es casualidad que muchas madres, al vivirlo, piensen: «Mi bebé rechaza el pecho» o «Ya no tengo leche suficiente». Pero no es así.

Lo que ocurre no tiene que ver con la calidad de tu leche ni con tu capacidad de alimentar al bebé. Lo que sucede es que, hacia el final del día, muchos bebés experimentan un pico de estimulación: todo lo que han visto, oído, sentido y vivido durante el día se acumula. No saben qué hacer con todo eso, y lo único que pueden es... llorar, pedir pecho o incluso parecer que lo rechazan. Están sobrepasados, incómodos y buscan la única cosa que siempre los consuela: tu cuerpo. Pero como el pecho también es consuelo, no siempre maman con ganas, como lo harían en una toma típica. Lo piden, lo sueltan, lloran, vuelven a buscarlo. Esto no es señal de que algo esté mal, sino de que están regulando su mundo emocional como pueden.

Aunque no existe una fórmula mágica para acabar con la hora bruja, hay cosas que te pueden ayudar.

TIPS DE SUPERVIVENCIA

- **Ofrece el pecho sin mirar el reloj.** Aunque parezca que acaba de comer, tu bebé puede necesitar contacto, consuelo o una succión más suave para calmarse.
- **Cambia de pecho si se desespera.** A veces, pasar al otro pecho ayuda a que vuelva a engancharse más calmado.
- **Crea un ambiente tranquilo.** Baja las luces, pon música suave o reduce los estímulos durante un rato.
- **Portea o acuna al bebé.** El movimiento suave y el contacto piel con piel ayudan a calmar su sistema nervioso.

Y, sobre todo, no lo estás haciendo mal. La hora bruja no significa que le estés fallando. Al contrario: el hecho de que te busque, aunque sea de forma agitada, significa que confía en ti para calmarse. Esa es la verdadera magia, aunque a veces venga envuelta en lágrimas.

Cólicos del lactante: ¿qué son y cómo detectarlos?

Es posible que hayas oído hablar de los cólicos del lactante y los asocies con dolor abdominal en los bebés. Sin embargo, el término «cólico» proviene del inglés *infant colic*, que se refiere a episodios de llanto intenso y prolongado sin una causa aparente en recién nacidos sanos y bien alimentados. Los cólicos del lactante se caracterizan por:

- Episodios de llanto intenso que duran más de tres horas al día.
- Frecuencia: al menos tres días a la semana.

- Duración: más de tres semanas consecutivas.

Estos episodios suelen comenzar alrededor de las dos semanas de vida y pueden persistir hasta los tres o cuatro meses. El bebé puede mostrar signos como encoger las piernas, apretar los puños, enrojecerse y tener el abdomen tenso.

¿Por qué se producen los cólicos?
La causa exacta no se conoce, pero se han propuesto varias teorías. Algunas te las cuento a continuación:

Inmadurez del sistema digestivo. Su aparato digestivo aún se está desarrollando, lo que puede provocar contracciones intestinales espasmódicas y dificultad para expulsar los gases.

Sensibilidad a estímulos externos. Algunos pueden sentirse abrumados por la estimulación del entorno, en especial al final del día, lo que puede desencadenar episodios de llanto.

Tragar aire durante la alimentación. Una técnica de alimentación inadecuada puede provocar que el bebé trague aire mientras está tomando, lo que provoca acumulación de gases y malestar.

Alteraciones en la microbiota intestinal. Los cambios en la flora bacteriana de su intestino pueden influir en la aparición de cólicos.

Pero recuerda: no te agobies.

Es importante destacar que, en la mayoría de los casos, los cólicos no afectan al crecimiento ni al desarrollo del bebé, pero generan mucho estrés y sufrimiento a las familias. Lidiar con los cólicos del lactante puede resultar emocionalmente agotador para algunos padres.

RECUERDA

- **No es culpa tuya.** Los cólicos no son el resultado de algo que hayas hecho o dejado de hacer.
- **Necesitas ayuda.** Habla con otros padres, únete a grupos de apoyo o consulta con profesionales de la salud para compartir experiencias y obtener consejos.
- **Tienes que cuidar de ti.** Asegúrate de descansar cuando puedas, aliméntate bien y tómate momentos para relajarte.

¿Cómo manejar los cólicos del lactante?

Aunque los cólicos pueden ser estresantes, existen estrategias que ayudan a aliviar el malestar del bebé:

Masajes abdominales suaves. Realizar movimientos circulares en el abdomen del bebé, siguiendo el sentido de las agujas del reloj, puede ayudar a liberar gases y aliviar el dolor.

Cambios en la técnica de alimentación. Asegurarse de que tenga un buen agarre al pecho o al biberón y alimentarlo en una posición más vertical puede reducir la ingestión de aire.

Ambiente tranquilo. Reducir los estímulos externos, como las luces brillantes y los ruidos fuertes, puede ayudar a calmarlo.

Porteo y contacto piel con piel. Llevarlo en un portabebés o mantener el contacto piel con piel puede proporcionarle seguridad y consuelo.

Baños tibios. Un baño caliente puede relajarlo y aliviar el malestar abdominal.

¿Cuándo consultar al pediatra?

Si bien estos episodios de llanto parecen ser comunes y por lo general no indican un problema grave, es recomendable consultar al pediatra si:

- El llanto es inconsolable y se acompaña de otros síntomas, como fiebre, vómitos o diarrea.
- El bebé no está ganando peso adecuadamente.
- Sospechas de alergias alimentarias o intolerancias a algún alimento que forma parte de tu alimentación.

El pediatra podrá descartar otras posibles causas del llanto y te ofrecerá orientación sobre cómo manejar la situación. Habitualmente, los cólicos son una fase transitoria. Con paciencia, amor y apoyo, tú y tu bebé superaréis este desafío juntos.

Baches y crisis (tabla rápida)

Durante la lactancia, hay situaciones que pueden parecer caóticas, difíciles y hasta desesperantes. Esos momentos, que muchas llaman «crisis», «baches» o «escalones» de la lactancia, pueden dar miedo, generar inseguridad y hacer que dude hasta la más convencida. Pero aquí va una buena noticia: si estás pasando por un bache, es probable que esté funcionando, tu bebé crezca y la lactancia evolucione.

Estas crisis no son el momento de pensar que todo va mal y que la lactancia es horrible, tampoco un síntoma de que no tienes suficiente leche ni de que el bebé no se alimenta bien o que te rechaza. ¿Qué son? Pues, en realidad, señales de adaptación. El bebé crece, cambia, aprende y necesita otras cosas. Y para que su cuerpo y su mente puedan hacerlo, la lactancia también se tiene que ajustar. Por eso hay días en los que parece que nada funciona. En realidad, todo encaja. Muchas crisis no tienen nada que ver con la leche o su producción, sino que están relacionadas con el crecimiento cognitivo del bebé, y la teta facilita la autorregulación[2] de tu peque.

A continuación vamos a explorar la primera crisis. Después incluyo una tabla con las demás etapas clave. Según hayas pensado en un tipo de lactancia u otra, sabrás a qué te enfrentarás.

La crisis de los 15-17 días: ¿por qué no para de mamar?

Esta es una de las crisis que genera más angustia. Hasta este momento, todo iba más o menos bien, pero, de repente, el bebé empieza a mamar sin parar, llora si lo sueltas, nunca parece satisfecho y se engancha y desengancha todo el rato. Algunas madres piensan que se han quedado sin leche o que el bebé no quiere el pecho.

Lo que está ocurriendo es un brote de crecimiento. El recién nacido necesita más leche porque está creciendo rápidamente, y lo que hace es aumentar la frecuencia de las tomas para estimular el pecho, que responde incrementando la producción. Es una tormenta perfecta de crecimiento, demanda y cambio. En pocos días, todo vuelve a su cauce.

¿Qué hacer?

- Da el pecho a demanda (y más allá).
- Evita los biberones si no son imprescindibles.
- Come, bebe y descansa cuando puedas.
- Apóyate en alguien que te recuerde que es un proceso natural y temporal.

Pero hay más situaciones que pueden darse, así que te las adelanto para que veas el futuro. Eso sí, sin miedo.

Edad aproximada	Qué suele pasar	Cómo afrontarlo
6-7 semanas	Mama sin parar, se enfada al pecho, llora y parece tener hambre siempre.	Mucho pecho, piel con piel, evitar el reloj, confiar en el proceso.
3 meses	Se distrae, reduce las tomas, se engancha y se desengancha.	Ambientes tranquilos, tomas en movimiento, sin forzar los horarios.
4 meses	Crisis del sueño: se despierta más, pide pecho con más frecuencia.	Mucha paciencia, tomas nocturnas; es una fase de maduración.
8-9 meses	Angustia por separación, mamadas frecuentes para reconectar.	Porteo, contacto cercano, comprensión y respuesta al llanto.

[2] Ya hemos hablado de la autorregulación en el capítulo «Estos pequeños desconocidos: ¿qué necesita un bebé», no sea que hayas empezado el libro por los *spoilers*.

Edad aproximada	Qué suele pasar	Cómo afrontarlo
12 meses	Mayor independencia, a veces menos interés por el pecho.	Ofrecer sin insistir, respetar sus ritmos, seguir conectando a nivel emocional.
24 meses (2 años)	Pide el pecho con frecuencia, puede volverse demandante o irritable.	Está consolidando la autonomía y los límites. El pecho sigue siendo su refugio. Negociar, acompañar sin culpabilizar.

Estos momentos pueden ser desafiantes, pero forman parte del camino. Estás criando y alimentando a un bebé en crecimiento. Y, aunque cada crisis parezca una montaña, detrás siempre hay una meseta tranquila. Confía en tu cuerpo, en tu bebé y en el proceso.

La presión social

La lactancia materna es un acto natural, saludable y profundamente beneficioso tanto para ti como para el bebé. Es posible que te inciten y a la par te feliciten por elegir amamantar a tu bebé. Sin embargo, a pesar de esto, muchas mujeres se enfrentan a una presión social constante que las coloca en una situación incómoda y, a veces, injusta. La sociedad, a menudo cargada de expectativas y juicios implícitos, parece dividir la lactancia en dos polos: por un lado, se alaba y se considera lo correcto para la salud del bebé; por otro, se presupone que existe un límite en dónde, hasta cuándo y cómo se puede alimentar al hijo. Esta dualidad genera en muchas mujeres sentimientos de vulnerabilidad, inseguridad y, en muchas ocasiones, culpa.

Es común oír comentarios como «Está bien amamantar, pero no en público» o «Ya es hora de que uses el biberón». Estas frases reflejan una expectativa social que busca regular un acto natural, convirtiéndolo en algo que debe controlarse. Para muchas madres, esto significa enfrentarse a la constante evaluación de los demás mientras tratan de cumplir con lo que consideran mejor para su hijo. La presión puede manifestarse en miradas, comentarios directos o indirectos y hasta en la construcción de normas culturales sobre lo que es aceptable. Esta vigilancia social puede tener efectos negativos en tu confianza y en tu experiencia de lactancia, haciendo que se transforme en una fuente de estrés.

Al mismo tiempo, la sociedad suele exigir que la lactancia tenga límites temporales, espaciales o de frecuencia. Esto genera un dilema para la madre: amamantar libremente puede juzgarse como inapropiado, mientras que limitar la lactancia por miedo a la crítica puede entrar en conflicto con las necesidades del bebé o con la propia percepción de lo que significa una maternidad responsable. La presión social, entonces, no solo afecta a la decisión de amamantar en público, sino también a la manera en que la madre experimenta la relación con su hijo.

Es fundamental reconocer que la lactancia no debería estar regida por la incomodidad ajena, sino por las necesidades del bebé y la voluntad de la madre. La normalización de la lactancia en todos los espacios, sin juicios ni restricciones arbitrarias, es un paso hacia una sociedad más comprensiva y empática hacia las mujeres, los bebés y las lactancias. Solo así se puede garantizar que sea una experiencia positiva, segura y digna para todas las mujeres.

Cosas que no sabemos qué son o por qué pasan

¿Cómo sobrevivir a la fase del «¿Esto es normal?»? Una de las grandes verdades sobre la lactancia y la alimentación del bebé es esta: a veces las cosas pasan... y no sabemos por qué. El bebé se comporta de otro modo y nos hace dudar mucho. Estas situaciones nos desconciertan o nos remueven. Y luego, tal como vinieron, se van. Sin explicaciones. Sin diagnóstico y sin respuestas. Y eso, para nuestra mente adulta, que necesita entenderlo todo, es francamente frustrante.

Durante la lactancia y los primeros meses (o años) de vida del bebé, habrá momentos en que te preguntes qué demonios está pasando. Y nadie sabrá darte una respuesta: ni el pediatra, ni la asesora de lactancia, ni tu madre, ni Google... ni yo. Y eso, que lo sepas, también es normal.

Te pongo algunos ejemplos reales y frecuentes.

- De repente no quiere el pecho derecho. Llora, se revuelve, se enfada. Un pecho sí, pero el otro no.
- Llora en el pecho y no sabes si quiere más o no quiere. Se agarra y se suelta como si fuera un pulpo nervioso. ¿Gases? ¿Dentición? ¿Una maldita crisis? Quizá todo... o nada. Bienvenida al club del «Nunca se sabe».
- Un día come con ganas cualquier alimento y al otro solo quiere teta. O al revés. O ni una cosa ni la otra. Pues como nos sucede a todos, hay días que nos levantamos con más hambre y días con menos. Su relación con la comida está en construcción, y las variaciones forman parte del proceso, no son un problema en sí.
- Haces justo lo mismo que ayer, pero hoy se enfada. ¿La teta está mal? ¿La postura ha cambiado? ¿Has cambiado de gel? ¿Mercurio retrógrado? Puede que el motivo sea que es un bebé. Y tiene días raros, como tú.

Y lo más inquietante es que no siempre tendrás la respuesta. Y no siempre la necesitarás. Sí, claro, a veces hay que investigar, consultar, comprobar si hay dolor, fiebre, anquiloglosia, bajada de leche, infecciones... Pero muchas otras, aunque mires, preguntes y analices, no encontrarás una causa clara. Y eso no significa que estés haciendo algo mal. Significa que ser madre también es navegar por la incertidumbre. El instinto va afinándose cuando dejamos de buscar certezas absolutas y empezamos a confiar en que, incluso cuando no sabemos qué pasa, podemos acompañarlo con paciencia, con flexibilidad, con amor y con algo de humor.

¿QUÉ HACER EN ESOS MOMENTOS?

- Respira.
- Obsérvale.
- Ofrécele calma, brazos, presencia.
- Pide ayuda si la necesitas.
- No te culpes.
- Y repítete: «No sé qué es, pero aquí estoy. Y eso es suficiente por ahora».

A veces, el mayor acto de amor es seguir ahí, incluso cuando no lo entendemos todo. Porque la vida con un bebé no siempre tiene lógica, pero sí mucha conexión.

AGRADECIMIENTOS

Sabes que esta parte de agradecimientos es de las más importantes en cada uno de mis libros, así que allá voy.

Para Deborah, que me hizo ver la luz sobre qué libro tenía que escribir esta vez y me ayudó a hallar un camino que no terminaba de encontrar.

Para Noe, Gemma y Vera (alias María Antonieta). Por esa charla que me hizo darme cuenta de que el prefacio de este libro era de lo más necesario. *Gràcies, família!*

Para Saida y Ainara, que me han enseñado que todo es posible, que me queda mucho por aprender y que la confianza en una misma en todo momento es la clave.

Para Laura, Pablo y Simón, por recordarme que soy una privilegiada que tiene la suerte de conocer a mujeres maravillosas y fuertes. Vosotros no lo sabéis, pero estoy escribiendo esto el día después de nuestra última visita (18 de julio de 2025). Infinitamente feliz de veros felices.

Al casi exequipo UOC: Rosa y Kiko. Lo que la UOC ha unido, que no lo separe nada.

A las revisoras de este libro: Maria, Laia, Núria y Anna. Por estar siempre y revisar con entusiasmo a la par que ilusión. Por hacer malabares para revisarlo en un tiempo récord y estar seguras de que no meto dislexiadas de por medio. *Sou unes cracs!*

A mi pequeña familia: Baba, Rome, Maria y Abril. Y a los cuatro peludos de la familia, ¡uno más y nos ganan! ¡Ah! Cuando este libro salga a la venta, Maria, estarás en EE. UU. Estoy segura de que te echaré mucho de menos y que será un año muy largo para las dos, pero vivirás una gran aventura que te ayudará a crecer internamente. Cuando te agobies, piensa en lo que nos hace reír: «Bueno, sí, bueno», «Oliver, Oliver» o el plantón de Bella que aún no supero. *T'estimo molt.*

A Cristina Pedroche: por ser Cris, por ser amiga, por este prólogo, por tu confianza y por todo el cariño que me demuestras día a día.

A Teresa Petit, editora de este libro y de todos los demás. Gracias siempre por esa primera llamada. ¡Quién nos lo hubiera dicho!

Y por último, a todas las madres que han confiado en mí para que las acompañe en su lactancia. GRACIAS inmensas e infinitas.

Este libro
acabó de imprimirse
en Casarrubuelos (Madrid)
en abril de 2026